高等医药院校教材
供临床、护理、麻醉、影像等相关专业使用

机 能 实 验 学

第 2 版

主　编　于海荣　陈建双　李宝群
副主编　赵　娟　刘云霞　毕红东　关丽华　和
编　委　（以姓氏笔画为序）

丁　实	承德医学院	李佳欣	承德医学院
于海荣	承德医学院	李瑞香	承德医学院
王一凡	承德医学院	杨　洋	承德医学院
王艳辉	承德医学院	陈建双	承德医学院
左彦珍	承德医学院	苗　浩	承德医学院
毕红东	承德医学院	孟凡星	承德医学院
刘云霞	承德医学院	赵　娟	承德医学院
刘艳华	承德医学院	赵静怡	承德医学院
关丽华	承德医学院	梅爱敏	河北工程大学医学部
孙　阁	承德医学院	董雅洁	承德医学院
李　强	承德医学院	程艳芬	承德医学院附属医院
李宝群	承德医学院	谢亚芹	承德医学院
李莎莎	承德医学院	鲍军肖	承德医学院

人民卫生出版社
·北 京·

图书在版编目（CIP）数据

机能实验学 / 于海荣，陈建双，李宝群主编 . —2
版 . —北京：人民卫生出版社，2020.10
ISBN 978-7-117-30571-6

Ⅰ.①机… Ⅱ.①于…②陈…③李… Ⅲ.①实验医
学 – 医学院校 – 教材 Ⅳ.①R-33

中国版本图书馆 CIP 数据核字（2020）第 186057 号

人卫智网 www.ipmph.com	医学教育、学术、考试、健康，购书智慧智能综合服务平台	
人卫官网 www.pmph.com	人卫官方资讯发布平台	

机能实验学
Jinengshiyanxue
第 2 版

主　　编：于海荣　陈建双　李宝群
出版发行：人民卫生出版社（中继线 010-59780011）
地　　址：北京市朝阳区潘家园南里 19 号
邮　　编：100021
E - mail：pmph @ pmph.com
购书热线：010-59787592　010-59787584　010-65264830
印　　刷：三河市延风印装有限公司
经　　销：新华书店
开　　本：787 × 1092　1/16　印张：14
字　　数：341 千字
版　　次：2016 年 8 月第 1 版　　2020 年 10 月第 2 版
印　　次：2021 年 1 月第 1 次印刷
标准书号：ISBN 978-7-117-30571-6
定　　价：45.00 元

打击盗版举报电话：010-59787491　E-mail：WQ @ pmph.com
质量问题联系电话：010-59787234　E-mail：zhiliang @ pmph.com

前　言

21 世纪是生命科学的时代,医学科学是生命科学的重要领域。医学理论来源于临床实践和医学科学实验,实践教学是保证和提高医学人才培养质量的重要环节和必要手段,而机能实验则是医学科学实验的重要组成部分,是融合了生理学、病理生理学和药理学的一门综合性实验课程。基础医学是医学高等教育的必修基础课程和技能训练课程,是医学课程中的桥梁学科,是将基础与临床、理论与实践密切联系起来的重要一环。传统的高等医学教育基础实验教学从属于各自学科理论教学内容,开设验证性实验,生理学、病理生理学和药理学实验课同样如此,分科开设实验课,教学内容多限于各自单一学科范围内。然而,当今生命科学和医学的研究要解决某一科学问题,必须依赖多学科的知识和技能,学科之间的相互交叉渗透是普遍现象,这是科学发展的必然结果。实验课内容仅限于各自学科领域的知识印证,既不利于学生科学思维和创新能力的培养,又缺乏多学科知识的融会贯通,显然不符合从整体角度研究生命活动及培养具有综合素质的医学人才的要求。开设机能实验学课程使学生在系统学习的过程中,初步的科研能力、综合思维能力、创新意识等方面得到有效的培养。

1991 年,承德医学院在全国范围内较早进行了实验教学改革,组建了机能实验室。1993 年开设了机能实验学课程,作为临床医学等专业学生的必修课。在不断探索的实践教学中,积累了丰富的教学和实践经验,取得了丰硕的教学成果。在教学内容、教学方法、考核方式等方面进行改革完善的过程中,主编了 8 部机能实验学教材。本版《机能实验学》教材是为适应我国高等医学教育发展的新形势和医学教材建设的新格局,满足我国当前医疗卫生和医学教育工作的实际需求,依据几所医学院校各专业本科教学大纲的要求而编写的。在上版教材的基础上,对编写的深度和广度进行调整,力求突出重点、简洁明了,适当增加直观、简明的图和表,以适应本科各专业机能实验教学需求。

本教材可供临床、护理、麻醉、影像等专业本科学生使用,而且对基础医学教师和临床医生的科研工作也有一定的指导及参考价值。

本教材在编写过程中,得到了各级领导和校内外老师的大力支持和协助,特别是河北工程大学梅爱敏教授和承德医学院附属医院程艳芬在教材编写过程中做了大量工作,在此表示衷心的感谢。因时间仓促、能力有限,不足之处在所难免,敬请读者和同行们提出宝贵意见,以供日后修订时完善。

于海荣

2020 年 9 月

目 录

第三篇　机能实验学综合实验

第四篇　机能实验学探索性实验的设计与实施

第一篇

机能实验学基本理论与操作技术

第一章

绪论

第一节　机能实验学课程概述

机能实验学是在原来生理学、药理学、病理生理学三门学科实验的基础上发展而来的，但不是三门学科实验的简单叠加，而是将三门学科实验有机地组合起来形成的一门新课程。生理学主要研究人体正常功能活动规律，病理生理学研究疾病发生发展规律和机制，而药理学是研究机体和药物相互作用规律的学科，这三门学科都是实验性学科，其理论、学说和各种结论都来自于人们对动物的实验研究和对临床患者的观察分析，换句话说，没有科学实验依据，就没有生理学、病理生理学和药理学的存在与发展。而机能实验学作为一门独立的课程，打破了传统的以学科为中心的课程体系，使学科知识交叉渗透，有利于培养学生的实验技能和综合能力，有助于提高学生的创新意识和初步科研的能力。

机能实验学的内容包括基本理论与基本操作技术、基础实验、综合实验、探索性实验四大部分。学生在学习中可循序渐进，从机能实验学基本理论和基本操作技术入手，然后进入基础实验项目，通过实验操作、观察和分析，进一步熟悉、规范了基本操作，同时积累了一定分析处理问题的能力；此后进入综合实验学习阶段，每一个综合实验涉及相对较多的实验技术手段，实验现象的分析需结合更广泛的理论知识；最后进入探索性实验学习阶段，在学习了医学科研基本知识后，学生以小组为单位通过文献检索，完成立题、实验设计，形成开题报告，每个小组需对开题报告进行答辩，探讨其科学性和可行性，经教师指导修改后进实验室实施，最后书写实验报告。

第二节　机能实验学课程的目的与要求

一、目的

通过机能实验学的基本理论、基本操作技术和基本实验方法的学习和训练，为今后从事临床医学科学研究和实际操作奠定基础。要使学生熟悉常用实验仪器的使用原理及使用方法；学会实验仪器整机连接与调试技术，掌握常用实验动物的选择和局部手术操作技术；掌握实验操作技术及实验报告书写方法等。从而使学生对机能学科知识更进一步的掌握，提高其科学思维的能力，培养学生对科学工作严谨求实的作风和解决实际问题的能力。

机能实验学教学的目的不仅是使学生进一步巩固和加深对已学基础理论知识的理解和

掌握,更重要的是培养学生综合运用生理学、药理学和病理生理学等学科的相关知识和实验方法,使学生初步建立整体、全面、系统的人体观和疾病观;培养学生勤于动手、敏于观察、科学分析和独立工作的能力,初步养成对科学工作的严肃态度、严格要求、严密工作、团结协作以及实事求是的工作作风。

二、要求

(一)实验前

1. 仔细阅读机能实验学教程,熟悉该实验的目的、要求、方法和操作步骤,对注意事项尤其要特别关注。

2. 复习与该实验有关的学科理论知识,充分理解实验设计原理。

3. 实验前应根据已掌握的理论知识分析预测实验结果,以便在实验当中及时发现问题。

4. 设计并准备好实验结果的记录格式。

5. 各小组应分工明确,共同按实验要求拟定好每人的实验操作步骤。

(二)实验时

1. 按要求准时到达实验室,保持实验室安静、整洁。

2. 妥善摆放实验器材,正确安装连接实验设备,有条不紊地进行操作。

3. 认真规范地按照实验步骤进行,注意保护实验动物和标本,尽量节省实验药品和易耗物品。

4. 仔细耐心地观察实验过程中所出现的现象,准确、及时、全面、客观地记录实验结果。

5. 根据所学的理论知识,随时分析总结实验结果,思考并判断该实验结果的意义。不管出现的实验结果是否与预期的相符,都要认真记录、分析、总结。

(三)实验后

1. 认真清理实验台面,整理实验仪器,并按规定妥善摆放。

2. 清洗实验器械,并将所有器械擦干以防锈蚀,清点后请有关教师验收。

3. 将废弃的试剂、药品、动物毛发尸体等按要求分类处理,不得随意丢弃。做好实验室卫生,注意门窗、水、电安全。

4. 整理分析实验结果,撰写实验报告并按要求及时呈交给教师评阅。

第三节 实验报告的书写

一、实验报告的含义及其重要性

实验报告是指将机能实验的目的、方法、结果等内容如实地记录下来,经过整理分析总结写出的书面报告。整理实验结果和撰写实验报告是做完实验后最基本的工作,它可使学生对实验过程中获得的感性知识进行全面总结并可提高到理性认识,明确已取得的成果、尚未解决的问题以及实验中尚需注意的事项,另外实验报告还可以向其他科研人员提供研究经验,还可作为本人日后参考的重要资料,应当充分认识科学研究工作中实验报告书写这一关键性程序的重要性。书写实验报告的过程是学生用所学的基本理论对实验结果进行分析综合,将感性认识上升到理性认识的过程,也是锻炼学生科学思维,独立分析和解决问题,准确地进行科学表达的过程,因此,参加实验的每位学生均应及时认真地书写实验报告。

二、机能实验报告的书写格式

实验报告要求结构完整、条理清晰、文字简练、书写工整,措辞注意科学性和逻辑性。实验报告有固定的格式。一般包括下列内容:

(一)实验题目

应确切简练地概括实验内容。

(二)报告者署名

署名体现了对实验报告的负责精神,应列出操作者的姓名。一组成员协作进行实验时,均应署名。

(三)实验地点和时间

主要反映实验进行时各种客观环境条件(如气候、温度、湿度、动物的昼夜节律、生物标本状况、仪器性能等)对实验结果可能产生的影响。

(四)实验目的和原理

实验目的主要说明通过实验加强对有关学科的理论认识,掌握某些实验方法及所要达到的预期结果。

实验原理指实验的理论依据及实验方案的设计原理。根据不同的实验内容可用文字叙述,也可用计算公式、化学反应式等方式表达。

(五)实验动物与药品器材

实验中所用动物名称、种类、品系、选择标准与特征(如性别、年龄、身长、体重、健康状况等)、数量;药品或试剂的名称、生产厂家、批号;各种仪器设备名称、规格型号、生产厂家等。

(六)步骤与观察

此项内容为实验报告的重点,应叙述清楚,准确无误。这部分内容除包括实验所使用装置、实验条件及实验要求外,还包括手术操作、模型的制备过程、观察指标、记录的手段和方法以及注意事项等。书写要按实验时实际操作程序和具体情况,真实而详细地记录,以反映实验进行的实际过程,使他人或作者自己将来能据此重复实验,并得出相同的结果。对实验步骤与方法,应按时间顺序叙述,以便正确地反映实验过程。无论采取何种表达方式,在文字叙述上必须要做到完整、客观、准确、具体,把整个实验方法及步骤简练如实地交代清楚,使人一目了然。

(七)实验结果

实验结果是实验报告中最重要的部分。实验结果指实验材料经实验过程加工处理后得到的结果,它是实验结论的依据,整个实验报告的核心。其内容包括:

1. 实验过程中所观察到的各种结果和现象,包括观察到的定性、定量结果,动态变化过程及最终结果。

2. 实验所测得的全部原始数据、图像,包括实验数据的推导、计算过程、计算公式、计算单位和计算结果,需要统计学处理时,也应记录其处理过程和结果。

实验结果的表达方式,可按不同类型的实验结果选用不同的表达方法,如计算要写出计算公式、计算过程、计算结果,并标出计算单位,数据要有一定精确度(一般取小数点后两位);数据结果可用三线统计表、统计图及统计指标等来表达;结果以图示表示时要绘出曲线图、坐标图、结构图、示意图、记录图谱等。图表均应有编号,凡以曲线记录实验结果时,应注明纵横坐标的名称和单位,标准曲线还应在图下注明实验条件(如实验用动物的种系、性别、体重,仪器名称及型号,实验时间,地点等)。如果是非连续性的变化,也可用直方图表示。结果以照片表示时,要求主题明确,背景简洁,重点突出,层次分明。对比性实验结果,可用"-""+""++""+++""<"">"等表示。凡属测量资料和计数资料,应以正确单位和数值作定量的表达,不能笼统地提出。

实验结果的记录要忠实、准确,切忌用理论推导的理想结果代替实验得到的具体结果,也绝不可和别人对数据后更改或伪造实验数据。为避免发生错误和遗漏,实验中必须根据观察的记录加以整理,写出实验结果。

（八）讨论

讨论主要是针对实验中所观察到的现象与结果,联系理论知识,对结果进行分析和解释,如果所得到的实验结果和预期的结果一致,那么它可以验证什么理论,该实验结果有什么意义,说明了什么问题,这些都是实验报告应讨论的内容。不可离开实验结果去空谈理论。讨论是实验结果的逻辑延伸,是实验报告的主体,它反映了学生对实验结果的理论认识,并通过分析、综合、归纳、演绎等逻辑推理得出合理结论,总结出规律。讨论的内容主要包括以下几个方面:

1. 阐明由实验结果推出的结论或说明有关学科的理论或概念。
2. 指出实验结果或结论的基础医学和临床医学意义。
3. 指出实验中的注意事项。
4. 分析个人在本次实验中的得失。
5. 指出需要进一步探讨的问题,对实验的改进意见或建议等。

讨论应联系有关学科的基本理论或实验技术,也可参考与本实验有关的课外专著或论文,深入探讨和推理。讨论必须从实际出发,用实验得到的具体结果为论据,联系理论,经过逻辑推理、科学思维,证实所得结论的科学性,可信性和合理性。凡是不能肯定的观点或因观察例数有限等原因而难以下最后结论的,讨论时应留有余地。

（九）结论

实验结论是实验报告最终的总体总结,即是从结果和讨论中归纳出来的概括性判断,也是对本实验所能说明的问题、验证的概念或理论的简要总结,文字要简练,一般不再重复罗列实验结果和现象,但可引用结果中的关键数据。没有足够依据的理论分析不能写入结论。

第四节　实验室守则

1. 进入实验室前应检查实验所需实验指导、参考书籍、学习用品是否带全。
2. 按时进入实验室,不得随意迟到、早退或缺席。
3. 进入实验室,要穿白大衣;进行动物实验,要戴手套、帽子、口罩。
4. 实验前认真清点实验器材,如有缺少或坏损及时向老师报告;实验过程中注意规范操作,出现问题,及时和老师联系。节约药品,爱护动物。

5. 实验室要严肃认真,不得进行与实验无关的活动,保持实验室安静,严禁在实验室内大声喧哗。

6. 注意实验室安全,实验中如被动物抓伤、咬伤,严格按规范处理。实验结束后,将反应后的强酸、强碱倒入指定的废液收集瓶中,关闭电源、水龙头、门窗。

7. 保持实验室整洁,实验结束后,清洁实验器材和实验台,将动物尸体、实验垃圾放到指定地点。

（于海荣）

第二章

机能实验学常用实验动物及基本操作

    现代医学各领域中许多重要的进步都是以动物实验研究为基础的,实验动物在医学教育、科研中常被用来进行各种实验。在机能实验中,绝大部分实验都需要在动物机体上进行。为了获得可靠而准确的实验结果,我们必须对常用实验动物的有关解剖学、生物学特点等基本知识有确切的了解,才能正确选择和使用实验动物;掌握实验动物基本操作是进行实验观察分析的基础。本章对机能实验中常用实验动物及基本操作做简单的介绍。

第一节　动物伦理与实验动物保护

    自19世纪中期产生的以动物实验为主要内容的实验医学问世之后,生物医学有了突飞猛进的发展。100多年来,与人类密切相关的重大科研突破,主要或大部分由动物实验获得,动物实验由此奠定了在整个生物医学发展中的重要地位。在实验医学发展和动物使用数量增加的同时,动物保护主义开始出现,并迅速发展起来,20世纪80年代,美国、德国、瑞士、荷兰等国家相继制定和实施了《动物保护法》;我国于1988年颁布了《实验动物管理条例》,2001年对《实验动物管理条例》进行了修订,增加了生物安全和动物福利章节,2006年科技部发布了《关于善待实验动物的指导性意见》。

    动物实验研究对人类健康的贡献有目共睹,而动物保护有利于人类进步和社会发展,动物实验人员为生物医学提供更多有益成果的同时,要通过科学、效率、经济和人道主义不断改进和提高研究方法和质量。为保护动物资源,如何进一步寻找更有效和减少实验中的动物数量,已成为当前动物实验工作的当务之急。

    就实验动物而言,各种形式的实验给动物带来了不同程度的疼痛和痛苦,为了更好地保护实验动物,英国动物物学家 William M.S.Russell 和微生物学家 Rex L.Burch 提出了"3R"原则,即 replacement(替代)、reduction(减少)、refinement(优化)。"3R"原则经过数十年发展,目前已被许多国家的科研工作者所接受,在国际上已十分流行。"3R"原则不仅是适应动物保护主义的一种需要,也是符合生命科学发展的需要。

    替代(replacement)是指在不使用活的脊椎动物进行实验或其他科学研究的条件下,采用一些替代的方法,达到某一确定的研究目的。常用的替代方法有两种:相对替代和绝对替代,前者指应用体外培养的细胞、组织或器官等代替动物进行研究;后者是完全不使用动物,用数理化方法模拟动物进行研究,如计算机模型等。

    减少(reduction)是指如果某一研究方案中必须使用实验动物,同时又没有可靠替代选择方法,则应考虑把使用动物的数量降低到实现科研目的所必须的最小值。减少动物用量的伦理和经济目标,是使遭受疼痛和不安的动物数量降至最少,但必须以保证科研实验的高质量和可以得到正确的实验结果为前提。减少动物使用的途径大致有四种:尽量使动物一体多用,用低等动物代替高等动物,尽量使用高质量动物,使用恰当的实验设计和统计学方法。

优化(refinement)是指通过改善动物设施、饲养管理和实验条件,精细地选择、设计路线和实验手段,优化实验操作技术,尽量减少实验过程对动物机体的损伤,减轻动物遭受的痛苦和应激反应,使动物实验得出科学结果。

第二节　常用实验动物

一、蛙类

机能实验中常用到蛙类中的牛蛙,蛙类属于两栖纲,无尾目。蛙身体背腹扁平,左右对称,头为三角状,眼大并突出于头部两侧,有上、下眼睑和瞬膜,以及鼻耳等感觉器官。雄蛙头部两侧各有一个鸣囊,是发声的共鸣器。

在机能实验中常选用蛙类心脏(离体或在体)进行实验。这里重点介绍蛙类的循环系统。

蛙的心脏位于胸腹腔正中的腹面,外有心包膜,心脏由静脉窦、左右心房、心室、动脉圆锥组成。左右心房共同开口于心室。于左右两心房中间腹面和心室相连处稍稍粗大的一段即为动脉圆锥,由此通出一条短而粗的动脉总干(主动脉),旋即向左右分出三对,分别为动脉弓 - 颈总动脉弓、体动脉弓、肺皮动脉弓。

蛙类的静脉分为体静脉和肺静脉两部分。体静脉包括左右前腔静脉和一条后腔静脉及其分支。全身静脉血汇集于前、后腔静脉,回到静脉窦,再返回右心房。

蛙类的心脏有两心房和一心室。当心房收缩时,左右心房的血液均流入心室,动静脉血在心室相混。当心室继心房而收缩时,颈总动脉弓和主动脉弓内的动脉血(多氧血)流至全身,与各部的组织细胞进行气体交换后变成静脉血,由体静脉经静脉窦回到右心房,这就是体循环(大循环)。而肺皮动脉弓中的静脉血(缺氧血)经肺动脉到肺,进行气体交换后,变成动脉血,由肺静脉返回左心房,这就是肺循环(小循环)。由于心室只有一个,体循环和肺循环返回左右心房的两种血液在心室中相混而不能完全分流。因此,这种两心房一心室的心脏,称为过渡型心脏;这种体循环和肺循环同时进行的循环方式称为不完全双循环。

蛙类是机能实验中常用的动物。其心脏在离体情况下仍可有节奏地搏动很久,所以常用来观察心脏的生理功能和药物对心脏的作用等。蛙类的腓肠肌和坐骨神经可用来观察外周神经的生理功能,药物对外周神经、横纹肌或神经肌肉接头的作用。整体蛙还常被用来作脊髓休克、脊髓反射和反射弧的分析实验。蛙舌与肠系膜是观察炎症和微循环变化的良好部位。此外,蛙类还能用于水肿和肾功能不全的实验。

二、小白鼠

小白鼠属于哺乳纲,啮齿目,鼠科。小白鼠全身被白毛,嘴尖眼大尾长,性情温顺,惯于夜间活动。对环境温度、湿度很敏感,经不起温度的骤变和过高的湿度。

因其繁殖周期短,产仔多,生长快,饲料消耗少,温顺易捉,操作方便,实验的准确性和一致性高,又能复制出多种疾病模型,成为教学、医学科学研究工作中用途最广泛和最常用的动物。特别适用于需要大量动物的实验,如药物筛选、半数致死量测定等,还可应用于肿瘤的研究、复制缺氧等动物实验模型。

三、大白鼠

实验用大白鼠是野生褐鼠的饲养变种,属于哺乳纲,啮齿目,鼠科。大白鼠毛色纯白,头面尖突,嘴脸前部有较硬的触毛。尾长而毛短,有环状角质鳞片。性情不像小白鼠温顺,受惊时易咬人,尤其雄鼠之间好斗。食性广,喜吃煮熟的肉类。具有小白鼠的其他优点,在医学实验中的用量仅次于小白鼠。此外,它抗病力较强,一般情况发病死亡者较少。

大白鼠是医学实验中经常使用的动物。早在 200 年以前人们就开始使用大鼠进行营养方面的实验。近代,大白鼠已广泛应用于高级神经活动的实验、心肌梗死的实验和血管疾病的实验。大白鼠的血压和人相近,且较稳定,故也选用大白鼠直接记录血压,用于抗高血压药物的研究。它的垂体 - 肾上腺系统功能很发达,常用作应激反应和肾上腺、垂体、卵巢等内分泌实验;大白鼠离体子宫肌收缩曲线稳定,可用于子宫收缩药的检定;由于大白鼠有胆管无胆囊,胆管直通十二指肠,因此常用其作胆管插管收集胆汁,进行消化功能的研究。

大白鼠和小白鼠在生物学特性方面的差异参考见表 1-2-1。

表 1-2-1　大、小白鼠在生物学特性方面的差异

生物学特性分类	大白鼠		小白鼠	
解剖学特征	有乳头 6 对,没有胆囊		有乳头 5 对,有胆囊	
产仔及成活率	平均产仔率 9.8~10.3 只		平均产仔率 8~8.2 只	
	断奶成活率 98.98%		断奶成活率 96.5%	
平均体重	出生	6.57g	出生	1.6g
	10 日龄	18.4g	10 日龄	4.6g
	20 日龄	45.4g	20 日龄	7.6g
	30 日龄	90.1g	30 日龄	11.6g
食性	食性较广,喜吃煮熟的肉类		不爱吃肉类,以粮食为主食	
泌乳能力	较强,虽只有 12 个乳头,但经常能哺乳幼鼠达 14 只		较差,虽有 10 个乳头,但一般哺育 8 只幼鼠已甚勉强	
抗病能力	较强		较差	

四、兔

兔属于哺乳纲,啮齿目,兔科。常见品种有中国本兔(白兔)、青紫蓝兔(银灰色毛,抵抗力比白色毛兔强)和大耳白兔(日本大耳兔)。兔是性情温顺、胆小怕惊的草食哺乳动物,喜欢安静、清洁、干燥、凉爽的环境。

兔繁殖率高,容易得到,容易饲养,易驯服,还由于兔的抗空气感染力很强,在机能实验中被广泛应用。例如,可用于直接记录血压、呼吸、心电等急性实验。兔的离体心脏在一定条件下仍可搏动很久,是观察药物对哺乳动物心脏直接作用较合适的模型。离体兔耳用于观察药物对血管的作用。兔肠管用于观察药物对肠道平滑肌的作用,兔还可用于复制钾代谢障碍、水肿、DIC、休克等病理过程和疾病模型。由于兔是草食动物,其消化系统与人类相差甚远。兔颈部减压神经与迷走神经、交感神经分别行走,可用于观察药物对血压的影响。但由于兔的心血管系统比狗、猫等动物脆弱,常在手术时出现反射性衰竭,故使用时应特别注意。兔缺乏咳嗽及呕吐反射,因此在观察这类问题时不用。在观察血管反应、进行静脉注射等实验时,应选用白色短毛大耳兔。

五、狗

狗属于哺乳纲,食肉目,狗科,是已被驯化的家养动物。狗的嗅觉很灵敏,对外环境的适应力强,喜欢接近人,易于驯养,经过训练能很好地配合实验。狗在机能实验中应用广泛,适用于各种急、慢性实验,是研究机能各系统生理学、病理生理学等变化的主要动物。狗具有发达的血液循环和神经系统,基本上有与人类相似的消化过程,因而在进行血液循环、消化和神经活动等实验中更为常用,如观察药物对心血管、神经和消化系统的作用等。由于狗对手术的耐受性较强,体型大,使其更常用于其他小动物身上不适宜做的实验,又因其血液循环系统比较发达、血管口径粗、能耐受较大创伤,常可直接描记体循环动脉血压、中心静脉压、肺循环动脉压等,以观察休克、DIC、急性心力衰竭、窒息、急性死亡和复苏等情况下的血压变化。因此狗在实验动物中占用重要的地位。

第三节　实验动物的选择与标记

根据不同的实验目的和要求,选择相应的种属、品系与个体,是实验研究成败的关键之一。每项科学实验都有其最适宜的实验动物,因为在不适当的动物身上进行实验,常使实验得不出适当的结论。

一、动物种属的选择

种属的选择,就是用与人类存在着部分相似的动物,来研究人类这部分的器官组织结构与功能代谢的情况。一般来说,动物进化阶段愈高,其功能、代谢、结构愈复杂,反应愈接近人类,种属差异就愈小,但还需注意其经济性。

不同种属的动物对药物及病因的反应也不同。如吗啡对神经系统的作用,在狗、兔、大鼠、猴主要表现为中枢抑制,而在小鼠和猫则可能引起中枢兴奋;以呕吐为指标的实验研究用狗和猫为宜,一般不用不易产生呕吐的草食动物如兔、豚鼠等;而狗、大鼠、兔则是研究血压变化的实验对象;又如,过敏反应或变态反应的研究宜选用豚鼠,因为豚鼠易于致敏,动物对致敏物质的反应程度的强弱大致为:豚鼠 > 兔 > 狗 > 小白鼠 > 猫 > 青蛙。

由于动物的解剖生理特点不同,选择时尤应注意。如兔颈部的交感神经、迷走神经、减压神经是分别存在、独立走行的,在人、马、猪、狗、蛙等,减压神经并不单独走行,而是行走于迷走、交感干或迷走神经中。因此如要观察减压神经对心脏的作用时,必须选择兔。又如温血和冷血动物的器官组织,为维持其正常功能所需的条件是不同的,兔心脏离体后的人工环境,必须保持一定的冠状动脉压力、适宜的温度、足够的氧气和较好的营养液;而蛙的心脏,对这些要求都很低,只要人工营养液中 K^+、Na^+、Ca^{2+} 的比例及 pH、渗透压近似它的血液,即可进行实验。所以,在一般实验室条件下,常用蛙来作简单的心脏实验。其他一些神经实验等,也常选用蛙,就是因其所需条件较低,易于达到实验要求。

二、实验动物品系分类及其应用的选择

根据遗传学特征进行分类,实验动物可分为:

（一）近交系

近交系一般是指经过连续 20 代以上全同胞兄妹或亲子(亲代与子代)进行交配,而培育出来的遗传基因纯化的品系,也称为纯系动物。因到此时基本接近纯化,品系内个体间差异很小。一般用近交系数(F)代表纯化程度,全同胞兄妹近交一代可使异质基因(杂合度)减少 19%,即可使纯化程度增加 19%。全同胞兄妹或亲子交配前二十代纯合度的理论值可达 $F=98.6\%$。然而纯与不纯仅从近交系数来说明并不足为凭,还要用许多检测遗传学纯度的方法加以鉴定。

近交系动物的应用:①近交系动物个体之间组织相容性抗原一致,异体移植不产生排斥反应,是组织细胞和肿瘤移植实验中最理想的材料;②近交系动物的个体有着相同的遗传组成和遗传特性,对实验反应具有较高的一致性;③多个近交系同时使用,不仅可以分析不同遗传组成对某项实验的不同反应和影响,还可以观察实验结果是否具有普遍意义;④由于每个近交系都有各自明显的生物学特点,如先天性畸形、高肿瘤发病率等,因此广泛应用于这些医学研究领域。近年来,近交系小白鼠已有 250 个品系。大、小白鼠等一些实验动物近交系的育成,促进了生物医学实验研究的发展,尤其对于肿瘤研究进展起到更重要的作用。

纯系动物之间各种特性及对外界刺激,特别对药物的反应性比较一致,所以获得实验结果的可重复性较高,这对于减少动物的用量,提高实验的精度有很大的意义,但纯系动物的抗病力弱、繁殖力差、难于饲养。

（二）突变品系

在育种过程中,由于单个基因的突变或将某个基因导入,或经过多次回交"留种",而建立一个同类突变品系,此类个体具有同样遗传缺陷或病态。如侏儒、无毛、肥胖症、肌萎缩、白内障、视网膜退化等。

（三）封闭群

在同一血缘品系内,以非近亲交配方式进行随机交配繁衍,经五年以上育成的相对维持同一血缘关系的动物群体。由于封闭状态和随机交配,使动物种群内基因频率能够保持稳定不变,从而使群体在一定范围内保持相对稳定的遗传特征。

（四）杂交一代

由两个近交系动物杂交产生的第一代称为杂交一代。杂交一代具有生命力旺盛、繁殖率高、生长快、体质健壮、抗病力强等优点。它与近交系动物有同样的实验效果。

（五）非纯系

非纯系指一般任意交配繁殖的杂种动物。杂种动物生命力旺盛、适应性强、繁殖率高、

生长快以及易于饲养管理,且比较经济,在实验教学中最常用。杂种动物个体差异大,反应性不规则,实验结果的重复性差。但因杂种动物中包含有最敏感与最不敏感两种极端的个体,多适用于筛选性实验。

同一种动物的不同品系,对同一致病刺激物的反应不同。例如,津白Ⅱ号小鼠容易致癌。津白Ⅰ号小鼠就不易致癌。又如,以嗜酸性粒细胞为变化指标,C57BL 小鼠对肾上腺皮质激素的敏感性比 DBA 小鼠高 12 倍。

三、实验动物个体的选择

同一品系的实验动物,存在着个体差异,特别对同一致病刺激物、对药物的反应性有较大的差别。造成个体差异的原因较多,如:

(一)年龄

应根据实验目的选用适龄动物,一般急性实验选用成年动物,慢性或长期实验因观察时间长,要选用幼龄动物。动物年龄可按体重大小来估计,常用的成年动物体重为:小白鼠 18~28g,大白鼠 180~280g,豚鼠 350~650g,兔 2~3kg,猫 1.5~2.5kg,狗 9~15kg。

为保证实验结果的可靠性、准确性、控制实验动物的个体差异,同一实验所用动物年龄应尽可能一致,体重大致接近,一般体重不应相差 10%。

(二)性别

在某些实验不同性别动物对同一药物的感受性是有差异的。一般情况下,雌性动物对药物作用反应的敏感性稍大于雄性。在实验研究中,即使对性别无特殊要求,仍宜采用雌雄各半。如已证明无性别影响时,亦可雌雄不拘。动物的性别鉴别,大动物多无困难。大、小白鼠主要根据肛门和生殖孔之间的距离来判断,距离近者为雌性,远者为雄性。

(三)生理状态

实验动物的状态不同对外界刺激反应性也不同,如动物的特殊生理状态,妊娠、哺乳期等,可以显著地改变动物对药物的反应性。因此,除了观察药物对妊娠及胎儿的影响之外,一般都不用妊娠、哺乳期的动物。进行亚急性与慢性实验时必须将雌雄动物分笼饲养。

(四)健康情况

实验证明,不健康的动物对各种刺激的耐受性低于健康的动物,有病的动物易中毒或出现异常反应,造成实验结果不稳定。所以健康情况不好的动物,不能用作实验。实验动物是否健康,可以从其外部表征来判定。

1. **一般状况** 发育良好,反应灵活,食欲尚佳。

2. **皮毛与爪趾** 被毛浓密而有光泽,紧贴体表。爪趾无溃疡、结痂。

3. **头部** 眼睛明亮而灵活,眼结膜无充血,眼鼻部无过多分泌物,呼吸均匀,无鼻翼扇动。

4. **腹部与外生殖器** 腹不膨胀,肛门周围毛色洁净,无损伤、脓痂与分泌物。

四、动物的标记方法

在实验过程中常需要用批量动物同时进行实验,以及对受试动物做状态观察,为了辨认和分组的方便,应事先将动物进行编号标志,常用的标志方法见表 1-2-2。

表 1-2-2　动物标记法

标记法	适用动物种类	说明
颜色记号	大鼠、小鼠、兔等	适用于白色动物、颜色易消退
项圈	狗、猫、猴	用皮革、塑料等制作,可编号码
壳打孔(口)	大鼠、小鼠、兔等	维持时间长
利用外表特征	猫、狗等	适用少数有明显特征者

　　大、小白鼠及白色的兔可在其皮毛上涂色编号,一般常用黄色的苦味酸饱和溶液涂抹于动物身体的不同部位进行标记,涂抹部位及其代表编号可见图 1-2-1、图 1-2-2 两种标记。编号法(一)给动物标识 1~10 号,第十号不涂黄色。编号法(二)图中部位未能包括的号数,可以两处或三处的号码相加,如 6 号可涂抹 1、5 两处,27 号可涂抹 20、5 和 2 三处。

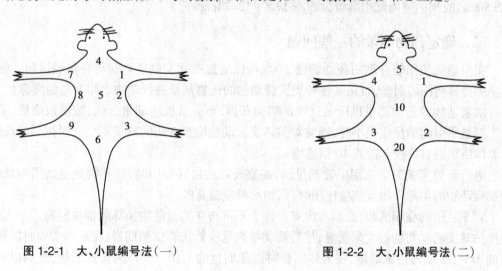

图 1-2-1　大、小鼠编号法(一)　　　　　　　图 1-2-2　大、小鼠编号法(二)

第四节　实验动物药物剂量的确定

一、实验动物间的药物剂量换算

　　在机能实验中,动物与人之间以及动物与动物之间的药物剂量需要进行换算。根据不同种属动物体内的血药浓度和作用与动物体表面积呈平行关系,按体表面积折算剂量较按体重更为精确。其换算方法可参考下表 1-2-3。

表 1-2-3　动物与人之间按体表面积折算的等效剂量比值表

类别	小鼠 (0.02kg)	大鼠 (0.2kg)	豚鼠 (0.4kg)	兔 (1.5kg)	猫 (2.0kg)	狗 (12kg)	人 (70kg)
小鼠(0.02kg)	1.00	7.00	12.25	27.80	29.70	124.20	387.90
大鼠(0.2kg)	0.14	1.00	1.74	3.90	4.20	17.80	56.00
豚鼠(0.4kg)	0.08	0.57	1.00	2.25	2.40	10.20	31.50

续表

类别	小鼠 （0.02kg）	大鼠 （0.2kg）	豚鼠 （0.4kg）	兔 （1.5kg）	猫 （2.0kg）	狗 （12kg）	人 （70kg）
兔（1.5kg）	0.04	0.25	0.44	1.00	1.08	4.50	14.20
猫（2.0kg）	0.03	0.23	0.41	0.92	1.00	4.1	13.00
狗（12kg）	0.008	0.06	0.10	0.22	0.23	1.00	3.10
人（70kg）	0.002 6	0.018	0.031	0.07	0.078	0.32	1.00

例如：由大白鼠药物剂量换算成狗的药物剂量。在上表中 12kg 狗与 0.2kg 大白鼠相交处为 17.8（倍），如某种药物大白鼠的剂量为 250mg/kg，则 0.2kg 大白鼠给药：250×0.2=50mg，故狗的适当试用剂量为 50×17.8÷12=74mg/kg。

二、确定药物剂量的一些问题

实验动物使用较合理的药物剂量，一般可以通过查阅文献资料获得并参照试用。如若查不到待试药物的剂量，可用其他种类实验动物的药物剂量进行动物之间剂量的换算。

实验动物的药物剂量也可通过预试实验获得，可先从极小剂量开始，按倍数递增，若前一个剂量所引起的反应很小时，通常对整体实验动物增至 3 倍的剂量不会产生过强的反应，对离体组织器官可按 3 倍或 10 倍递增。

进行药效实验时多选用中效剂量，若观察药物的协同作用时，则药物剂量适当偏低些；若观察药物的解毒作用或拮抗作用时，药物剂量应偏高些。

对于新药的临床试验，必须考虑安全性。不可将在实验动物换算的剂量轻易用于人体，应先估算实验动物的最大耐受量，然后按动物剂量换算法算出预期量，在动物实验时以预期量的 1/5~1/2 作为初试剂量，在人体实验时以预期量的 1/10~1/5 作为初试剂量，然后以初试剂量的 2 倍、3.3 倍、7 倍、9 倍速度递增，一般 4~6 次可达预期量，如果不出现效应，则递增 25%~30%。

（于海荣　李佳欣）

第五节　实验动物的捉拿与固定

进行实验时，首先应限制动物的活动，使其保持安静状态，以便操作和观察，这就需要将实验动物捉拿到实验台上并加以固定。捉拿与固定的方法正确，方能保证实验的顺利进行和不致被动物咬伤。固定动物的方法和姿势依不同的实验动物及实验内容而定。

一、蛙类

通常用左手握持动物，将其腹部靠着手心，以示指和中指夹住蛙左、右前肢，把后肢拉直，固定于无名指和小指之间，右手进行操作。如需长时间观察时，可将蛙麻醉或破坏其脑脊髓，然后按实验要求用大头针固定蛙于蛙板上见图 1-2-3，放置显微镜下观察血液循环状态。

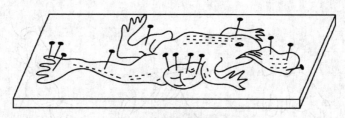

图 1-2-3 蛙固定方法

二、小白鼠

小白鼠性情较温顺,但也要提防被其咬伤。捉拿时用右手轻轻提起鼠尾,放在实验台或鼠笼盖上,在其向前爬行时轻拉鼠尾,此时小白鼠前肢紧紧抓住粗糙面,用左手拇指、示指捏住小白鼠两耳后颈背部皮肤,并将鼠体置于左手心中,以无名指和小指夹住鼠尾和后肢,即可进行注射或其他实验操作见图 1-2-4。

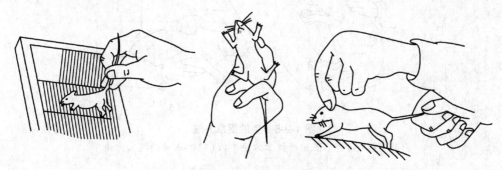

图 1-2-4 小鼠捉拿法

三、大白鼠

大白鼠的牙齿很锋利,捉拿时应提防被其咬伤。捉拿及固定方法基本同小白鼠,以右手或持夹子抓住鼠尾,将其置于粗糙面上,左手戴上防护手套或用厚布盖住鼠身作防护,并抓紧鼠两耳和头颈部皮肤以固定其头,右手即可进行操作。捉拿时勿用力过大,勿捏其颈部,以免引起窒息。如需长时间固定做手术时,则在麻醉后固定在大白鼠固定板上。大鼠在惊恐或激怒时易将操作者咬伤,在捉拿时应注意。

四、兔

兔性情驯良,较易捕捉,但脚爪较尖,应避免抓伤。自笼内取出时,应从头前阻拦它跑动,勿使受惊,兔便匍匐不动。此时,用右手或左手抓住颈部的被毛与皮肤,轻轻提起,再以另一只手托住其臀部,将其重心承托在手掌上。此法在实验室最为常用,易犯的毛病是抓耳、提抓腰部或背部见图 1-2-5。

兔的固定方法可据实验需要而定,多选用兔盒或兔台固定。

(一)兔盒固定

如仅作兔耳取血、耳缘静脉注射或观察兔耳血管变化时,可将兔放入兔盒内固定。

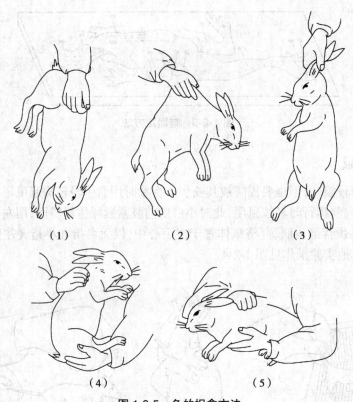

图 1-2-5　兔的捉拿方法
(1)(2)(3)为不正确的捉拿方法;(4)(5)为正确的捉拿方法

(二)兔台固定

如需要进行颈、胸、腹部等手术和需作血压、呼吸的测量时,应将麻醉的兔仰卧位固定于兔手术台上。方法是用兔台上的固定夹将兔四肢固定,然后将头部用兔头固定器固定,为简便起见,也可用一根粗棉绳,一端拉住兔的门齿,另一端拴在兔台的铁柱上。

五、狗

捕捉驯服的狗,可从狗的侧面靠近,轻轻抚摸其颈背部皮毛,然后用绳子迅速绑住狗嘴,在上颌打一个结,再绕到下颌打个结,最后绕到颈后打结固定,以避免绳子脱掉。捆绑狗嘴的目的是避免狗咬伤人,故当狗进入麻醉状态后,应立刻解绑,以防分泌物堵塞呼吸道造成窒息死亡。如遇未经驯服的狗,可用狗头钳夹住其颈部,将狗按倒在地,静脉麻醉后再移去狗头钳。

将麻醉狗仰卧位固定在手术台上,四肢绑上绳带,前肢的两条绳带在狗背后交叉穿过,然后压在对侧前肢的前臂上,再紧扎于固定台两侧挂钩上。两下肢绳带随下肢平行方向拉紧后固定。头部用狗头固定夹固定。

第六节　实验动物的给药途径与技术

机能实验中,常需要把药物注入动物体内以观察药物对机体功能、代谢及形态的影响。

动物给药的途径和方法可根据实验目的、动物种类和药物剂型等情况而定,常用方法简介如下。

一、注射给药

(一)皮下注射

皮下注射比较简单,适用于所有哺乳动物,一般常采用背部及后腿皮下。注射时用左手拇指及示指轻轻提起皮肤,右手持注射器将针头刺入皮下,轻轻抽吸注射器,确定未刺入血管后即可进行注射。

(二)腹腔注射

腹腔吸收面积大,药物吸收速度快。注射穿刺部位一般选在下腹部正中线两侧,此处无重要器官。较大动物腹腔注射时,需由助手抓住动物,使其腹部向上,在选定部位刺入皮下,然后将针头与皮肤呈 45° 角缓慢刺入腹腔,回抽针筒,检查是否刺入脏器或血管,然后注药。

腹腔注射常用于大、小白鼠给药,一般一人即可注射。左手握紧动物,使腹部向上,通常选择左下腹进针,右手将注射针头朝头方向与腹部的角度为 45° 刺入腹腔,再向腹腔内进针 3~5mm,否则易误入皮下。为避免伤及内脏,可将动物头部放低,使内脏上移。小白鼠的一次注射量为 0.1~0.2ml/10g 体重;大白鼠为 1~2ml/100g 体重。

(三)肌内注射

此法较少用。注射部位多选用肌肉发达的臀、股部,注射时将针头迅速刺入肌肉,回抽无血即可注射。小白鼠注射量每腿不超过 0.1ml。

(四)静脉注射

将药物直接注入血管内,药物作用最快,是机能实验中最常用的给药方法。静脉注射给药时,可根据不同动物的解剖结构特点,选择不同的静脉血管。

1. 蛙腹静脉注射　将蛙仰卧位固定,沿腹中线稍外侧剪开腹肌,即见一较粗的腹静脉紧贴腹壁肌肉下行,右手持注射器沿血管平行方向刺入即可。

2. 大、小白鼠尾静脉注射　鼠尾静脉在尾部两侧及背侧共有三根。注射前先将动物置于鼠筒或铁丝笼内,露出鼠尾,用 70% 乙醇涂擦尾部或浸于 45℃ 热水中,使尾静脉扩张充血,用连有 4 号针头的注射器,自鼠尾近末端刺入,进行注射。小白鼠一次注射量为 0.05~0.1ml/10g 体重。

3. 兔耳缘静脉注射　兔静脉注射多采用外侧耳缘静脉见图 1-2-6。注射时可由助手将兔固定,使其头部不能随意活动。首次注射,选择末 1/3 进针,先除去耳缘注射部位被毛,用手指轻弹或轻轻揉擦兔耳局部,使静脉充盈。用左手示指与中指夹住静脉的近心端,阻止静脉血回流,并用拇指、无名指固定静脉远心端,使其被拉直。右手持注射器尽量从静脉远端刺入血管(不一定有回血),顺血管平行方向深入 1cm,然后移动左手拇指和示指至针头刺入部位,将针头与兔耳固定,即可注入药物见图 1-2-7。

如注射处发白隆起,或注射时感到阻力很大,表示针头未进入血管内,应拔出重新刺入。兔耳中间的血管为动脉,不宜注射用;兔耳内缘静脉毛多浓厚,皮下组织较为疏松,注射难度较大,不作为首选。

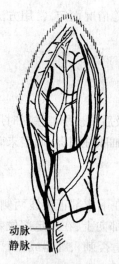

图 1-2-6　兔耳血管分布

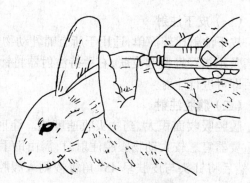

图 1-2-7　兔耳缘静脉注射

4. 狗前后肢及舌静脉注射　狗静脉注射多选择前肢内侧头静脉或后肢外侧小隐静脉。注射前先剪去被毛,使狗侧卧,由助手将其固定好。

（1）前肢头静脉注射:此静脉在前肢皮下内侧外缘行走,容易固定,一般作静脉注射或取血时常用此静脉。用手压迫静脉近心端,使其充盈,将针头向静脉旁的皮下先刺入,而后与血管平行刺入静脉,回抽针筒,如有回血,则一手固定针头,一手将药液注入静脉。

（2）后肢小隐静脉注射:此静脉在后肢胫部下 1/3 的外侧浅表皮下,由前侧方向后走行,注射方法同前肢头静脉。

（3）舌下小静脉注射:此注射法常用在麻醉狗已固定在手术台上,因麻醉不深,急需补注麻醉药,或根据实验要求急需注射有关药物时,用此方法是方便而有效的。将狗舌头拉出并翻向背侧,在很多的舌下小静脉中找一根较粗的静脉注射,选用细针头,否则不易止血。

5. 淋巴囊注射　蛙类常采用此方法,其皮下有多个淋巴囊,是蛙的给药常用途径。左手执握动物,固定四肢,先将针头插入口腔底部,再刺过下颌肌肉层而入皮下淋巴囊,将药液注入,这样注射完毕抽针后药液不易流出。一只蛙一次可注射 0.25~1ml。

二、经口给药

经口给药有两种方法:一种是口服法,即将药物放入饲料中或溶于饮水中,使动物自行摄取;另一种是灌胃法,为保证剂量准确,可应用此法,一般适用于小白鼠、大白鼠、兔等动物。

因灌胃法采用的是强制给药,会使动物一些不良反应,甚至因操作不当导致动物死亡。因此应熟练掌握灌胃法。

（一）大、小白鼠灌胃法

按前述捉拿方法用左手抓住动物,使腹部向上,不能抓得太紧,以免颈部皮肤向后拉,使食管受压,致使灌胃针不易顺利插入;也可用左手示指及拇指抓紧鼠右耳的方法。右手持装有胃管的注射器(或由注射器连接磨钝的注射针头),先由动物口角处小心插入口腔,以灌胃针管压其上腭,使口腔与食管在一条直线上,再把针管沿上腭缓缓送入食管。注射顺利,动物安静,呼吸无异常;如遇阻力,或动物强烈挣扎,可能针头未进入胃内,必须拔出重插,以免误插入气管导致动物窒息死亡。

(二)兔灌胃法

兔灌胃采用导尿管配以一个张口器(木制的,正中开一小孔)。灌胃时需两人协作进行,一人坐姿,将兔的躯体夹在两腿之间,右手抓住兔前肢,左手紧握兔双耳以固定头部。另一人把张口器横放于兔口中,此时兔自然回咬住张口器,取导尿管经张口器中央小孔慢慢沿上腭插入食管约15cm。为避免误入气管,可将胃管的外端放入一杯清水中,观察有无气泡逸出,以判断胃管是否在食管内。也可在胃管的外端用一根动物毛试探,有无随兔呼吸毛有摆动现象。

第七节　常用实验动物的麻醉方法

进行整体动物实验时,麻醉是必须实施的一个步骤。为了减少动物的疼痛,保持动物安静,便于实验操作,需对动物进行必要的麻醉。为确保麻醉效果,应学习实验动物的麻醉方法、掌握麻醉观察指标、注意实验动物对药物反应的个体差异。而动物麻醉的关键,在于根据不同的实验要求、不同的实验动物正确选择麻醉药物和麻醉方法。

一、常用麻醉药

有多种麻醉药物均可作为动物实验麻醉之用,现介绍下列几种常用的麻醉药。目前常用的麻醉药大致分为三类,即挥发性、非挥发性和中药麻醉药,机能实验中常用前两类。

(一)挥发性麻醉药

1. 乙醚　乙醚是一种呼吸性麻醉药。无色透明,极易挥发,有强烈刺激性气味,易燃易爆,与空气中的氧接触可生成乙醛及过氧化物,麻醉时开瓶后不能久置,超过24h后不宜再用。

乙醚麻醉作用主要是抑制中枢神经系统,使肌肉松弛。用乙醚麻醉比较容易掌握麻醉深度,比较安全可靠,术后恢复较快等是其优点;不足的是乙醚对呼吸道刺激较强,麻醉初期常出现动物强烈的兴奋现象,在麻醉过程中应注意。

2. 氯仿　氯仿的麻醉作用比乙醚大,诱导期及兴奋期都极短,吸入气体含1~2Vol%的氯仿即能使动物麻醉,其麻醉剂量与致死剂量较为接近,安全度小。同时氯仿对心脏、肝脏和肾脏均有较大的毒性,因此一般不要单独使用氯仿麻醉,常和乙醚混合成1:1或1:2比例进行麻醉。

(二)非挥发性麻醉药

1. 巴比妥类　本类药物为白色粉状,其钠盐在常温下溶于水,故常用其钠盐。此类药物遇空气、光和热便分解,故溶液不宜煮沸和久留。

巴比妥类药物主要作用是阻碍冲动传入大脑皮质,从而对中枢神经系统起到抑制作用。应用过量时影响呼吸,可导致呼吸肌麻痹甚至死亡,也抑制末梢循环导致血压降低,同时影响基础代谢,体温降低。

(1)戊巴比妥钠:麻醉维持时间不很长,一次给药可延续2~4h,适合一般实验要求。既可静脉注射,又可以腹腔注射,注射后很快进入麻醉期,用于大多数动物。一般用生理盐水配制成 1%~3% 溶液,配好的药液在常温下放置 1~2 个月不失药效。

（2）硫喷妥钠:其配制溶液不稳定,故必须在临用时配制,在 0~4℃冰箱中保存,分解甚微,可置 7 天之久;在室温中只可保存 24h。静脉注射时,此药可迅速进入脑组织,故诱导快,动物很快被麻醉。但苏醒也很快,一次给药的麻醉时效仅维持 15~30min。如实验过程较长,可重复注射,以维持其麻醉深度。此药对呼吸有一定抑制作用,由于其抑制交感神经比抑制副交感神经强,常发生喉头痉挛,因此注射时速度必须缓慢。

2. 氨基甲酸乙酯（又名乌拉坦、脲脂等）　此药为无色、无味的结晶粉末,易溶于水,使用时配成 10%~25% 的溶液。乌拉坦是比较温和的麻醉药,安全度大,多数实验动物都可使用,更使用于小动物。本药可得到较持久的浅麻醉。对兔的麻醉作用较强,对狗作用较慢,故常用于兔的急性实验。有实验表明本药如长期应用于兔和大鼠,可能诱发肿瘤。故需长期存活的慢性实验动物,最好不用它作麻醉。

3. 氯醛糖　为白色结晶粉末,带苦味,溶解度小,在室温下也能析出结晶,故临用前先在浴锅中加温,温度不宜过高,要放凉后（40℃以下）才可注射。久置易沉淀而失效。本药在深麻醉期还能保留许多生理反射,因此适用于神经系统的急性实验。它对痛觉的影响极微,适用于观察神经系统反应的实验。

二、麻醉方法与麻醉药的用法

动物麻醉方法可分为全身和局部麻醉两种,前面所介绍的麻醉药为全身麻醉时使用。

（一）全身麻醉

全身麻醉的常用方法主要有吸入麻醉和注射麻醉。

1. 吸入麻醉　是将挥发性麻醉药经呼吸道吸入动物体内,从而产生麻醉效果。常用的有乙醚,可用于各种动物的麻醉。如使用乙醚麻醉大、小白鼠和豚鼠等,可根据动物大小不同将其置于干燥器或倒扣的烧杯内,内盛浸有乙醚的棉花或纱布,动物吸入麻醉药后意识逐渐丧失而倒下,即已麻醉可进行实验。若实验时间长,为维持麻醉可将浸有乙醚的棉球装入小标本瓶内,置动物口、鼻处以持续吸入。麻醉过程中必须随时观察动物的反应,防止麻醉过深,引起死亡。

有些注射麻醉的实验,在动物出现苏醒行为时,可用乙醚麻醉吸入,以维持实验的顺利进行。

2. 注射麻醉　一般非挥发性麻醉药的主要给药途径常用注射方法,如静脉注射、腹腔注射、肌内注射等。

（1）静脉麻醉:静脉注射麻醉是一种既简便又能使动物很快进入麻醉期而无明显的兴奋期的方法。静脉麻醉时,随时观察动物的行为,若已达到所需的麻醉深度,则不一定全部给完所有药量。观察动物的麻醉深度可根据肌肉紧张性、呼吸、角膜反射和对皮肤夹捏的反应来判断,当这些活动明显减弱或消失时,应立即停止注射。手术或实验过程中,如动物苏醒,可视情况由静脉注入总剂量的 1/5,以维持麻醉深度。

兔的静脉麻醉常用耳缘静脉注射,狗多用前肢头静脉或后肢小隐静脉注射。

（2）腹腔麻醉:鼠类常采用腹腔注射麻醉。兔、狗等动物也可采用,特别在补加麻醉药时,腹腔注射更为方便。虽操作简便易行,但较静脉麻醉作用发生慢,兴奋现象明显,麻醉深度不易控制,有时可将药液误注入肠腔或膀胱。

（3）肌内注射麻醉：常用于鸟类麻醉。兔、狗等一般选用臀部或股部肌内注射。麻醉作用缓慢。

（4）皮下淋巴囊注射麻醉：多用于蛙类。

（二）局部麻醉

常用于表层手术时。用于手术局部浸润麻醉可用1%普鲁卡因溶液，其剂量按所需麻醉面积的大小而定。皮下注射普鲁卡因的用量，兔颈部手术时需2~3ml，股三角区需1~2ml。

（三）常用麻醉药的剂量（表1-2-4）

表1-2-4　动物常用麻醉药的用法及剂量

药名	适用动物	给药途径	浓度/%	剂量/(mg·kg⁻¹)	备注
戊巴比妥钠	狗、猫、兔	静脉	3	30	麻醉较平稳
	大、小白鼠	腹腔、皮下	3	40~50	维持时间2~4h
	大、小白鼠	腹腔	2	45	
氨基甲酸乙酯	兔、猫	静脉、腹腔	20~25	1 000	对器官功能影响较小
	大、小白鼠	腹腔	20~25	1 000	维持时间2~4h
	蛙类	皮下淋巴囊	20~25	2 000	
氯醛糖	狗	静脉	1	70	对呼吸、血管运动中枢影响小
	兔	灌胃或直肠	1	100	维持时间3~4h
硫喷妥钠	狗	静脉	5	25~30	不宜做皮下、肌内注射

三、使用麻醉药的注意事项

（一）麻醉药的用量麻醉观察指征

不同动物个体对麻醉药的耐受性是不同的，且体重与所需剂的关系也并非绝对成正比。动物的健康状况、体质、年龄、性别也影响给药剂量和麻醉效果，一般来说衰弱和过胖的动物，其单位体重所需剂量较小。因此实际麻醉动物时应视具体情况对麻醉剂量进行调整，并在给药过程中随时检查动物的反应情况。

在麻醉过程中，动物麻醉的深浅必须观察以下几个指征：呼吸、角膜反射、肌张力及肢回缩反应，当呼吸深慢、角膜反射迟钝、腹壁四肢肌肉松弛、趾刺痛后的肢回缩反射降低或消失时，则表明药物已足量。

（二）注药速度

静脉注射麻醉时原则上应注意缓慢，为避免给药速度过快导致动物死亡，掌握给药速度的技巧很关键。开始给药的速度略微快些，即先给予总量的1/3，以使动物能顺利、快速渡过兴奋期。后2/3剂量的注入速度宜缓慢，并同时注意麻醉观察指标的变化，麻醉过程中出现呼吸节律不齐和心动过缓时，应立即停止给药。

（三）注意保温

动物在麻醉期体温易下降，应采取保温措施。

四、麻醉过量的处理

麻醉过程中若出现过量情况时,应根据不同的症状采用不同的方法及时加以处理。

1. 呼吸极慢而不规则,但血压和心搏仍正常时,可行人工呼吸和用中枢兴奋药。

2. 呼吸停止　其表现是胸廓呼吸运动停止、黏膜发绀、角膜反射消失或极低、瞳孔散大等。在呼吸停止初期,可见呼吸浅表、频数不整而且间歇。此时应立即停止给麻醉药,先张开动物口腔,将舌尖拉到口角外,迅速行人工呼吸、心脏按压,同时视情况配以心脏和呼吸兴奋剂使用:尼可刹米(又名可拉明)2~5mg/kg,0.1% 肾上腺素 0.1~0.3mg,咖啡因 1mg/kg,洛贝林(又名山梗菜碱)0.3~1mg/kg,均作静脉注射。

3. 心脏停搏　心脏停搏的到来可能无预兆。呼吸和脉搏突然消失,黏膜发绀。应迅速采用心脏按压,即用掌心(小动物用指心)在心脏区有节奏地敲击胸壁,其频率相当于该动物正常心脏收缩次数,并用长针头将肾上腺素作心腔内注射。

常用中枢兴奋药及其用法见表 1-2-5。

表 1-2-5　常用中枢兴奋药及其用法

药品种类	作用中枢部位	效果	浓度百分比	剂量/kg 体重	给药途径	对抗何种麻醉剂
咖啡因类	大脑	心跳加强	10	0.1ml	静脉注射	吗啡及巴比妥类
尼可刹米	整个中枢系统	对呼吸尤为明显	10	0.2~0.5ml	静脉或肌内注射	吗啡及其他
洛贝林	尤其是呼吸中枢	颈动脉反射加强	1	兔 0.1~0.2ml	静脉或皮下注射	吗啡及其他
				狗 0.5~1ml		
二氧化碳	呼吸中枢	呼吸加强	5~7			吗啡及其他
	心血管中枢	血压上升				

第八节　常用实验动物局部手术

机能实验学多为急性动物实验。无论是整体的,如家兔的循环调节等实验,还是离体的,如离体肠管平滑肌等实验,实验对象均为活的机体或组织器官。因此,必须熟悉了解动物的基本解剖学和生物学特点。在动物手术操作时正确使用手术器械,手法应力求轻柔、细致,避免影响实验动物的机能状态从而影响实验结果。

一、头部手术

机能实验中常有神经系统实验,如去大脑僵直、大脑皮层功能定位及诱发电位等。这里主要以兔为代表动物,介绍脑结构与头部手术操作。

(一)脑结构

兔脑结构分为五部分。

1. **大脑**　兔大脑较发达,但表面平滑,很少有脑沟和脑回。大脑半球前方发出很大的椭圆形的嗅叶,从嗅叶发出嗅神经。两大脑半球之间有一深的纵沟,将此沟轻轻剥开,在沟底部可见联络两半球的纤维束,叫胼胝体。

2. **间脑** 背面为大脑半球所遮盖。在大脑两半球之间的后缘处,有一具长柄的松果体,一般不易观察到。在腹面有一对白色的视神经交叉,其后方为脑漏斗,漏斗末端是圆形的脑垂体。

3. **中脑** 背面亦被大脑半球遮盖,小心地将两大脑半球的后缘分开,可以看到四个圆形突出,称为四叠体。腹面可以看到一对大脑脚,它是大脑梨状叶后方两侧的突起。

4. **小脑** 小脑也较发达,有五部分。背面中间是蚓部,其上有横的皱襞;蚓部两侧是一对小脑半球;其侧面有一对向外突出的小脑副鬓。小脑腹面可见到横行的神经纤维束,称为脑桥。

5. **延脑** 位于小脑的后面,其背面前半部为小脑的蚓部所遮盖。延脑之后接脊髓见图 1-2-8。

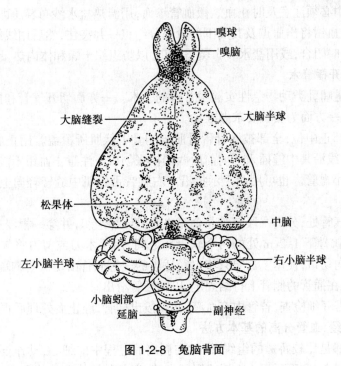

图 1-2-8 兔脑背面

(二)兔大脑皮层分离术

1. **手术方法** 将麻醉后的兔腹位固定于兔台上。用手术刀沿头部眉间至枕部将头皮纵行切开,以刀柄剥离肌肉与骨膜,在距正中线 1cm 左右的颅骨处用骨钻开孔,勿伤硬脑膜。再以骨钳将创口向前扩大,暴露大脑前端,向后扩展到枕骨结节,暴露双侧大脑半球的后缘。若有出血可用骨蜡止血。在接近头骨中线和枕骨时,要特别注意防止伤及矢状窦与横窦,以免大量出血。由于硬脑膜紧贴在颅骨内面骨膜上,有时易与颅骨同时被取下,用小镊子夹起硬脑膜,仔细剪去。暴露出大脑皮层,即可按实验要求进行操作、观察。

2. **注意事项** 暴露皮层后,将 37℃ 左右的液体石蜡滴在皮层表面,以防止干燥。

二、颈部手术

颈部手术主要以兔、狗为实验对象。将动物仰卧位固定于手术台上。

(一) 颈部切开

用手术刀在喉头与胸骨上缘之间沿颈腹正中线作一切口。切口的长度:大白鼠或豚鼠为 2.5~4cm,兔、猫为 5~7cm,狗为 10cm。用止血钳分离皮下结缔组织,然后将切开的皮肤向两侧拉开,可见到颈部有 3 条浅层肌肉:

1. 胸骨乳突肌　起自胸骨,斜向外侧方头部颞骨的乳突处,在狗称为胸头肌。左右胸骨乳突肌呈"V"型斜向分布。

2. 胸骨舌骨肌　起自胸骨,止于舌骨体,位于颈腹正中线,左右两条平行排列,覆盖于气管腹侧面。

3. 胸骨甲状肌　起自胸骨和第一肋软骨,止于甲状软骨后缘正中处。

在手术过程中必须注意及时止血。微血管渗血,用温热盐水纱布轻压即可止血;较大血管出血,需先用止血钳将出血点及其周围的少部分组织一并夹住,然后用线结扎。实验间歇期间,应将创口暂时闭合,或用盐水纱布覆盖创口,以防组织干燥和体内热量散失。

(二) 气管切开插管术

气管切开术是哺乳类动物急性实验中常作的手术。一方面切开气管和插入气管插管可保证呼吸通畅;另一方面为实验要求做准备。

气管位于颈部正中位,全部被胸骨舌骨肌与胸骨甲状肌所覆盖。用止血钳分开左右胸骨舌骨肌,在正中线沿其中缝插入并向前后两端扩张创口。注意止血钳不能插入过深,以免损伤气管或其他小血管。也可用两手示指沿左右胸骨舌骨肌中缝轻轻向上下拉开,此时即可见到气管。

在喉头以下气管处,分离一段气管与食管之间的结缔组织,并穿一根浸过生理盐水的棉线备用。于甲状软骨下 1~2cm 处的两个软骨环之间,用手术刀或剪刀将气管横向切开,再向头端作一小纵向切口,使呈"⊥"形,将口径适当的气管插管由切口向胸端插入气管腔内,用备用线结扎,并在插管的侧管上打结固定,以防插管滑出。

插入插管后需仔细检查,若管内有血液,必须拔出插管,经止血处理后再插入。

(三) 颈部神经、血管分离的基本方法

神经和血管都是比较娇嫩的组织,因此在剥离的过程中应细心,动作要轻柔,切不可用带齿的镊子进行剥离,也不可用止血钳或镊子夹持,以免其结构和功能受损。

剥离颈部较粗大神经和血管时,先用止血钳将神经或血管周围的结缔组织稍加分离,然后在神经或血管附近结缔组织中插入大小适合的止血钳,顺着神经或血管走行方向扩张止血钳,逐渐使其周围结缔组织剥离。分离细小神经或血管时,要特别注意保持局部的自然解剖位置,不要把结构关系弄乱,同时需用玻璃分针轻轻地进行分离。剥离组织时的用力方向应与神经或血管的走行方向一致。

分离完毕,在神经或血管的下面穿过浸有生理盐水的细线(根据需要穿一根或两根),以备刺激时提起或结扎之用。然后用一块浸有温热生理盐水的纱布或棉花盖在切口组织上,经常保持组织湿润。颈、胸部的血管和神经见图 1-2-9。

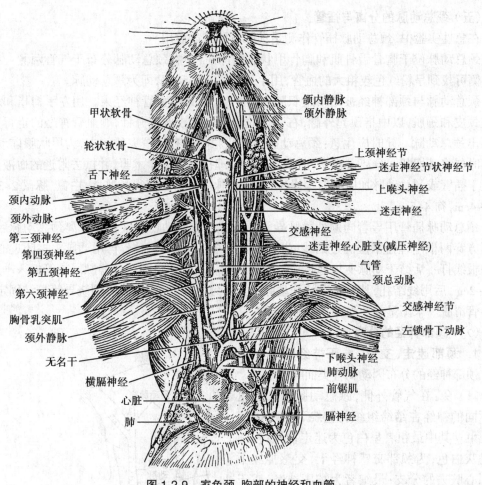

甲状软骨
轮状软骨
舌下神经
颈内动脉
颈外动脉
第三颈神经
第四颈神经
第五颈神经
第六颈神经
胸骨乳突肌
颈外静脉
无名干
横膈神经
心脏
肺

颌内静脉
颌外静脉
上颈神经节
迷走神经节状神经节
上喉头神经
迷走神经
交感神经
迷走神经心脏支(减压神经)
气管
颈总动脉
交感神经节
左锁骨下动脉
下喉头神经
肺动脉
前锯肌
膈神经

图 1-2-9　家兔颈、胸部的神经和血管

(四)颈外静脉的分离与插管

在急性实验中,颈外静脉插管常用于注射各种药物、取血、输液和测量中心静脉压。

兔和狗的颈外静脉很粗大,是头颈部的静脉主干。颈外静脉分布很浅,在颈部皮下胸骨乳突肌的外缘。分离时,将一侧切开的皮肤,用手指在颈皮肤外面向上顶起,即可看到呈暗紫红色的颈外静脉,用钝头止血钳或玻璃分针沿血管走行方向,将静脉周围的结缔组织轻轻分离。

颈外静脉插管前,首先准备长短适当、内径为 0.1~0.2cm 的塑料管或硅胶管,插入端塑料管头要剪成斜面,另一端连接输液或静脉压测量装置。插管时先用动脉夹夹住静脉近心端,待静脉充盈后再结扎远心端。用眼科剪在静脉上靠远心端结扎线处,向心脏方向呈45°角剪一马蹄形小口,约为管径的三分之一到二分之一,插入导管。将备用线打一个结,取下动脉夹,把导管慢慢向右心房方向送至所需长度。测量中心静脉压时,兔需插入约5cm,狗插入约15cm,此时导管口在上腔静脉近右心房入口处,可从中心静脉压计中观察到液面停止下降并随呼吸明显波动,结扎固定导管。如果颈外静脉用作注射、输液等,导管一般送入2~3cm 即可。

兔选用颈外静脉较好,狗则多用股静脉。

（五）颈总动脉的分离与插管

在急性实验中,颈总动脉插管作测量动脉血压或放血用。

颈总动脉位于胸骨舌骨肌和胸骨甲状肌的深面,左右颈总动脉分布于气管两侧。在气管外侧可找到呈粉红色较粗大的血管,用手指触之有搏动感,即为颈总动脉。

颈总动脉与颈部神经被结缔组织膜束在一起,称颈部血管神经束。用左手拇指和示指抓住颈皮和颈肌,以中指顶起外翻,右手持蚊式止血钳或玻璃分针,顺血管神经的走行方向分离出颈总动脉。此时应注意:颈总动脉在甲状腺附近有一较大的侧支,为甲状腺前动脉,分离时勿将其切断。分离过程中,应不时地用生理盐水湿润手术野,并拭去附近的血液。为了便于插管或颈总动脉加压反射等操作,颈总动脉应尽量分离得长些:大白鼠、豚鼠 2~3cm,兔 3~4cm,狗 4~5cm。

颈总动脉插管用导管同颈外静脉导管。插管前需使动物肝素化。分离颈总动脉后,在其下方穿两根生理盐水湿润过的线,先用一根线结扎动脉远心端,再用动脉夹夹闭近心端,另一根线打一活结于动脉夹与远心端结扎线之间。血管切口同颈外静脉。导管插入动脉管腔 1~2cm,后用线结扎,其松紧以放开动脉夹后不致出血为度,然后再围绕导管打结固定,以免导管滑脱。未测量前暂勿放开动脉夹。

（六）颈部神经的分离

1. 颈部迷走、交感、减压神经的分布情况 颈部神经的分布因动物种类而异。

（1）兔:在气管外侧,颈总动脉与三根粗细不同的神经在结缔组织的包绕下形成血管神经束。其中最粗者呈白色为迷走神经;较细者呈灰白色,为颈部交感神经干,交感神经干有到心脏去的分支;最细者为减压神经,属于传入性神经。其神经末梢分布在主动脉弓血管壁内。减压神经一般位于迷走和交感神经之间,但其位置常有变异,且变异率很大,见图 1-2-10。

（2）猫:迷走神经与交感神经并列而行,粗大者为迷走神经,较细者为交感神经,减压神经并入迷走神经中移行。

（3）狗:在颈总动脉背侧仅见一粗大的神经干,称为迷走交感神经干。迷走神经的结状神经节与交感神经的颈前神经节相邻。迷走神经于第一颈椎下面进入颈部,与交感神经干紧靠而行,并被一总鞘所包绕,联合而成迷走交感神经干。但进入胸腔后,迷走神经与交感神经即分开移行。

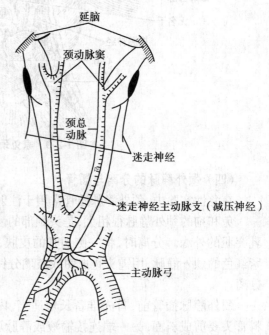

图 1-2-10 兔减压神经的分布情况

2. 颈部迷走、交感、减压神经的分离方法 其方法同颈总动脉。可根据神经的形态、位置和行走方向等特点来辨认。对于迷走神经和交感神经很容易辨认。而减压神经仅在兔为一条独立的神经(在人、马、猪、狗等动物,此神经并不单独走行,而是行走于迷走交感干或迷走神经中)。辨认时可将颈部血管神经束附近的结缔组织膜捏住,轻轻拉向外侧,或在颈总动脉下穿一根线,轻轻提起,即可看到血管、神经自上而下排列在结缔组织膜上。因减压神经极易受损伤,故应先用玻璃分针将其周围组织分离,然后再分离其他神经,一般分离2~3cm长的一段即可。分离后,用经生理盐水湿润的细线将各条神经分别穿好,并各打一虚结备用。

3. 颈部膈神经的分离方法　在颈部皮肤切开、分离后,可见气管和胸骨乳突肌,胸骨乳突肌的外侧有紧贴于皮下的颈外静脉。用止血钳在颈外静脉和胸骨乳突肌之间向深处分离,当分离到气管边缘时,即见较粗的臂丛神经从后外方行走,在臂丛神经内侧有一条较细的膈神经,它约在颈部下 1/5 处横跨臂丛并与之交叉,向内、后走行。辨清膈神经后,用玻璃分针小心地将膈神经分出 1~2cm,并在神经下穿线备用。为使电位记录幅度较大,可小心剥去神经干周围的结缔组织膜。

三、胸部手术

(一)胸部切开

将兔麻醉后仰卧位固定,脱毛,沿胸骨正中线切开皮肤直至剑突上,皮肤切开后即可见胸部肌肉及胸骨。在胸腔的外侧和腹侧壁覆盖着胸肌,并分为浅、深两层。

1. 胸浅肌　很发达,包括两部分:胸大肌位于后部;胸薄肌位于前部。他们起自胸骨柄,向下至侧面,止于肱骨的内侧面。

2. 胸深肌　比胸浅肌厚,也分为两部分,它们直接起自胸骨,向前上方,一部分止于锁骨,另一部分至锁骨下肱骨上缘。

据正中线左缘 1~2mm 处,上自第二肋骨,下至剑突上切开胸肌,可见肋间肌。肋间肌位于肋骨间隙处,分成内、外两层,都是短的肌束,参与吸气、呼气运动。

选择 3、4、5 肋骨附着点用手术刀刀刃向上挑断肋软骨,或用骨剪自肋间斜插入胸腔剪断肋软骨,进而向上至第 2 肋向下至第 7、8 肋剪断肋骨。然后用小拉钩或小开胸器牵开胸壁,这时可见心包及跳动的心脏。

3. 注意事项

(1)为做好开胸切口,首先要求据正中线不得太远,以免伤及胸内动脉。

(2)当向下剪断肋骨时,不要伤及膈肌。

(3)放置拉钩时,在胸壁切口左侧缘垫湿盐水纱布防止造成气胸。

(4)肋间动脉分支走行于肋间肌、肋骨和胸膜之间,手术中应避免损伤。

(二)冠状动脉结扎术

1. 兔心脏的血液供应　兔心脏本身所需要的血液来自左右冠状动脉。冠状动脉起自主动脉根部,主动脉瓣前方的左右两壁处。其中左冠状动脉主干位于动脉圆锥和左心耳之间,长度一般不超过 3mm。

左冠状动脉下行至冠状沟后即分为两个主要分支。①前降支:下行至心脏腹侧面、左右心室之间的前纵沟。降支数较短,止于前纵沟上 1/3 处占 61%;到达中 1/3 处者占 34%。根据降支发出分支的差异,又分为两型。其中先发出圆锥支为第一型,先发出左室支为第二型。后者前降支细小,而左室前支粗大。左室前支下行至心尖附近。②左旋支:在冠状沟内转向心脏背侧,至心脏背面变细,然后离开冠状沟向下沿后纵沟下行。除发出数个短的左室前支和左室后支及左心房支外,在前面还发出一个粗大的左室支,此支起点在相当于左心耳中 1/3 处,以单支或双支呈反 "S" 形走向心尖,供应范围包括左心室前、后壁及乳头肌。这是兔冠状动脉的一个特点。

2．**手术方法**　用镊子仔细提起心包膜,用眼科剪小心将心包膜前部剪开,找到前降支及左室支,有的兔前降支明显;有的前降支不明显,左室支粗大。用包裹湿纱布的左手示指,轻轻将心脏向右方翻动一个角度,此时可见一穿行于浅层心肌下,纵行到心尖的较粗大的反 "S" 型血管,即为冠状动脉左室支。

用止血钳将左心耳轻轻提起,用小号持针器持眼科圆形弯针,在冠状动脉前降支根部下约 1cm 处左侧(或左室支管壁下)刺入,结扎动脉。为减少侧支循环,增加心肌缺血、心肌梗死范围,可在结扎线下约 0.5cm 处再穿线进行第二次冠脉结扎。当结扎完毕后可迅速见到心室前壁、心尖区出现心肌颜色变化、心肌收缩减弱。

3．**注意事项**　剪心包膜时不要弄破胸膜。

（三）离体主动脉条

实验对象多为兔。

1．**制作方法**　取兔 1 只,猛击兔头致死,立即剖胸,尽可能近心脏切断主动脉,将其分离得长些,迅速取出主动脉置于充氧的克氏液中,剔除血管外结缔组织及脂肪,洗去凝血块,轻轻套在与主动脉同样粗细的玻璃棒上。然后用眼科剪螺旋形剪开,制成宽约 0.4cm、长 3~4cm 的主动脉条,两端分别用线结扎,置于恒温麦氏浴管内,待稳定后进行实验。

2．**注意事项**

（1）本标本勿用手拿,应以镊子取,不可在空气中暴露过久,以免失去敏感性。

（2）克氏液必须用新鲜蒸馏水配制。

（3）余下的动脉条连同克氏液置于 4℃冰箱中,1~2 天内仍可用作实验。

（4）采用大白鼠主动脉条时,可制成宽 2~2.5mm,长 2~3cm。

四、腹部手术

麻醉动物仰卧位固定于手术台上。

（一）胆总管插管

1．**制作方法**　沿剑突下正中切开长约 10cm 的切口,打开腹腔,沿胃幽门端找到十二指肠,于十二指肠上端背面可见一黄绿色较粗的肌性管道,即胆总管。

在近十二指肠处仔细分离胆总管,并在其下方穿一棉线,于靠近十二指肠处的胆总管上剪一小口,向胆囊方向插入细塑料管结扎固定。塑料管插入胆总管后,立即可见绿色胆汁从插管流出,如不见有胆汁流出,则可能是未插入胆总管内,应取出重插。

2．**注意事项**　插管应基本与胆总管相平行,才能使之引流通畅。

（二）膀胱与输尿管插管

常用狗、兔等作膀胱或输尿管插管手术。

1．**膀胱插管法**　于耻骨联合上方沿正中线作长 4cm 左右切口,再沿腹白线打开腹腔。暴露膀胱,将其上翻,结扎尿道。在膀胱顶部血管较少的部位剪一小口,插入膀胱插管,用线将切口处的膀胱壁结扎固定于插管上。

注意事项:膀胱插管的另一端尿液出口处应低于膀胱水平。

2．**输尿管插管法**　动物手术基本同膀胱插管。

将膀胱翻至体外后,在膀胱底两侧辨认输尿管,在输尿管靠近膀胱处,轻轻分离周围组织,从两侧输尿管下方穿线打一松结,用眼科剪于输尿管上剪一小口,将充满生理盐水的细塑料插管向肾脏方向插入,扎紧松结,两侧输尿管均同样插入插管,连接一 Y 形管引出体外。此时可见尿液从插管中慢慢地逐滴流出。

注意事项:

(1)插管要插入输尿管管腔内,不要插入管壁肌层与黏膜之间。

(2)插管方向应与输尿管方向一致,勿使输尿管扭结,妨碍尿液的流出。

(三)制备离体肠管

实验对象为兔、豚鼠、大白鼠等哺乳类动物。

1. 制作方法　取禁食数小时的动物,为避免由于麻醉或失血等对动物胃肠道运动功能的影响,通常用木棰猛击动物头枕部使其昏迷,立即剖开腹腔,找出胃幽门与十二指肠交界处,以此处为起点取长 20~30cm 的肠管。将与该肠管相连的肠系膜沿肠缘剪去,剪取所需肠管,迅速将标本放在 4℃ 左右的台氏液中整理,去除附着的脂肪组织和肠系膜,用台氏液冲洗肠腔内容物。待基本冲洗干净后,再用 4℃ 左右的台氏液浸泡,并将肠管分剪成 2~3cm 长的数段。也可根据实验要求把肠段制成纵肌或环肌标本。

2. 注意事项

(1)冲洗肠管时,动作要轻柔,不宜高压冲洗以免组织挛缩。

(2)余下的肠段连同台氏液置于 4℃ 冰箱中,12h 内仍可使用。

五、股部手术

麻醉动物仰卧位固定于手术台上。

(一)股动、静脉和股神经的分离

先用手在后肢根部触及动脉搏动部位。沿血管行走方向作一长 4~5cm 的切口,可见在耻骨肌与缝匠肌后部的后缘之间形成的三角区,称为股三角。由股动脉、股静脉、股神经组成的血管神经束即在股三角内通过。

分离浅筋膜、深筋膜后,可见其深部被结缔组织膜包裹着的股部血管神经束。股静脉、股动脉、股神经的解剖位置依次由内向外排列。辨认并分离各血管、神经,穿线备用。

(二)股动、静脉的插管

其插管方法同颈总动脉、颈外静脉的插管。

如需要从股动脉放血、输血或快速注射高渗葡萄糖溶液时,也可在管腔内插入一塑料管,管内先用 20% 枸橼酸钠溶液润湿,插管外接一段软质细胶管,便于放血。

(三)离体神经干标本

制作坐骨神经 - 腓神经标本,所用动物多为牛蛙。

1. 制作方法

(1)破坏脑脊髓:常用金属探针插入枕骨大孔,破坏脑、脊髓的方法将其处死。左手握住蛙,并用拇指按压背部,示指按压头部前端,使头前俯;右手持探针由头前端沿中线向尾方刺触,触及凹陷处即枕骨大孔所在,见图 1-2-11。将探针由凹陷处垂直刺入颅腔,然后向各方搅动,以捣毁脑组织;脑组织捣毁后,将探针退出,再由枕骨大孔刺入,并转向尾方,与脊柱平行刺入椎管,以破坏脊髓。此时,如蛙四肢松软,呼吸消失,表明脑和脊髓已完全破坏。

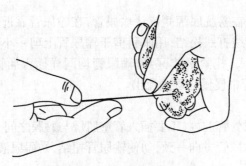

图 1-2-11　蛙脑脊髓破坏方法

（2）剪去躯干上部及内脏：用粗剪刀在骶髂关节水平以上 1cm 处剪断脊柱，左手捏住脊柱下方断端，注意不要损伤腹侧面两侧的坐骨神经干，使蛙头和内脏自然下垂，右手持粗剪刀沿脊柱两侧剪除一切内脏及头胸部，留下后肢、骶骨、部分脊柱及紧贴于脊柱两侧的坐骨神经。

（3）剥皮、分离两腿：先剪去肛周一圈皮肤，然后一手捏住脊柱断端，另一只手捏住断端边缘皮肤，向下剥掉全部后肢皮肤。再用粗剪刀将脊柱沿正中线剪开分为两半，标本放在盛有任氏液的培养皿中。洗净手及用过的器械。

（4）游离坐骨神经 - 腓神经：将一腿标本腹面朝上置于蛙板上，用玻璃分针沿脊柱旁游离坐骨神经，并于近脊柱处穿线结扎。再将标本背面朝上放置，把梨状肌及附近的结缔组织剪去。循神经沟找出坐骨神经的大腿部分，见图 1-2-12，用玻璃分针仔细剥离，然后从脊柱根部将坐骨神经剪断，手持结扎线将神经轻轻提起，剪断坐骨神经沿途的

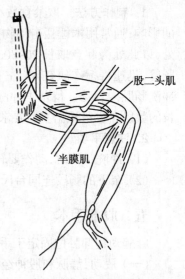

股二头肌

半膜肌

图 1-2-12　坐骨神经标本背面

所有小分支，保留坐骨神经在腘窝上方的胫神经和腓神经两分支，并游离神经至腘窝处。在分叉下剪断内侧的胫神经。腓神经于腓肠肌沟内下行至足部，在踝关节水平用线结扎腓神经，并剪断。也可剪断腓神经而分离胫神经，制成坐骨神经 - 胫神经标本。

标本制成后，浸于任氏液中 10~20min，使其兴奋性相对稳定后即可用于实验。

2. 注意事项

（1）制备坐骨神经干标本时应作钝性分离，尽量避免机械损伤。

（2）制备标本时应随时对神经干滴加任氏液，以保持神经湿润，并将暂不用的神经置于任氏液培养皿中保存。

（四）坐骨神经腓肠肌标本

1. 制作方法　从破坏脑脊髓至游离坐骨神经等步骤同坐骨神经腓神经标本制备。将游离干净的坐骨神经搭于腓肠肌上，在膝关节周围剪掉全部大腿肌肉并用粗剪刀将股骨刮干净，然后在股骨中部剪去上段股骨。用镊子将腓肠肌跟腱分离并穿线结扎，结扎后剪断跟腱。左手执线提取腓肠肌，以细剪刀剪去其周围相连的组织，仅保留腓肠肌起始点与骨的联系，在膝关节下将小腿剪去，这样就制得一个具有附着在股骨上的腓肠肌并带有支配腓肠肌的坐骨神经的标本（图 1-2-13）。

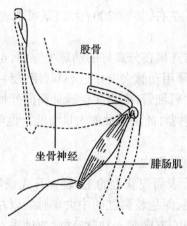

图 1-2-13　坐骨神经腓肠肌标本

2. 注意事项

（1）制备过程中,不能使动物的皮肤分泌物和血液等沾污神经和肌肉,但也不能用水冲洗,以免影响组织的功能。

（2）切勿损伤支配腓肠肌的神经分支。

第九节　实验动物的取血与处死

一、取血方法

（一）球后静脉丛取血

此法适用于小动物采血。穿刺部位是在眼球和眼眶后界之间的后眼眶静脉丛。

取血时,左手从背部抓住动物,用拇指和示指握住颈部,利用对颈部所加的轻压力,使头部静脉淤血,眼球充分外突,右手持毛细吸管,由内侧眼角将其尖端插入下眼睑与眼球之间后,向喉头方向推进,深 4~5mm,在该处旋转吸管以切开静脉丛,保持毛细吸管水平位,血液自然进入吸管内。此种方法可以采集较多量的血液,动物休息数分钟后,可在同一穿孔重复采血。小白鼠一次采血 0.2ml,大白鼠 0.5ml。

（二）断头取血

用利剪在鼠颈部将头剪掉,立即提起动物,将鼠颈对准已放有抗凝剂的容器,鼠血即从颈部很快滴入容器。小白鼠可采血 1ml 左右,大白鼠 10ml 左右。

（三）尾静脉取血

将鼠装入固定盒内,露出鼠尾,用手指轻揉或用 40~50℃温水加温鼠尾,使鼠尾静脉充分充血后,用剪刀剪去尾尖,也可切割尾静脉,静脉血即可流出。每次可取数滴或 0.3~0.5ml。

（四）颈外静脉或颈总动脉取血

鼠、兔及狗都可采用此种方法取血。将麻醉动物固定于手术台上,做颈外静脉或颈总动脉分离手术。

颈外静脉暴露清楚后,用注射器针头沿静脉平行方向刺入,抽取所需血量。采用此法,体重 20g 小白鼠可取血 0.6ml 左右,体重 300g 大白鼠可取血 8ml 左右,兔一次可取 10ml 以上。

颈总动脉取血可用注射器直接在分离好的动脉上穿刺,也可插管取血。将分离的颈总动脉远心端结扎,在插管时必须用动脉夹夹住近心端,用眼科剪在动脉上剪一马蹄形小口,插入连接在大注射器上的软塑料细管,先将注射器针筒向外抽,使注射器内呈半真空状态,然后打开动脉夹,血即进入注射器,此法可抽取大量血液。也可用于动物急性放血。用此方法该动物只能利用一次。

(五)耳缘静脉或耳中央动脉取血

此法多用于兔。拔去血管表面皮肤上的毛,轻弹耳壳或用二甲苯涂抹皮肤,使血管扩张。可见兔耳中间有一条较粗、颜色较鲜红的中央动脉。以左手固定兔耳,右手持注射器,在中央动脉末端沿动脉平行向心方向刺入动脉,动脉血即进入针筒。取血后注意止血。此法一次可抽血 15ml。也可待中央动脉充血后,用利刀在靠耳尖动脉分支处轻轻切一小口,血即流出,放入装有抗凝剂的刻度试管内。

耳缘静脉取血法操作步骤基本同其注射方法。

(六)心脏取血

大、小白鼠、兔及狗均可用此法。将动物仰卧位固定于手术台上,剪去左胸部被毛。狗也可进行麻醉。用手触摸动物心搏最强处穿刺。兔由胸骨左缘外 3mm 处将注射针头刺入第三肋间,狗由胸骨左缘外 1cm 第四肋间处刺入。若针头正确穿刺到心脏时,血液由于心搏的力量会自然进入注射器。如认为针头已进入心脏但还未出血时,可将针头慢慢退回一点即可,失败时应拔出针头重新刺入。心脏取血,兔一次可采取全血量的 1/6 或 1/5。狗可抽取多量血液,一般狗的血量为每千克体重 80ml 血液。

二、处死方法

急性动物实验结束后,实验动物应按要求进行处死,其处死要尽量行安乐死,做到迅速、轻柔以减轻实验动物死前痛苦。另外,在取得离体脏器、组织之后也需要处死动物,处死的方法根据不同的动物而有所不同。

(一)蛙类

常用金属探针插入枕骨大孔,破坏脑、脊髓的方法处死。左手握住蛙,并用拇指按压背部,示指按压头部前端,使头前俯;右手持探针由头前端沿中线向尾方刺触,触及凹陷处即枕骨大孔所在。将探针由凹陷处垂直刺入颅腔,然后向各方搅动,以捣毁脑组织;脑组织捣毁后,将探针退出,再由枕骨大孔刺入,并转向尾方,与脊柱平行刺入椎管,以破坏脊髓。此时,如蛙四肢松软,呼吸消失,表明脑和脊髓已完全破坏。

操作过程中如毒腺分泌物射入实验者眼内,立即用生理盐水冲洗眼睛。

(二)大、小白鼠

1. 脊椎脱臼法 右手抓住鼠尾用力后拉,同时左手拇指和示指用力向下按住鼠头,将头颅和脑一起与脊髓分离,鼠立即死亡。

2. 断头法 同断头取血方法。

3. 击打法 抓起鼠尾并提起,用力摔击或用木棰击打鼠头,鼠痉挛后立即死去。

4. 化学致死法 吸入 CO,大、小白鼠在 CO 浓度为 0.2%~0.5% 环境中即可致死。实验

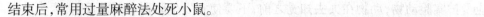

结束后,常用过量麻醉法处死小鼠。

(三)豚鼠、兔、狗等

1. 空气栓塞法 向动物静脉内注入一定量的空气,使之发生空气栓塞而死。空气注入静脉后,在右心与血液相混致血液成泡沫状,并循环到全身。如进入肺动脉,可阻塞其分支,进入心脏冠状动脉,造成阻塞,发生严重的血液循环障碍,动物很快致死。一般注入空气量,兔 20~40ml,狗 80~150ml。

2. 急性放血法 自颈总动脉或股动脉快速放血,使动物迅速死亡。若动脉切口保持畅通,动物 3~5min 即可致死。

3. 破坏延髓法 实验中若已暴露脑髓,可用器具将延髓破坏。对兔也可用木槌用力击打其后脑部,损坏延脑,造成死亡。

4. 开放气胸法 将动物开胸,造成开放性气胸。此时胸膜腔压力与大气压相等,肺脏因受大气压缩而发生肺萎缩,动物窒息而死。

5. 化学药物致死法 静脉内注入氯化钾溶液,使动物心肌失去收缩能力,心脏急性扩张,致心脏停搏而死亡。每只成年兔由耳缘静脉注入 10% 氯化钾溶液 5~10ml;成年狗静脉注入 20~30ml 即可致死。也可由静脉内注入一定量的福尔马林溶液。

6. 过量麻醉致死法 实验结束后,常用此方法处死家兔。

第十节 常用动物实验的种类与病理模型

动物实验可分为急性动物实验与慢性动物实验两大类。大多数离体组织、器官实验和在体组织器官实验采用急性实验方法。

一、常用动物实验的种类

(一)急性动物实验

1. 离体组织、器官实验 从活着或刚处死的动物身上取出欲观察的组织或器官,置于人工环境中,使其在一定时间内保持它们的生理功能,以进行实验观察。例如,为观察心脏的生理特性和药物对其影响,可取动物的离体心脏或部分心肌为材料;当观察神经本身的生物电活动时,可取动物的离体神经,放在适当的环境下,记录其生物电现象。并且可用细胞分离和培养技术进一步观察细胞各亚微结构的功能和细胞内物质分子的各种物理化学变化,以阐明生命活动的基本规律及疾病和药物对其的影响。

2. 在体动物实验 在麻醉或损毁动物脑组织使其失去知觉的情况下,进行在体解剖暴露的组织器官实验。例如,观察迷走神经对心脏的作用时,可解剖暴露动物颈部迷走神经并开胸暴露心脏,用电刺激迷走神经,观察、记录心脏的活动,或观察药物对迷走神经及心脏的作用。同样,观察某些药物对血流动力学影响时,可直接将导管插入心脏或血管记录其变化等。在体实验不同于离体器官实验,在整体情况下,所观察到的器官功能活动,受身体多种其他因素的影响,所观察到的作用,不一定是药物直接作用于该组织器官的结果。所以离体与在体组织器官实验结果往往是互补的,有利于进一步分析生理因素的相互作用。

为保证实验的顺利进行及尽可能取得可靠的实验结果,在急性动物实验时应注意:

(1)实验动物的选择应慎重。

（2）应爱护实验动物,动物在失去知觉之前,不要使它发生防御和攻击反射,因为动物的强烈挣扎,会使所有器官和组织处于不安静状态,以致影响实验结果。

（3）麻醉药选择要合适,根据动物种类和实验要求选用的麻醉药,应对所研究的器官或组织无影响或影响极小。麻醉深度要适宜,麻醉过深,则动物处于濒死状态,各种反应会受抑制;而麻醉过浅,动物有一定知觉,实验中各种刺激引起的疼痛均会影响实验结果。

（4）动物手术时应尽量做到操作轻柔熟练,少损伤组织,少出血,手术时间要短。

（5）实验室的环境要保持适度与恒定,密切注意动物的各方面情况,要在整个实验期间,使动物的状态保持良好。

（6）实验记录应作到及时、全面、客观。除所要观察的主要内容外,实验室的环境条件（温度、气压等）、麻醉情况（药品、剂量等）、动物状态（血压、呼吸、体温）及实验过程中出现的一些情况,都应记录下来。以便在分析实验结果时作为参考。

（二）慢性动物实验

以完整、健康的动物为对象,实验环境基本相同的情况下进行实验观察动物体内某一生理机能活动;或将动物制成某疾病模型,以及较长时间观察药物对各种组织器官的影响等,因需要较长时间的实验观察,故称为慢性实验。例如,巴甫洛夫在唾液分泌反射实验中预先用手术把动物的唾液腺导管口移植到颊部皮肤,以便从外面直接收集分泌出来的唾液。动物手术创伤修复后,可以研究在各种条件下完整清醒机体的唾液分泌规律。一些药物对机体的作用以及毒性往往也需长期观察方显现出来。

二、实验动物病理模型简介

生命科学特别是医药学研究是现代科学的前沿学科,开展有关生命现象及其本质的许多研究依赖于动物实验与人类疾病动物模型。动物实验是生命科学研究的重要基础和支撑条件,动物实验的研究水平已经成为衡量生命科学技术研究水平的重要标志之一。

判断疾病动物模型的成功与否需要建立和选择评价指标。评价指标应具有特异性强、敏感性高、重现性好、客观、定量的特性,而且应规范化和标准化,即建立完整和规范的能反映疾病病理生理变化的评价体系。

实验动物病理模型是实验动物科学的一个组成部分,是比较病理学的重要内容。按产生原因可分为三大类:诱发性动物模型、自发性动物模型和移植性疾病模型。在机能实验中较多接触的为前者。诱发性动物模型是指研究者根据实验研究的需要,在短时间内,通过使用物理的、化学的、生物的致病因素,人工地诱发动物发生特定的疾病或病理过程,复制出与人类相似疾病,包括功能、代谢或形态结构方面的变化,从而达到研究和治疗人类疾病的目的。模型分类如下:

1. 按其模型的种类

（1）整体动物模型。

（2）离体器官和组织:如离体心脏、离体子宫等。

（3）细胞株:近年来在研究人类疾病中也常用,如研究癌症时常用各种人类癌细胞。

（4）数学模型:是把数学引入模拟,把模拟定量化,多用于研究疾病的发生发展规律,这是近年来迅速发展的一种模型。

疾病的动物模型是常用的疾病模型之一,也是研究人类疾病的常用手段。

2. 按系统范围

（1）疾病的基本病理过程动物模型：是指各种疾病共同的，一些病理变化过程的模型。如发热、缺氧、休克、DIC、酸碱平衡紊乱等，称为疾病的基本过程。

（2）各系统疾病的动物模型：是指与人类各系统疾病相应的动物模型，如心血管、呼吸、消化、泌尿、神经、内分泌等系统疾病模型，还包括临床各种疾病的动物模型。

3. 模型复制原则　复制与人类疾病相同的动物模型，需要周密严谨的实验设计，应必须遵循以下原则：

（1）相似性：即复制的模型应尽可能近似人类疾病。能够找到与人类相同的自发疾病的动物最好。如自发性高血压大白鼠是最常用的动物模型，它与人类原发性高血压非常相似。但动物自发性疾病模型毕竟是少数，绝大多数需要人工复制，不是所有动物都可复制出我们需要的疾病模型，因此应在动物选择、实验方法及指标等方面尽量近似人类疾病。

（2）确切性：复制的动物模型应力求确切地反映某种疾病或某种功能、代谢和结构变化。若易自发地出现某些相应病变的动物，或易产生与复制疾病相混淆的疾病者均不宜选用。如大白鼠本身易患进行性肾病，故不能用于复制肾病，以免混淆。

（3）可重复性：即模型是可重复的，甚至是可标准化的。为增强模型的可重复性，对动物、实验者、实验方法、仪器和环境因素等要求必须力求一致，这是可重复性的可靠保证。如用一次定量放血法可百分之百造成失血性休克，百分之百死亡，这就符合可重复性的要求。

（4）易行性和经济性：在复制动物模型时，所用动物和方法，应力求做到既经济又易行。灵长类动物在相似性上极好，但稀少昂贵不可选用；小动物也可复制出很多近似人类疾病的模型，因此常用大、小白鼠。当然在动物选择上除了考虑经济性外，还要在复制方法上、指标的观察上考虑易行性的问题。

人类疾病动物复制中，一个重要方面是选择能达到实验目的和要求的实验动物。在选择上除注意实验动物的种类（species）、品种（breed）或品系（strain）及健康状态外，还应注意：选用与人类的功能、代谢、结构以及疾病特点相近似的动物；选用遗传背景明确，具有已知菌或无菌动物；选用解剖、生理特点符合实验目的和要求的动物；选用具有某些特殊反应的动物。

（于海荣　陈建双）

第三章

机能实验学常用器械、仪器及溶液

第一节　常用手术器械

一、哺乳动物常用手术器械

（一）手术刀

用于切开皮肤和脏器。执刀方式有多种（图 1-3-1），可根据实际需要而定。常用的有：执弓式，用于一般手术切口；执笔式，用于解剖及小切口。刀柄一端为一良好的钝分离器，可用以分离组织，或用以显露手术野深部。刀片宜用血管钳夹持安装（图 1-3-2），避免割伤手指。

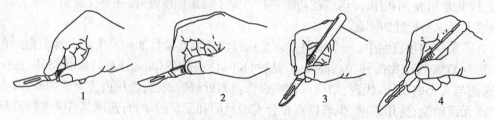

图 1-3-1　各种执刀法

1. 抓持式：用于较大的切口；2. 执弓式：用于一般的切口；

3. 执笔式：用于解剖及小切口；4. 挑起式：用于浅显脓肿切开

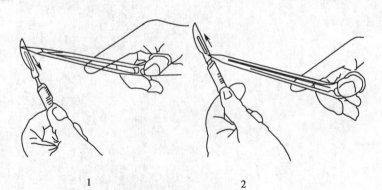

图 1-3-2　安装、取下刀片法

1. 安刀片法；2. 取刀片法

（二）剪刀

手术剪刀分直、弯两型,各型又分长、短两种。弯手术剪刀用于剪毛;直手术剪刀用于剪皮肤、皮下组织、筋膜和肌肉等组织;眼科剪刀常用来剪开包膜、剪断神经,或剪破血管、输尿管以便插管,禁用眼科剪剪皮肤、肌肉、骨骼等;若需剪骨骼等粗硬组织则应使用普通粗剪刀。持剪的方法是以拇指和无名指分别插入剪刀柄的两环中,中指放在无名指指环的前外方柄上,示指轻压在剪刀柄和剪刀片交界处的轴节处。

（三）止血钳（血管钳）

根据大、小、直、弯形状可分为多种型号。止血钳除用来夹闭出血点以止血外,无齿的可用于分离皮下组织和肌肉,有齿的可用于提起切口处的皮肤,但因其对组织有压榨作用,不宜用其夹持血管、神经及脆弱的组织。蚊式止血钳适于分离小血管及神经周围的结缔组织。执钳方法与手术剪同。

（四）镊子

有齿镊子用于牵拉切口处的皮肤或坚韧的筋膜,不可用于夹捏内脏及血管、神经等细软组织;无齿镊子用于皮下组织、脂肪、黏膜等;眼科镊子用于夹捏细软组织。执镊时,用拇指对示指和中指,不宜握于掌心内。

二、其他实验器械

（一）骨钳

用于打开颅腔和骨髓腔时咬切骨质。

（二）颅骨钻

开颅钻孔用。

（三）动脉夹

用于夹闭动脉、以阻断动脉血流。

（四）各种插管

气管插管为 Y 形管,在急性动物实验时插入气管,以保证呼吸道通畅;用粗细不同的塑料管或玻璃制成的插管,可作动脉、静脉和输尿管插管之用。

（五）金属探针

其长短粗细不一,便于进行不同部位的探查,可避免损伤深部组织。急性实验中常用来蛙类的脑和脊髓。

（六）玻璃分针

用于分离血管、神经等组织,不可用力过猛。

（七）锌铜弓

是由铜片（条）和锌片（条）做锌铜弓的两臂,用锡在两者一端焊接而成。应用时,锌铜弓的两臂形成了短路的、原始的 Volta 电池的两个电极,被刺激的组织作为电解质。在实验时,常用它对神经肌肉标本施加刺激,以检查其兴奋性,或用它刺激神经以判断神经的哪一个分支通到哪块肌肉。

（八）蛙心夹

使用时将蛙心夹的一端夹住心尖部,另一端借助线连于张力换能器,以进行心脏活动的描记。

（九）蛙板

用于固定蛙类，以便进行解剖和实验。制备神经肌肉标本时，应在清洁的玻璃板上操作，为此可用大头针将蛙腿钉在板上，并在蛙腿下垫上一块玻璃片进行操作。蛙板上有圆孔，用于观察蛙肠系膜微循环。

（十）注射器

在机能实验中，经常要对动物进行皮内、肌肉、静脉注射。注射器规格较多，可有 1ml、2ml、5ml、10ml、20ml、50ml、100ml 等，可据实验要求选用。

使用时，抽吸药液于注射器内，应使气泡聚集在乳头口，稍推活塞，驱出空气。注射前排尽注射器内空气，以防空气进入血管形成气栓。

在进针后，注射药液前，应抽动活塞，检查有无回血（或其他液体）。静脉注射必须见有回血方可注入药液。皮下、肌内注射如发现有回血，应退回针头重新进针，不可将药液注入血管内。

（陈建双）

第二节　电极及信号转换装置

一、电极

电极通常有刺激电极和引导电极之分。我们将用于直接在生物体上获取电信号的电极，称为引导电极。而将电刺激器所产生的电流（或电压）传导至组织的电极，称为刺激电极。下面介绍学生实验中常用的电极。

（一）刺激电极

常用的刺激电极是用金属丝制成的，最好用银丝，也有用铂金丝或钨丝制成的。

1. **双极电极**　这是机能实验中最常用的刺激电极。两根与组织接触的金属丝即可成为刺激电极，如离体神经标本盒中的银丝。为了使电极可固定于支架上，可把两根银丝（或铂金丝）包埋于有机玻璃或电木中。银丝的两端裸露少许，一端与接线相接，使用时连接电刺激器输出端；另一端与组织接触施加刺激，此种电极称为普通电极。当刺激在体组织时，为了使周围组织免受刺激，将电极包埋于有机玻璃或电木中，只留出银丝的一个侧面裸露可以与被刺激的组织接触，银丝的断端和其他侧面通过被包埋而与被刺激的组织隔离，此种电极称为保护电极。

2. **其他电极**　其他电极还有可用于刺激大脑皮层表面的弹簧式单极电极和可避免产生极化的乏极化电极。

刺激电极在使用之前，必须注意检查电路是否接通，并注意防止短路。刺激电极周围不应有过多的组织液或生理盐溶液，避免电流经电解质溶液传导而刺激其他组织；同时也应注意勿使组织干燥而失去功能。

（二）引导电极

用于引导生物电流的引导电极可以是金属电极，也可以是用其他材料制成。常用的是前面介绍过的双极电极。如在电生理实验中，常常还应用下列类型的电极。

1. **甘汞电极** 这是一种比银 - 氯化银电极更稳定的乏极化电极。当引导生物体内的直流电成分时,常应用这种电极。它的接触形式是:金属导线—水银—甘汞(Hg_2Cl_2)—氯化钾—氯化钠—生物体。

2. **玻璃微电极** 测量单细胞的电活动及膜电位常用玻璃电极。它是用硼酸硅玻璃毛细管制成,其形状为一吸管状,尖端直径在 $1\mu m$ 以下,里面灌有氯化钾溶液,管内的金属电极常用镀有氯化银层的银丝。

二、传感器（换能器）

医用传感器是用来将机体生理活动的信息转换成与之有确定函数关系的电信息的变换装置。它是医学仪器中与机体进行直接耦合的环节,其功能是把机体的生理信息拾取出来,以便进一步实现传输、处理和显示。生理学实验常用的换能器主要有以下两种:

1. **压力换能器** 主要用来测量血压、胸腔内压、心内压、颅内压、胃肠内压和眼内压等。它可以把压力的变化转化为电阻率的变化,电信号的大小与外加压力的大小呈线性相关。

2. **张力换能器** 主要用于记录骨骼肌、心肌、平滑肌等组织的收缩曲线。它可以把张力信号转换成电信号,再经放大器将转换的电信号放大后观察或记录。换能器的使用方法将在以后的相关实验中介绍。

三、肌动器（肌板、肌槽）

肌板(槽)由绝缘的电木底板(或槽)、电极等部分组成见图 1-3-3,是生理学实验中的常用仪器。将制备好的坐骨神经 - 腓肠肌标本的股骨用股骨固定螺丝固定在肌板上,将神经放在肌板电极上。肌板电极的接线柱与电刺激器的输出电极相连,标本跟腱上的线与张力换能器相连。

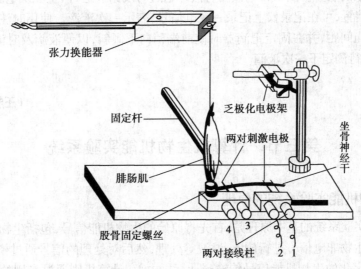

图 1-3-3 肌动器

四、屏蔽盒

屏蔽盒是用来放置并刺激神经标本的装置见图 1-3-4,外壳一般由金属铜或有机玻璃制成,内部有七个绝缘、固定于一侧的可滑动银质电极。它们分别是两个刺激电极,一个地线,四个引导电极。有的屏蔽盒地线为圆盘状,或串联一个可变电阻,以调控刺激伪迹的大小。屏蔽盒可用于神经干动作电位的引导及其他电生理实验。使用时应注意接地良好,屏蔽盒底部可用湿润的滤纸保持其中的湿度,以防标本干燥。

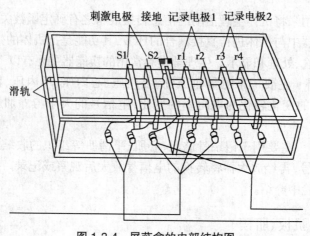

图 1-3-4　屏蔽盒的内部结构图

五、记滴器

记滴器由一个固定棒和两个平行开路电极及输入线组成,是用来记录液体(如尿液、胰液、胆汁等)滴数的装置。当平行电极间有液体通过时线路导通,产生一次电脉冲,信息经输入线传入记录装置,可在记录仪上记录一次电信号,表示一次液滴。使用时注意两平行电极之间应保持适当间距,并在固定记滴器时使前端稍向下倾斜,以便液滴及时清除,使电极回到开路状态,等待测定下一次液滴。

(王艳辉　孙　阁)

第三节　计算机生物机能实验系统

一、生物机能实验系统的原理

生物机能实验系统的基本原理是:首先将原始的生物机能信号,包括生物电信号和通过传感器引入的生物非电信号进行放大、滤波等处理,然后对处理的信号通过模 - 数转换进行数字化并将数字化的生物机能信号传输到计算机内部,计算机则通过专用的生物机能实验系统软件接收从生物信号放大、采集卡传入的数字信号,然后对这些收到的信号进行实时处理。一方面进行生物机能波形的显示,另一方面进行生物机能信号的存储,另外,它还要根据使用者的命令对数据进行指定的处理和分析,比如平滑滤波、微积分、频谱分析等。对于存储在计算机内部的实验数据,生物机能实验系统软件可以随时将其调出进行观察和分析,还可以将重要的实验波形和分析数据进行打印(图 1-3-5)。

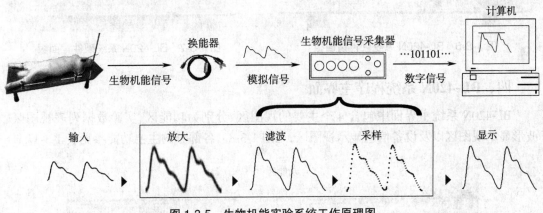

图 1-3-5 生物机能实验系统工作原理图

二、BL-420N 生物机能实验系统概述

BL-420N 生物信号采集与处理系统,以下简称 BL-420N 系统,是一套基于网络化、信息化的新型信号采集与处理系统。它通过实验室预先配置的 NEIM-100 实验室信息化管理系统将分散、孤立的 BL-420 系统连接起来,使其除了完成传统信号采集与分析系统的功能之外,还扩展了大量信息化的功能。

三、BL-420N 信号采集与处理系统硬件前面板及背面板介绍

(一) BL-420N 系统前面板说明

顺序为从左到右,从上到下,见图 1-3-6。

1. CH1、CH2、CH3、CH4:8 芯生物信号输入接口(可连接信号引导线、各种传感器等,4 个通道的性能指标完全相同)。

2. 信息显示屏:显示系统基本信息,包括:温湿度及通道连接状况指示等。

3. 记滴输入:2 芯记滴输入接口。

4. 刺激输出指示灯:显示系统发出刺激指示。

5. 高电压输出指示灯:当系统发出的刺激超过 30V 时高电压输出该指示灯点亮。

6. 刺激输出:2 芯刺激输出接口。

7. 全导联心电输入口:用于输入全导联心电信号。

8. 监听输出(耳机图案):用于输出监听声音信号,某些电生理实验需要监听声音。

(二) BL-420N 系统背面板说明

BL-420N 系统硬件背面板连接是系统正常工作的基础,见图 1-3-7。后面板上通常为固定连接口,包括:12V 电源接口、A 型 USB 接口(方形,与计算机连接)、B 型 USB 接口(偏型,升级固件程序)、接地柱、多台设备级联的同步输入输出接口。

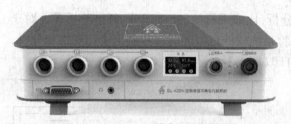

图 1-3-6 BL-420N 系统硬件前面板

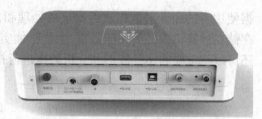

图 1-3-7 BL-420N 系统硬件背面板

四、BL-420N 系统程序主界面

BL-420N 系统主界面中包含 4 个主要的视图区,分别为功能区、实验数据列表视图区、波形显示视图区以及设备信息显示视图区,见图 1-3-8。各部分的主要功能参见表 1-3-1。

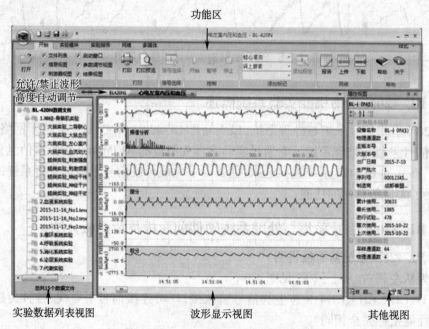

图 1-3-8 BL-420N 系统程序主界面

表 1-3-1 主界面上主要功能区划分说明

视图名称	功能说明
波形显示视图	显示采集到或分析后的通道数据波形
功能区	主要功能按钮的存放区域,是各种功能的起始点
实验数据列表视图	默认位置的数据文件列表,双击文件名直接打开该文件
设备信息视图	显示连接设备信息、环境信息、通道信息等基础信息
通道参数调节视图	通道参数调节
刺激参数调节视图	刺激参数调节和刺激发出控制区

42

视图名称	功能说明
快捷启动视图	快速启动和停止实验
测量结果视图	显示所有专用和通用的测量数据

注意：BL-420N 系统软件进入后，软件主界面可能会和图 1-3-8 所显示的主界面有所不同，这是由于 BL-420N 软件的很多视图都可以隐藏和移动，而且视图之间还可能会相互覆盖，造成主界面有所变化。

五、实验的开始、暂停及结束

（一）开始实验

BL-420N 系统提供三种开始实验的方法，分别是从实验模块启动实验、从信号选择对话框进入实验或者从快速启动视图开始实验。接下来就简单介绍开始实验的三种方式。

1. 从实验模块启动实验　选择功能区"实验模块"栏目，然后根据需要选择不同的实验模块开始实验，此时系统会自动根据用户选择的实验项目配置各种实验参数，包括：采样通道数、采样率、增益、滤波、刺激等参数，方便快速进入实验状态。

实验模块通常根据教学内容配置，因此通常适用于学生实验。

2. 从选择信号选择对话框启动实验　选择工具区"开始""信号选择"按钮，系统会弹出一个信号通道选择对话框，实验者可根据自己的实验内容，为每个通道配置相应的实验参数，这是最为灵活的一种启动实验方式，主要适用于科研工作。

3. 从快速启动视图开始实验　点击启动视图（图 1-3-9）中的快速启动按钮或点击功能区开始栏（图 1-3-10）中的"开始"按钮快速启动实验，这两种快速启动实验的方法完全相同。

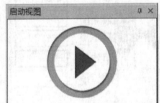
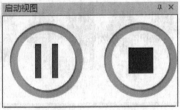

图 1-3-9　启动视图

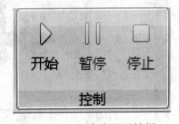

图 1-3-10　功能区开始栏

第一次启动软件的情况下快速启动实验，系统会采用默认方式，即同时打开 4 个心电通道的方式启动实验。如果在上一次停止实验后使用快速启动方式启动实验，系统会按照上一次实验的参数启动本次实验。

（二）暂停和停止实验

在"启动视图"中点击"暂停"或"停止"按钮，或者选择功能区开始栏中的"暂停"或"停止"按钮，就可以完成实验的暂停和停止操作。

暂停是指在实验过程中停止快速移动的波形，便于仔细观察分析停留在显示屏上的一幅静止图像的数据，暂停时硬件数据采集的过程仍然在进行但数据不被保存；重新开始，采集的数据恢复显示并被保存。

停止是指停止整个实验,并将数据保存到文件中。

六、实验数据保存与反演

(一)数据保存

当单击停止实验按钮的时候,系统会弹出一个对话框询问是否停止实验,如果确认停止实验则系统会弹出"另存为"对话框让用户确认保存数据的名字。文件的默认命名为"年_月_日_Non.tmen"。用户可以自己修改保存的文件名,点击"保存"即可完成保存数据操作。

(二)数据反演

数据反演是指查看已保存的实验数据,有两种方法可以打开反演文件:

1. 在"实验数据列表"视图中双击要打开反演文件的名字。

2. 在功能区的开始栏中选择"文件""打开"命令,在打开文件对话框中选择要打开的反演文件,然后单击"打开"按钮。

BL-420N 系统软件可以同时打开多个文件进行反演,最多可以同时打开 4 个反演文件。

七、实验波形显示

(一)波形显示视图概述

BL-420N 系统软件波形显示视图是采集到生物信号的主要显示区域,该区域主要由 7 个部分组成,分别包括:波形显示区、顶部信息区、标尺区、测量信息显示区、时间坐标显示区、滚动条以及双视分隔条,见图 1-3-11。各部分功能说明见表 1-3-2。

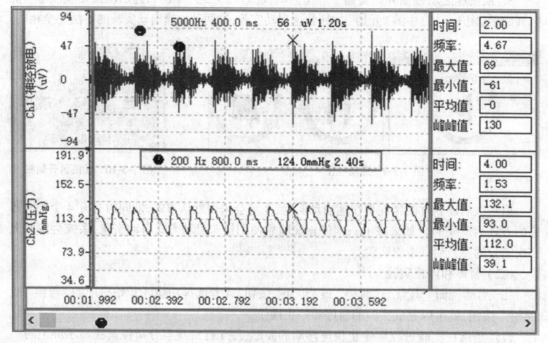

图 1-3-11 BL-420N 系统软件的波形主显示视图

表 1-3-2　波形显示视图各部分功能说明

区域名称	功能说明
波形显示区	以通道为基础同时显示 1~n 个通道的信号波形,n 的最大值为 128(含分析通道);多个通道同时显示时,每个通道平分整个显示区域;通过在要观察通道上双击鼠标左键的方式在单通道显示方式和多通道显示方式之间切换
顶部信息区	显示通道基本信息,包括:采样率、扫描速度和测量数据等,可以通过通道快捷菜单隐藏和显示
标尺区	显示通道幅度标尺,幅度标尺用于对信号的幅度进行定量标识
测量信息显示区	显示通道区间测量的结果,可以通过通道快捷菜单隐藏和显示
时间显示区	显示所有通道的时间位置标尺,以 1 通道为基准
滚动条	拖动定位反演文件中波形的位置
双视分隔条	用于波形的对比;在双视分隔条上按下鼠标左键,然后左右拖动双视分隔条即可打开或关闭双视系统,也可以调节双视系统的宽度占比

（二）通道波形的复制、上下移动、放大和缩小及压缩和扩展

1. 波形复制　BL-420N 系统可复制用户选择的信号波形。选择信号的步骤如下:

（1）在选择区域的左上角按下鼠标左键。

（2）在按住鼠标左键不放的情况下向右下方移动鼠标以确定选择区域的右下角。

（3）在选定右下角之后松开鼠标左键完成信号波形的选择。

波形选择完成后,被选择波形以及该选择波形的时间轴和幅度标尺就以图形的方式被复制到了计算机内存中。此后,你可以在 Word 文档中或编辑实验报告中粘贴选择的波形。

2. 波形的上下移动　为了便于观察,用户可以在通道中上下移动波形。上下移动波形的步骤:

（1）在通道标尺区按下鼠标左键。

（2）在按住鼠标左键不放的情况下上下移动鼠标,此时,波形会跟随鼠标的上下移动而移动。

（3）确认好波形移动的位置后松开鼠标左键完成波形移动。

3. 波形的放大和缩小　为了便于观察,用户可以在放大或缩小通道中的波形。放大缩小波形的步骤如下:

（1）将鼠标移动到通道标尺区中。

（2）向上滑动鼠标滚轮放大波形,向下滑动鼠标滚轮缩小波形。

（3）在标尺窗口中双击鼠标左键,波形会恢复到默认标尺大小。

4. 波形的压缩和扩展　为了便于观察,用户可以在压缩或扩展通道中的波形。压缩或扩展波形的步骤如下:

（1）将鼠标移动到波形显示通道中。

（2）向上滑动鼠标滚轮扩展波形,向下滑动鼠标滚轮压缩波形。

（三）波形显示区的快捷菜单说明

在波形通道中单击鼠标右键时会弹出通道相关的快捷菜单,见图1-3-12。

通道快捷菜单中包含有很多与通道相关的命令,比如数据分析、测量、比较显示、显示开关、标尺形式、格线大小、格线类型、信号反向、自动回零、刺激触发、数据导出及实验标签等,可实现相应功能的快速启动。

八、BL-420N系统硬件参数

实验时,可通过勾选功能区中的通道参数调节,通道参数调节视图即可显示在主界面的右侧区域,进而调节BL-420N系统在采样过程中硬件系统参数。系统使用直观的旋钮方式调节硬件参数,在该旋钮上单击鼠标左键旋钮逆时针旋转并修改相应参数;单击鼠标右键旋钮顺时针旋转并修改相应参数。

通道参数视图,见图1-3-13,说明如下(从左至右,从上至下):

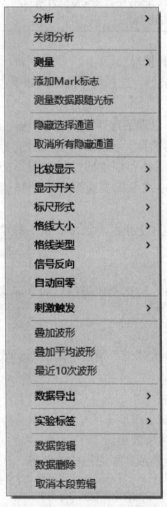

图1-3-12　BL-420N系统波形
显示区的快捷菜单

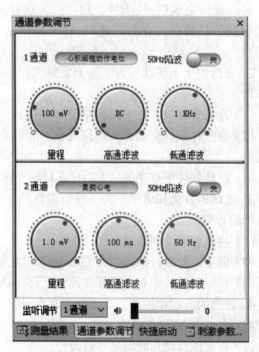

图1-3-13　多通道参数调节视图

1. **通道号** 通道号信息位于参数调节区的左上角,用于显示用户选择的逻辑通道号。逻辑通道号按照用户的通道选择顺序进行排列。

2. **通道名称** 对应通道的信号类型名称。例如心肌细胞动作电位,心电、血压和呼吸等。在没有选择信号的情况下显示无信号。

3. **量程调节** 调节对应通道的放大器量程,例如,1mV 代表放大信号的范围在 –1~1mV范围内。根据通道本身的信号类型的不同信号量程会有不同的单位,例如,在心电信号类型时显示单位是"mV",在压力信号类型时显示"mmHg"。

4. **高通滤波** 高通滤波表示高于该频率的信号不被衰减,而低于该频率的信号会快速衰减,即决定均衡放大的高限。DC 代表直流。

5. **低通滤波** 低通滤波表示低于该频率的信号不被衰减,而高于该频率的信号会快速衰减,即决定均衡放大的低限。

6. **50Hz 陷波** 50Hz 信号抑制选择开关。

九、实验标记的编辑与添加

实验过程中,往往需要在实验波形有所变化的部分,比如加药前后添加一个实验标记,以明确实验过程中的变化,同时也为反演数据的查找留下依据。添加实验标记功能只在采样过程中可用。实验标记的添加方法有以下两种。方法一:点击功能区开始栏中的添加标记,见图 1-3-14,三个下拉框分别用于选择标签分组、标签名称和标记添加通道,编辑好实验标记选中后直接点击图中的"添加标签"即可。方法二:在相应的通道波形处点击鼠标右键,弹出波形显示区的快捷菜单,点击"实验标签"进行标记的编辑和添加。

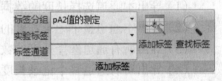

图 1-3-14 添加标记区

十、实验数据的测量和导出

(一)数据测量

机能实验中常用的测量方法有光标测量、Mark 标记结合光标两点测量及区间测量。测量结果显示时需先勾选功能区开始栏中的"测量结果",主界面右侧将出现测量结果显示。

1. **光标测量** 光标测量是指当在实时实验过程中暂停或反演数据时,在每个有波形显示的通道中,伴随着波形曲线有一个测量光标,该光标随着鼠标的移动而左右移动,并且始终依附在波形曲线上,光标处的波形数值将被自动测量出来并且显示在波形的上方。

2. **Mark 标记结合光标两点测量** 在数据反演时,鼠标在波形线上移动,当前点的信号值以及相对于屏幕起点的时间被计算出来并显示在通道的顶部信息区。在波形显示通道的相应位置点击鼠标右键,弹出波形显示区快捷菜单,然后点击"添加 Mark"标记,即可在波形上添加 M 标记,移动鼠标测量 M 标记点和鼠标点之间的幅度差和时间差,此时,顶部显示区显示的幅度值和时间值的前面都会添加一个三角形标志,表示差值。

3. **区间测量** 区间测量用于测量任意通道波形中选择波形段的时间、频率、最大值、最小值、平均值、峰 - 峰值、面积、最大上升速度(dmax/dt)及最大下降速度(dmin/dt)等参数。

区间测量步骤如下:

(1)启动区间测量:右键单击"波形显示区""测量""某某测量"启动测量功能。

（2）选择测量起点：当鼠标在波形显示区中移动时会有一条垂直的直线跟随着鼠标移动。这条直线贯穿所有通道。将鼠标移动到任意通道中需要进行测量的波形段的起点位置，单击鼠标左键进行确定，此时将出现一条短的垂直直线在按下鼠标左键的地方固定，代表测量的起点。

（3）确定测量终点：当再次移动鼠标时，另一条垂直直线出现并且它随着鼠标的左右移动而移动，这条直线用来确定测量的终点。当这条直线移动时，在直线的右上角将动态地显示两条垂直直线之间的时间差，单击鼠标左键确定终点。

（4）退出测量：在任何通道中按下鼠标右键都将结束本次测量。

（5）查看测量结果：只有退出测量后，在测量结果视图中才会更新所有测量结果。

（二）数据导出

数据导出是指将您选择的一段反演波形或整个文件长度的原始采样数据以文本格式提取出来，并存入到相应的文本文件中。文本格式是一种通用的数据格式，采用文本格式的原因之一是为了方便其他软件读入，比如在 notepad 等文本编辑器中查看。

原始数据导出功能只在数据反演时有效。

数据导出是为了在其他分析软件，如 Excel、MatLab、SAS、SPSS 等中对原始数据进行进一步地统计、分析处理。在波形通道中单击鼠标右键，弹出波形显示区的快捷菜单，点击"数据导出"即可。BL-420N 系统软件中包含 4 种数据导出方式：

（1）导出本通道选择长度的数据。

（2）导出本通道整个记录长度的数据。

（3）导出所有通道选择长度的数据。

（4）导出所有通道整个记录长度的数据。

如在通道中选择了一段区域，则数据导出命令以选择的区域长度为基础；如在执行数据导出命令时未选择区域，则数据导出命令以整个记录文件的长度为导出基础。

执行数据导出命令后生成的原始采样数据以文本形式存入到当前目录的 data 子目录下，并以"datan_ 年 _ 月 _ 日 .txt"的形式命名，其中 data 后面的 n 代表通道号。

十一、刺激器的使用

通过选择功能区开始栏中的"刺激器"选择框可以打开刺激参数调节视图，见图 1-3-15。

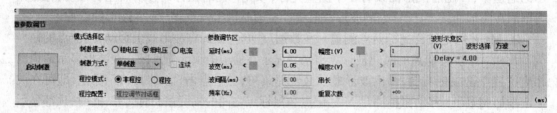

图 1-3-15　刺激器参数调节视图

刺激参数调节视图从上到下或左从到右分依次为 4 各部分："启动刺激"按钮，刺激模式选择区，刺激参数调节区，波形示意图，刺激参数调节视图可水平放置也可以垂直放置。

1. 启动刺激　单击启动刺激按钮，启动 BL-420N 系统硬件向外输出刺激信号。

2. 刺激模式 刺激模式是控制刺激器工作的基本参数,包括电压、电流刺激模式的选择,程控、非程控刺激方式的选择,连续刺激和单刺激的选择等。

3. 参数调节区 参数调节区调节单个刺激的基本参数,包括:延时、波宽、幅度、频率等。刺激参数调节区中各参数的意义,见图1-3-16。

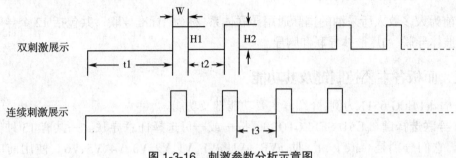

图1-3-16 刺激参数分析示意图

(1) 延时(t1):刺激脉冲发出之前的初始延时(范围:0~6s,单位:ms)。

(2) 波间隔(t2):双刺激或串刺激中两个脉冲波之间的时间间隔(范围:0~6s,单位:ms)。

(3) 连续刺激波间隔(t3):在连续刺激中,连续刺激脉冲之间的时间间隔(范围:0~6s,单位:ms),在显示中,该参数被换算为频率,对于连续单刺激,频率换算公式如下:F=1/(t3+W)其中 F 为频率(单位:Hz),t3 和 W 的单位是 s。

(4) 波宽(W):刺激脉冲的宽度(范围:0~2 000ms,单位:ms)。

(5) 幅度1(A1):单刺激、串刺激中的刺激脉冲强度,或双刺激中第一个刺激脉冲的强度(范围 -100~100V,单位:V)。如果选择的刺激模式为电流刺激,那么它表示第一个刺激脉冲的电流强度(范围 0~100mA,单位:A)。

(6) 幅度2(A2):双刺激中第二个刺激脉冲的强度(范围 -100~100V,单位:V)。如果您选择的刺激模式为电流刺激,那么它表示第二个刺激脉冲的电流强度(范围 0~100mA,单位:mA)。

4. 刺激波形示意 波形示意区显示调节参数后的刺激波形形状和参数,为用户提供直观的认识。

(陈建双 苗 浩)

第四节 心 电 图 机

心电图机是临床医学及基础研究中常用的记录仪器,它利用放置在体表一定部位的测量电极记录心脏电位变化,从而反映心脏兴奋的产生、传导和恢复过程中的生物电变化。

一、基本结构

1. 输入部分 包括导联选择开关、滤波器,其作用是选择某一导联的心电信号并滤除干扰。

2. **放大器部分**　对微弱的心电信号进行放大,以便记录。

3. **记录部分**　一般采用热笔描记,它的作用是描记心电波形。

4. **电源和控制部分**　其作用是供给整机所需各种电源和控制各部分的正常工作。

二、心电图的导联体系

目前为大多数人所采纳的国际通用导联体系,称为"标准导联",共包括 12 个导联。包括标准肢体导联、加压肢体导联和胸导。

三、面板各主要控制键及其功能

以 model ECG-6511 为例,介绍其主要功能键及功能。

1. **导联选择键**(LEAD SELECTOR)　按←或→可选择任意导联。一共有 13 种位置可供选择,它们分别是 test、Ⅰ、Ⅱ、Ⅲ、aVR、aVL、aVF、V1、V2、V3、V4、V5、V6。使用前应置于"test"位。

2. **导联指示灯**　灯亮的导联即为当前导联。

3. **记录开关**　一共有"停止""观察""走纸"三个操作按键,各键的工作情况见表 1-3-3。

表 1-3-3　记录开关各操作键功能

操作按键	动作		
	走纸	热笔	笔温
停止键(STOP)	停止	不工作	处于预热
观察键(CHECK)	停止	输入信号动作	处于预热
走纸键(START)	走纸	描记波形	加热

4. **1mV 定标键**　产生 1mV 方波,用于检查仪器的灵敏度和工作是否正常。

5. **复位键**(RESET)　如有基线漂移、输入过大或突然发生交流干扰时按下此键可使描笔恢复零位。

6. **灵敏度选择键**(SENSITIVITY)　用于调节心电图的描记幅度为 5mm/mV(×1/2)、10mm/mV(×1)或 20mm/mV(×2),通常使用 ×1 档。

7. **滤波器选择键**(FILTER)　具有交流干扰(HUM)和肌电干扰(EMG)两种滤波器,指示灯亮表示该滤波器处于工作状态。在记录心电图的过程中,如有干扰时在使用滤波器之前,必须查明患者和周围情况,肌电和交流干扰的原因,并采取排除干扰措施。在无法排除干扰的情况下,方可使用滤波器,这时描记出来的心电图波形稍有失真。同时使用肌电和交流两种滤波器时,描记出来的心电图波形失真较大。

8. **走纸速度选择键**(PAPER SPEED)　有 25mm/s 和 50mm/s 两档。通常使用 25mm/s。

9. **电极异常指示灯**(ELECTRODE CHECK)　电极的安装发生异常,如发生松脱或极化电压超过 ±200mV 等现象时,指示灯便会自动发亮,提醒用户。

10. **基线位置调节器**　调节热笔位置。

11. **供电方式选择开关**　它与右侧面的电源开关配合使用,作用见表 1-3-4。

表 1-3-4 供电方式选择开关功能

电源开关	供电方式选择开关	
	OPR（operating）	STBY（standby）
ON	交流供电	电池充电
OFF	电池供电	

12. 交流电源指示灯（LINE） 使用交流供电时灯亮。

13. 接地螺栓 连接地线，将心电图机接地。使用心电图机时，必须保证有良好的接地。

四、操作程序

1. 接通电源，预热机器 1~2min，待各部件达到稳定状态后，再调整各键钮。

2. 检查受试者之前，导联选择置于"test"位，按下记录开关停止键（STOP），用基线位置调节器将热笔调置中间位置。

3. 调节灵敏度选择键（×1），走纸速度 25mm/s，按下记录开关走纸键（START），记录纸即行走出。同时重复按动定标键描记 1mV 方波，高度应为 10mm，描记颜色深浅适中。更换导联时不必再行定标。

4. 受试者两腕关节内侧上方、双侧内踝上方及安装电极部位的胸部皮肤涂布导电膏后，按颜色规定连接电极。

5. 按下记录开关的停止键，操作导联选择按键由 I~V6 导联，检查电极异常指示灯是否点亮。如发亮，须再次查明该导联的电极安装情况，并作适当处理。

6. 描记心电图，按动导联选择键，依次描记 I~V6 导联。描记相应导联时，首先按下"观察键"，即可见描笔摆动，此时可调整基线，观察有无伪差。然后按下"走纸键"，即可描记相应导联心电图。转换导联时，应按下"观察键"，停止走纸。

7. 描记时应注意基线是否平稳，有无干扰。如发生上述情况，应注意检查电极与皮肤的接触是否良好，导联线与电极的连接是否牢固，基线漂移是否因为身体的移动或呼吸引起，仪器是否严格接地等。

8. 全部检测完成后，导联选择置于"test"位，按下记录开关停止键（STOP），用基线位置调节器将热笔调至中间位置，关闭电源。

五、注意事项

1. 仪器必须严格接地。在开机前，应确保仪器良好接地，保证操作者和受试者的安全及排除干扰。

2. 排除干扰，干扰现象主要有交流干扰和肌电干扰。

（1）交流干扰：表现在心电图上出现有一定幅度和有规律的 50Hz 正弦波的重叠。主要是 50Hz 交流电和其他外来电波造成。所以使用心电图机时除要求良好的接地外，还应保证良好的工作环境。仪器应远离电风扇、发电机、X 光机等大功率电子仪器设备。在受试者和心电图机附近 2m 以内不宜有带电的电线绕过。

（2）肌电干扰：表现在心电图上有不规律的信号重叠。主要由于受试者过分紧张或体位不舒适造成。

3. 心电图机每次通电时间不宜过长，特别是气温较高的夏季，通电时间过长，机内热量不易散失，一般以通电两小时休息一次为宜。

第五节　生化分析系统

一、分光光度计

（一）分光光度计的工作原理

分光光度计的基本原理是溶液中的物质在光的照射激发下，产生了对光吸收的效应，物质对光的吸收是具有选择性的。各种不同的物质都具有其各自的吸收光谱，因此当某单色光通过溶液时，其能量就会被吸收而减弱，光能量减弱的程度和物质的浓度有一定的比例关系，也即符合比色原理——比耳定律。

$$T=I/I_0 \qquad \mathrm{Log}I_0/I=KCL \qquad E=KCL$$

T 为透光率，I_0 为入射光强度，I 为透射光强度，E 为消光值（吸光度），K 为吸收系统，L 为溶液的光径长度，C 为溶液的浓度。

从以上公式可看出，当入射光、吸收系数和溶液厚度不变时，透过度是随溶液的浓度而变化的。常用的分光光度计有 721 型、722 型和 751 型。

（二）721 型分光光度计

1. 仪器的内部结构　仪器内部分成光源部件，单色光部件，入射光与出射光调节部件，比色皿座部件，光点管暗合（电子放大器）部件，稳定电压装置部件及电源变压器等几部分。

（1）光源灯部分：装在仪器的单色光器的右后端，光源灯采用 12V、25W 白炽钨丝灯，安装在一固定的灯架上，能进行一定范围的上下、左右移动，以使地灯丝部分正确地射入单色光器内。

（2）入射光与出射光调节部件：入射光由光源组件投射在小反射镜上，可以用一只螺杆进行反射角的调整，使得光束能正确地投入狭缝。在光亮调节器后面，装有一块圆形透镜，使光束能在狭缝以后，进入比色皿前再一次聚光。

（3）单色光器部件：此部件包括狭缝、棱镜转动、准直镜与波长盘等几部分。狭缝的弧度为 R175mm，它能使出光谱线得到适当地校直，保证了出射狭缝色带的一定纯度。棱镜安装在一圆形活动板上。调节波长时波长盘转动通过一杠杆带动活动板转动，使棱镜转动，这样使之再某方向上的出射光波长改变，即出光狭缝的波长得到了选择。准直镜为一凹面镜。

（4）比色皿座架及光门部件：整个比色皿座连滑动底座架全部装在暗盒内，置于光路中。滑动座架下装有弹性定位装置，能准确地使滑动座带动四档比色皿处于光路中。光门部件装于比色皿暗盒右侧，光门由弹簧拉紧，当试样式小盖打开时，始终保持关闭逃光状态，此时进行仪器的按电流"0"位调节。在试样室关闭时推动压杆，其光门自动推开，使光电管受光进行测量。

（5）光电管暗盒部件：光电管暗盒内除了光电管外还装有微电流放大器和一只干燥的硅胶筒，可以从底部卸下，及时更换。

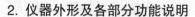

2. 仪器外形及各部分功能说明

（1）数显窗：T、A、C 读书显示窗，左侧发光管亮表示负号。

（2）波长手轮：转动此手轮可选择所需波长。

（3）波长指示窗：指示波长数。

（4）试样槽拉杆：推拉拉杆可分别使 4 个试样槽进入光路，手柄推入在极限定位位置时为 1# 试样槽。当试样室门关闭时，使 1# 试样槽进入光路，仪器自动调 100%T。

（5）试样室门：开启试样室门仪器自动调暗电流为零。

（6）"TAC"键：按此键循环选择三种测量模式，相应指示灯亮。

（7）"+"键：正向置数键。

（8）"—"键：反向置数键。同时按"+""—"可移动小数点位置。

（9）"RESTET"键：复位键，当显示数溢出或程序执行停止、程序执行紊乱，按此键可使仪器恢复正常工作。

（10）T、A、C 指示灯：与"TAC"键同步指示测量模式。

（11）电源开关。

（12）电源线插座及保险丝盒。

（13）光强旋钮：用该旋钮可改变仪器地光能量大小，旋钮地旋柄外有一保护套。

光强旋钮调节方法：转动波长手轮使波长数为 360nm，拉动拉杆使 2#（3#、4#）试样槽进入光路，开启电源，打开试样室门，自动调暗电流为零后再闭合试样室门，仔细调节光强旋钮，使数显窗读数为 15.0 左右，调好后旋上保护套，以后每次使用仪器可不必再作调整。相隔一段时间后，若发现仪器在 360nm 处地光能量不在 15.0 左右可按上述方法再次调整。

3. 仪器的使用方法

准备工作：

（1）转动波长手轮，使波长指示窗显示所需地波长数。

（2）打开试样室盖。

（3）开启电源。

（4）仪器自动调暗电流为零。

（5）关闭试样室盖，推动试样槽拉杆使 1# 试样槽进入光路，仪器自动调 100%T。

（6）仪器预热 30min。

测量透视比 T：

（1）按"TAC"键，使 T 指示灯亮。

（2）打开试样室盖，自动调暗电流为零。

（3）将参比溶液放入 1# 试样槽进入光路，待测溶液放入其他槽。

（4）关闭试样室盖，使 1# 试样槽进入光路，仪器自动调 100%T。

（5）拉动拉杆，使待测溶液进入光路，显示窗读数为待测溶液透射比 T 值。

注：①如果波长改变或调换参比溶液，必须重新调暗电流、调 100%T。②改变波长后，如发现仪器在该波长处的光能量大于 150.0 或出现"3"，可调节光强度旋钮适当降低。

测量吸光度 A：

（1）按透射比 T 测量（1）~（5）步骤操作。

（2）按"TAC"键使"A"指示灯亮，显示窗读数为待测溶液吸光度 A 值。

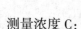

测量浓度 C：

（1）按"TAC"键，使 T 指示灯亮。

（2）打开试样室盖，自动调暗电流为零。

（3）将参比溶液放入 1# 试样槽，将用户自己配制的标样和待测溶液放入其他槽（建议标样溶液的吸光度 A 在 0.2~0.7 范围内选取）

（4）关闭试样室盖，使 1# 试样槽进入光路，仪器自动调 100%T，显示窗读数为"100.0"。

（5）拉动拉杆使标样进入光路，按"TAC"键使"C"指示灯亮。

（6）按"+""−"键置入标样浓度值，同时按此二键改变小数点位置，再按"TAC"键。

（7）拉动拉杆使待测溶液进入光路，显示窗读数为待测溶液的浓度值。

4. 注意事项

（1）仪器应放在干燥的房间，使用时放置在坚固平稳的工作台上，室内照明不宜太强，热天时不能用电扇直接向仪器吹风，防止灯泡灯丝发光不稳定。

（2）仪器在使用前先检查一下放大器及单色器的二个硅胶干燥筒，如受潮变色应更换。

（3）仪器接地要良好。

（4）仪器停止使用时，在比色皿暗盒内放入两包硅胶。

（5）在停止工作时间内，用塑料套子罩住整个仪器，在套子内应放数袋防潮硅胶。

（6）仪器工作几个月或搬动后，要检查波长精确性，以确保仪器的使用和测定的精确。

（三）722 型光栅分光光度计

722 型光栅分光光度计工作原理与 721 分光光度计基本相似，其不同点主要是在内部结构上增加了对数运算放大器、数字显示器经以取代 721 分光光度计的毫安表，应用更为方便。

1. 仪器的内部结构　722 型光栅分光光度计由光源室、单色器、试样室、光电管、线性运算放大器、对数运算放大器、数字显示器及稳压电源等部分组成。

2. 仪器的使用方法

（1）将灵敏度旋钮调至"1"，此时放大率最小。

（2）开启电源，仪器预热 20min，选择开关置于"T"。

（3）开启试样室盖（光门自动关闭），调节"0"旋钮，使数字显示为"00.0"

（4）将装有溶液的比色皿放置比色架中。

（5）旋动波长旋钮，把测试所需的波长调节至刻度线处。

（6）盖上样品盖，拉动试样架拉手，使标准溶液比色皿置于光路中，调节"100"旋钮，使数字显示为"100.0"T（若显示不到"100"，可适当增加灵敏度的档位，同时应重复（3）调整仪器的"00.0"）。

（7）拉动试样架拉手，将被测溶液比色皿置于光路中，数字表读数即被测溶液的透光度（T）值。

（8）吸光度 A 的测量，参照"3"和"6"，调整仪器的"00.0"和"100.0"，将选择开关置于"A"，旋动吸光度调零旋钮，使得数字显示为"00.0"，然后移入被测溶液，显示值即为试样的吸光度 A 值。

（9）浓度 C 的测量，选择开关旋至"C"，将已标定浓度的溶液移入光路，调节浓度旋钮，使得数字显示为标定值，将被测溶液移入光路，即可由数字显示器读出相应的浓度值。

（10）仪器在使用时,参照本操作方法中（3）（6）进行调"00.0"和"100.0"的工作。

（11）每台仪器所配套的比色皿不能与其他仪器上的比色皿单个调换。

（12）本仪器数字显示器背部,带有外接插座,可输出模拟信号,插座1脚为正,2脚为负接地线。

（13）如果大幅度改变测试波长时,需稍等片刻才能正常工作,因波长由长波向短波或由短波向长波大幅度移动时,光能量变化急剧,光电管受光后响应缓慢,需一段光响应平衡时间。

二、血气分析仪

血液气体（简称血气）是指物理溶解在血液中的氧和二氧化碳,是综合反映呼吸生理功能的重要指标。用血气分析仪对血氧、二氧化碳、pH等进行测定,再将数据推算出各项指标,称血气分析。动脉血气分析能更直接地反映肺换气的功能状况,如与静脉血气结合起来,则能更准确地判断组织气体的代谢情况。常用的血气指标有:动脉血氧和二氧化碳分压、酸碱度、实际碳酸氢盐和碱剩余等。随着血气酸碱分析技术地不断改进和发展,血液气体分析和酸碱平衡综合分析,已普遍应用于临床,对急、重症患者的监护和抢救尤为重要。

血气分析仪直接测定的指标是血液的pH、PCO_2（二氧化碳分压）、PO_2（氧分压）三项基本指标,再加上用比色法测定的血红蛋白,其余参数如HCO_3^-、碱过剩BE、氧饱和度SO_2等则通过计算而得。目前,血气分析仪的测量均采用电极法。分析仪类型很多,国内临床及实验室多使用进口AVL系列分析仪。目前所用产品均配有显示器、电键盘、打印器及计算和操作控制程序,操作已全自动化。在此以全自动血液气体及酸碱微量分析仪（AVL945）为例,主要介绍分析仪的基本测量原理。具体使用方法视不同仪器而异,现多为全自动化,使用很简便,因此不再赘述。

各种仪器基本组成均相同,性能类似,其核心部分是组装在血样通道上依次排列的pH、PCO_2、PO_2电极,以及电信号的测量仪器,恒温设备,进样及清洗装置。电极的定标除了pH标准液外,还要有两种不同浓度的CO_2（5%及10%）。因此,需供应严格鉴定的CO_2气体,有的仪器备有气体混合器及空气压缩机,只要备有纯CO_2即可自动配气。此外就是微处理机部分,有的可以存储数据。如图1-3-17所示。

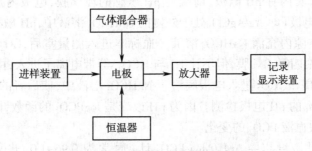

图1-3-17 血气分析仪原理方框图

（一）血液pH测定

pH测定原理为电位差法,运用平面型玻璃电极,以甘汞电极为参比电极、氯化钾消除界面的电位差,使玻璃电极上的敏感玻璃两侧的氢离子电位差反映全血的pH。

玻璃电极是一种离子选择电极。氢离子接近玻璃球管薄膜外表面引起玻璃的硅结构变化使正电荷（空穴）与电极内的离子溶液导通，当达到平衡时，在玻璃球管薄膜两侧形成一定的电位差。借适当的参考电极（甘汞参考电极）之助，将离子选择电极，连接起来构成测量装置，浸入含有需要测量的有关离子溶液中。那么，Nernst 方程正符合用电压计测量的电动势（e.m.f=electric motive force）：

$$E=E'+\frac{P\cdot T}{n\cdot F}\ln(fi\cdot Ci)（自然对数） \qquad 公式（1）$$

E：被测量的电压

E'：在标准溶液中（依赖内部溶液和参考电极的类型）的系统电动势

P：气体常数 $\qquad$ T：温度

n：所测定的离子价 $\qquad$ F：法拉第常数

fi：活度系数 $\qquad$ Ci：所测离子的浓度

公式（1）也可写成公式（2）

$$E=E'+S\cdot\log(fi\cdot Ci) \qquad 公式（2）$$

$$E\,样品=E'+S\cdot\log(fi\cdot Ci\,样品) \qquad 公式（3）$$

$$E\,标准=E'+S\cdot\log(fi\cdot Ci\,标准) \qquad 公式（4）$$

$$\Delta E=E\,样品-E\,标准=S\cdot\log\frac{Ci\,样品}{Ci\,标准} \qquad 公式（5）$$

$$Ci\,样品=Ci\,标准\cdot10^{\left(\frac{\Delta E}{S}\right)} \qquad 公式（6）$$

ΔE：样品和标准液的测量电压间的差别；

S：电极的电压差别，由两个测量标准液间的电压差别而求得；

Ci 样品：在样品中要测量的离子浓度；

Ci 标准：在标准液中测定的离子浓度。

由于两个被测量的电压间的差别，因此，在一个被测量溶液中的离子浓度（Ci 标准）已知，则被测量样品的离子浓度可由公式（5）和（6）求得。

（二）血液二氧化碳分压（PCO$_2$）的测定

PCO$_2$ 电极是一种特殊形式的 pH 电极，在电极套的顶端是可以更换的以聚四氟乙烯为材料的 CO$_2$ 透气膜，套内有 pH 电极，前端为 pH 敏感的玻璃膜，电极内是磷酸盐缓冲液与 Ag/AgCl 电极，参比电极（即 Ag/AgCl），处于外侧的 NaHCO$_3$ 溶液中，pH 敏感膜 CO$_2$ 膜之间有尼龙充填物间隔，空隙内充满 NaHCO$_3$ 溶液。血标本进入测量室后，CO$_2$、O$_2$ 及其他不带电荷的分子可以通过聚四氟乙烯膜，但不让 H$^+$ 与 HCO$_3^-$ 等带电离子进入，由于血液中的 PCO$_2$ 比电极 CO$_2$ 膜内的高，故 CO$_2$ 进入电极膜溶于 NaHCO$_3$ 溶液中，使后者的 pH 下降，这种 pH 的改变由电极套内部的 pH 电极检测。因为 pH 改变是 logPCO$_2$ 的函数，因此玻璃电极测出的 pH 改变即可反映血液 PCO$_2$ 的变化。

PCO$_2$ 电极的灵敏度以— ΔpH/Δlog PCO$_2$ 计，通常为 0.96~1.0，也就是说 PCO$_2$ 上升 10mmHg，使 pH 下降 1 单位。可测定范围大约为 5~250mmHg（37℃）。

（三）血液氧分压（PO$_2$）测定

血液氧分压的测量基于电化学方法。采用极化电极，利用 O$_2$ 分子被还原所产生的电流与 PO$_2$ 成正比而测定。氧电极以封闭在玻璃中的铂丝作为阴极，铂丝的一端暴露在玻璃柱外,阳极为 Ag/AgCl 电极,玻璃柱外有一有机玻璃外套,一端是以聚丙烯为材料的 O_2 透气膜,有机玻璃套与玻璃柱之间有缓冲液,电极膜在测量室内和血液接触后,O_2 和 CO_2 可透过该膜进入缓冲液中,CO_2 即为其缓冲。铂丝电极上有外加极化电压(-0.5~0.7V),O_2 即在铂电极表明被还原,同时在阳极产生电子。这一稳定而小的电流通过电极,经过放大器和 PO_2 显像,即可得出标本(或标准气体)。

(鲍军肖　王一凡)

第六节　溶液浓度的表示方法

一、重量单位与容量单位

(一)重量单位

药量的基本质量单位是克(g),有时用到毫克(mg)、微克(μg)、毫微克(ng)及微微克(pg),一般固体药物多用质量表示:

$$1kg=10^3g=1\ 000g\ (gram)$$
$$1g=10^0g=1\ 000mg\ (milligram)$$
$$1mg=10^{-3}g=1\ 000\mu g\ (microgram)$$
$$1\mu g=10^{-6}g=1\ 000ng\ (nanogram)$$
$$1ng=10^{-9}g=1\ 000pg\ (picogram)$$
$$1pg=10^{-12}g=1\ 000fg\ (femtogram)$$
$$1fg=10^{-15}g=1\ 000ag\ (attogram)$$

(二)容量单位

药量的基本容量单位是毫升(ml),液体药物多用容量表示:

$$1L=1\ 000ml\ (milliter)$$
$$1ml=10^{-3}L=1\ 000\mu l\ (microliter)$$
$$1\mu l=10^{-6}L=1\ 000nl\ (nanoliter)$$
$$1nl=10^{-9}L=1\ 000pl\ (picoliter)$$
$$1pl=10^{-12}L=1\ 000fl\ (femtoliter)$$
$$1fl=10^{-15}L=1\ 000al\ (attoliter)$$
$$1al=10^{-18}L\ (超微量容量单位)$$

二、溶液浓度的表示方法

溶液的浓度是指一定量的溶液中所含溶质的量。常用的浓度表示方法有下列几种:

(一)比例浓度

比例浓度指的是 1g 固体或 1ml 液体溶质加溶剂配制成总体积为 Xml 的溶液。

如 10^{-4} 肾上腺素溶液,即指 0.01% 肾上腺素(1ml 中含 0.1mg 肾上腺素)。

(二)百分浓度

百分浓度是指 100 份溶液中所含溶质的份数。由于溶质和溶液的份数可以用质量单位也可用体积单位表示,因此百分浓度有几种表示方法。

1. 质量‐体积百分浓度　表示每 100ml 溶液中所含溶质的克数,用 %(g/ml)表示。这是医学上常用的一种浓度。

如 5% 葡萄糖,即指 100ml 溶液中含有 5g 葡萄糖。不加特别说明时的药物百分比浓度即指这种方法。

2. 体积‐体积百分浓度　表示 100ml 溶液中所含溶质的毫升数,用 V/V 表示。

如 75% 乙醇即 100ml 中无水乙醇 75ml,也就是用 75ml 无水乙醇加蒸馏水至 100ml 即可制得 75% 乙醇。

(三) 摩尔(克分子)浓度

摩尔(克分子)浓度是指 1 000ml 溶液中所含有溶质的摩尔(克分子)数来表示的浓度,用 M 表示。

如 0.1mol/L NaCl 溶液,表示 1 000ml 溶液中含有 0.1g 分子即 5.844g NaCl(NaCl 分子量为 58.44)。

(四) 当量浓度

当量浓度是指 1 000ml 溶液中所含有溶质的克当量数,用 N 表示。

如 1N HCl 溶液,表示在 1 000ml 溶液中含有 HCl1g 当量数,HCl 的分子量为 36.5,即含 36.5g HCl。

第七节　溶液浓度及药物剂量换算

一、不同浓度表示法之间的换算

(一) 各种百分浓度间的换算

计算公式:

$$\%(g/ml)=\%(g/g)\times d 溶液(溶液比重)$$

$$\%(g/ml)=\%(ml/ml)\times d 溶质(纯溶质比重)$$

$$\%(g/g)\times d 溶液 =\%(ml/ml)\times d 溶质$$

(二) 百分浓度与摩尔浓度间的换算

质量‐体积百分浓度 %(g/ml)与摩尔浓度间的换算:

计算公式

$$摩尔浓度(mol/L)=\frac{\%(g/ml)\times 1\,000}{摩尔浓度}$$

$$\%(g/ml)=\frac{mol/L\times 摩尔质量}{1\,000}$$

二、药物剂量换算

动物实验所用药物剂量,通常是按 mg/kg(有时也用 g/kg)计算。给药时需从已知药物浓度换算成相当于每 kg 体重应注射的药液量(ml),为方便起见,大白鼠、豚鼠也可按每 100g,小白鼠、蟾蜍可按每 10g 体重计算;有时还需根据药物剂量和给药容量计算出合适的药物浓度;有时要进行浓度间的换算以便分析和计算。

1. 由药物剂量 mg/kg 及药液百分浓度换算成每 kg 体重注射药液量(ml),进而计算出每只动物应注射多少毫升。

例 1. 小白鼠体重 22g,腹腔注射盐酸吗啡 10mg/kg,药物浓度 0.1%,应注射多少毫升?

计算方法:0.1% 的盐酸吗啡溶液每 ml 含药物 1mg,10mg/kg 相当于 10ml/kg,小白鼠体重 22g 换算成 0.022kg,10ml/kg×0.022kg=0.22ml。为方便计算,上述 10ml/kg 首先换算成 0.1ml/10g,小白鼠体重为 2.2×10g,0.1ml/10g×2.2×10g=0.22ml。

2. 由药物剂量 mg/kg 和设定的药液容量 ml/kg,计算应配制的药物浓度。

例 2. 兔静脉注射盐酸吗啡 10mg/kg,注射容量 1ml/kg,应配制的药液浓度是多少?

计算方法:10mg/kg 相当于 1ml/kg,1ml 药液应含 10mg 盐酸吗啡,1 : 10=100 : X,X=1 000(mg)=1g,故配成的浓度 100ml 含 1g,即 1% 的盐酸吗啡。

第八节 常用生理溶液的配制

一、生理溶液的基本要求

生理溶液又称为生理盐溶液或生理代用液,其理化特性(电解质、渗透压、酸碱度、温度等)与体液(细胞外液)相近似,故用于离体组织或器官实验时,可以较长时间维持标本的"正常"机能活动。实验表明,选择与配制合适的生理溶液是影响实验成败的重要因素之一。

(一)电解质

溶液中含有一定比例的不同电解质的离子如 Na^+、Cl^-、K^+、Ca^{2+}、Mg^{2+}、H^+、OH^- 等,是维持组织和器官的功能所必需的。动物组织器官不同,对生理溶液中离子的成分和浓度的要求也不同。

(二)等渗

不同动物对同一种物质的等渗浓度要求不相同,如生理盐水溶液,变温动物应用 0.6%~0.75%,而恒温动物应用 0.8%~0.9%。

(三)pH

生理溶液的 pH 一般要求在 7.0~7.8 之间,否则会影响组织器官的功能。如酸性生理溶液可使哺乳动物的冠状动脉扩张,碱性溶液则使之收缩;酸性生理溶液可使平滑肌松弛,碱性则使其节律加速,振幅缩小。如兔离体小肠,在 pH 6~6.2 时,可停止收缩,当逐渐增加其碱性,则逐渐出现兴奋,pH 超过 8 时,则可出现痉挛性收缩状态。所以,为了调节和稳定生理溶液的 pH,常在生理溶液中加入缓冲液。常用的缓冲对有 K_2HPO_4/KH_2PO_4、$Na_2CO_3/NaHCO_3$ 等。

(四)能量、营养物质

葡萄糖能提供组织活动所必需的能量,需临用时加入溶液中,气温高时更应注意。实验所用各种细胞培养液中还应加入多种氨基酸、血清等营养物质。

(五)氧气

除实验有特殊要求外,一般多用 95% O_2、5% CO_2。离体肠管实验可用空气代替。

二、常用生理溶液的配制

（一）常用生理溶液的成分及配制剂量（表 1-3-5）

表 1-3-5 常用生理溶液的配制剂量

药品	生理盐水		任氏液	乐氏液	台氏液	克氏液
	（两栖类）	（哺乳类）	（两栖类）	（哺乳类）	（哺乳类小肠）	（哺乳类）
氯化钠（NaCl）	6.5g	9.0g	6.5g	9.0g	8.0g	6.9g
氯化钾（KCl）			0.14g	0.42g	0.2g	0.35g
氯化钙（CaCl$_2$）			0.12g	0.24g	0.2g	0.28g
碳酸氢钠（NaHCO$_3$）			0.2g	0.1~0.3g	1.0g	2.1g
磷酸二氢钠（NaH$_2$PO$_4$）			0.01g		0.05g	
磷酸二氢钾（KH$_2$PO$_4$）						0.16g
氯化镁（MgCl$_2$）					0.1g	
硫酸镁（MgSO$_4$·7H$_2$O）						0.29g
葡萄糖			2.0g（可不加）	1.0~2.5g	1.0g	2.0g
蒸馏水加至	1 000ml	1 000ml	1 000ml	1 000ml	1 000ml	1 000ml

生理溶液不宜久置，故一般在临用时配制。可事先将各成分分别配成一定浓度的储备液，见表 1-3-6，用时按所需量取储备液于瓶中，加蒸馏水到定量刻度即可。

表 1-3-6 生理溶液储备液成分及浓度

药品	浓度 /%	任氏液	乐氏液	台氏液
氯化钠（NaCl）	20	32.5ml	45.6ml	40.0ml
氯化钾（KCl）	10	1.4ml	4.2ml	2.0ml
氯化钙（CaCl$_2$）	10	1.2ml	2.4ml	2.0ml
碳酸氢钠（NaHCO$_3$）	5	4.0ml	2.0ml	20.0ml
磷酸二氢钠（NaH$_2$PO$_4$）	1	1.0ml		5.0ml
氯化镁（MgCl$_2$）	5			2.0ml
葡萄糖		2.0g（可不加）	1.0~2.5g	1.0g
蒸馏水加至		1 000ml	1 000ml	1 000ml

（二）配制生理溶液注意事项

1. 蒸馏水最好用重蒸水，且储存不宜过久。

2. 配制时宜用无水氯化钙。

3. 配制氯化钙溶液时，必须先将氯化钙单独溶解后，才能与其他成分配成的溶液相混合，否则会产生沉淀。

4. 含有碳酸氢钠和葡萄糖的溶液，储存日期不宜过长。葡萄糖于临用前加入，以免细菌生长。

【附】常用实验材料的配制

（一）常用抗凝剂的配制

常用抗凝剂大致分为三类，一类为化学药品，其作用是消除钙离子作用，使血液中的钙转变为可溶性的，但不离子化，药物有枸橼酸钠、草酸盐等；另一类为生物制剂，如肝素，其作用是阻止凝血酶的生成，从而抗凝；第三类为离子交换剂，系采用物理方法防止血液凝固。

1. 枸橼酸钠（sodium citrate） 溶于水，不溶于醇。常用浓度为 3.8% 一般按比 1∶9 比例（即 1 份溶液9 份血液）。其抗凝作用较弱，碱性较强，不宜作化学检验用。常用于红细胞沉降速度测定和动物急性血压实验连接压力换能器时的抗凝。在不同的实验动物其浓度也不相同，常用浓度如下：

狗：5%~6% 　　　　　　兔：5%

猫：枸橼酸钠 2%+ 硫酸钠 25%

2. 草酸钾（potassium oxalate） 溶于水，微溶于醇，具有溶解度大、抗凝作用强的特点。用 10% 草酸钾溶液吸取 0.2ml 于一试管内，转动试管，使其分散浸湿管壁周围，然后放入 80℃烘箱中烤干，备用。

3. 肝素（heparin） 是一种酸性黏多糖，常用其钠、钾、锂盐，易溶于水，不溶于多种有机溶媒。其作用较强，是常用的全身抗凝剂。药厂生产的肝素钠注射液每支 2ml，含肝素 12 500 国际单位，相当于 125mg（即 1mg 相当于 100 国际单位）。

体外抗凝：取 1% 肝素钠溶液 0.1ml 放入试管并均匀浸湿管壁，于 80℃左右的烘箱中烤干备用。每管可使 10ml 血液不凝。

体内抗凝：一般剂量为，大白鼠 2.5~3mg/200~300g 体重，兔或猫 10mg/kg，狗 5~10mg/kg。如纯度不高，又是过期者，应用时剂量可增加 2~3 倍。

（二）电极膏的配制

为了降低电极与皮肤的接触电阻，增加导电性能，除了在电极板上涂抹 5% 氯化钠溶液外，还可以涂布电极膏（导电膏）。配制方法如下：

配方 1：氯化钠　18.0g

　　　　淀粉　20.0g

　　　　石炭酸　1.0g

　　　　蒸馏水　1 000.0ml 加热使成糊状

配方 2：氯化钠　9.1g

　　　　重酒石酸钾　3.5g

　　　　西黄蓍胶　7.0g

　　　　甘油　21.0ml

　　　　石炭酸　0.87g

　　　　蒸馏水　225.0ml 加热呈糊状

（刘艳华　李　强）

第二篇

机能实验学基础实验

第一章

神经、肌肉实验

机体的结构和功能极为复杂,体内的各器官、系统的功能和各种生理过程在神经系统的直接或间接调节控制下,相互协调、相互影响、密切配合,使之成为一个完整统一的有机体,并能对内外环境变化作出迅速而完善的适应性调节,以实现和维持正常的生命活动。

神经系统包括中枢神经系统和周围神经系统。中枢神经系统指脑和脊髓,分别位于颅腔和椎管内,两者在功能上紧密联系。周围神经系统是指对应的脑神经和脊神经,它们分布于全身各处将脑和脊髓与全身器官联系起来。周围神经系统的主要成分是神经纤维,按其在体内信号传导方向不同分为传入神经和传出神经。

神经系统的功能活动十分复杂,但其基本的活动方式为反射,即在中枢神经系统的参与下机体对内外环境变化作出的规律性应答反应。反射的结构基础为反射弧,包括感受器、传入神经、中枢、传出神经及效应器五部分。反射的完成有赖于反射弧结构和功能的完整性,其中任何一个环节受损,反射将不能完成。

人体的肌肉根据结构和功能不同分为平滑肌、心肌和骨骼肌三种。骨骼肌是运动系统的动力部分,在神经系统的支配下,骨骼肌收缩中,牵引骨产生运动。骨骼肌的收缩需在中枢神经系统的控制下完成,只有支配骨骼肌的神经纤维兴奋时,才能产生收缩活动。

本章内容主要通过脊休克动物模型复制,观察脊髓反射、定位分析反射弧的组成、测定反射时、观察刺激强度对反射效应的影响;通过猫和小鼠去大脑僵直模型的复制观察脑干对于脊髓肌紧张反射的影响;通过制备蟾蜍离体坐骨神经及肌肉标本,诱导观察记录神经干动作电位,观察刺激强度与神经干动作电位之间的关系,加深对动作电位的产生、传导机制及不同因素对骨骼肌收缩效能的影响的理解。

实验一　蛙反射活动实验

一、蛙反射弧的分析

【目的与原理】

学习脊蛙的制备方法,通过实验分析屈肌反射反射弧的组成及其各部分的作用。

本实验在蛙枕骨大孔部位离断脑与脊髓间的联系,消除脑对脊髓的影响,使之成为脊蛙。当脊蛙一侧肢体的皮肤受到伤害性刺激时,可反射性引起受刺激侧肢体关节的屈肌收缩而伸肌舒张,使肢体屈曲,这一反射称为屈肌反射。反射活动的结构基础为反射弧,包括感受器、传入神经、神经中枢、传出神经和效应器五部分。反射的实现有赖于反射弧结构和功能的完整性,其任何一部分有缺损,反射均不能正常进行。

【实验对象】

蛙。

【器材与药品】

蛙类手术器械 1 套,铁支架,浸蜡滤纸片,滤纸,纱布,小棉球、蛙板,培养皿,小烧杯,BL-420 生物机能实验系统,刺激电极。

0.5% 及 1% 的硫酸。

【步骤与观察】

1. 制备脊蛙,用探针刺入枕骨大孔,离断脑与脊髓间的联系,然后针尖向前刺入颅腔内,搅动探针,彻底破坏大脑,保留脊髓。用一小棉球堵塞创口以止血。

2. 将脊蛙俯卧位固定于蛙板上,纵向剪开左侧大腿的皮肤,分离肌肉,暴露出坐骨神经,在神经下穿一条丝线,并垫一浸蜡纸片。

3. 用大头针钩钩住脊蛙的下颌,悬挂在支架上,待蛙四肢松软后,进行以下实验项目观察。

4. 观察项目

(1)用 0.5% 的硫酸纸片刺激两足部皮肤,观察有无屈肌反射,之后立即用清水洗净皮肤,并用纱布轻轻揩干。

(2)在右侧膝关节处,将皮肤作一环形切口后,剥去下肢皮肤。稍停,再用 0.5% 的硫酸滤纸片刺激右足部,观察有无屈肌反射,并立即用清水洗净、揩干。

(3)用 0.5% 的硫酸纸片刺激左后足部皮肤,观察有无屈肌反射,并立即用清水洗净、揩干。

(4)在左后肢背侧剪开皮肤,在股二头肌和半膜肌之间分离坐骨神经,并将其用两根备用线做双结扎,并在两线之间剪断坐骨神经,用 0.5% 的硫酸纸片刺激左后足部皮肤,观察有无屈肌反射,并立即用清水洗净、揩干。

(5)用不同强度的电刺激,刺激左侧坐骨神经中枢端,观察两侧后肢其反应如何。

(6)用探针捣毁脊髓,再用中等强度的电刺激,连续刺激左侧坐骨神经中枢端,观察结果如何变化。

(7)用中等强度的电刺激,连续刺激左侧坐骨神经外周端,观察同侧后肢的反应。

(8)直接电刺激左后肢腓肠肌,观察其反应。

【注意事项】

1. 捣毁脑组织时不能损伤脊髓,以免破坏反射中枢;捣毁脑组织要彻底,若保留部分脑组织,则可能会出现自主活动。

2. 酸刺激的时间只能几秒钟,每次刺激的部位及面积应一致,且出现反射后必须立即用清水洗去硫酸溶液以保护皮肤,以免损伤相应的化学感受器。

3. 分离坐骨神经应尽可能向上些,并将其小分支剪断,以免影响实验效果。

【思考题】

1. 屈肌反射的反射弧组成是什么?

2. 电刺激蛙坐骨神经中枢端,两侧后肢反应是否相同,为什么?

二、蛙脊髓反射

【目的与原理】

掌握测定反射时的方法,观察并了解脊髓反射的某些特征。

反射时是指反射通过反射弧所需要的时间,即从刺激开始到出现反射性反应所需要的时间。脊髓水平即可独立完成的反射称为脊髓反射,脊髓反射潜伏期短,活动形式较固定,正常情况下这些反射活动在高位中枢的调控下进行。脊髓反射弧一般由感觉性的后根进入脊髓,由运动性的前根离开脊髓,具有中枢兴奋传播的特征,如单向传播、中枢延搁、兴奋的总和及后放等。

【实验对象】

蛙。

【器材与药品】

蛙类手术器械 1 套,铁支架,秒表,小棉球,棉线,滤纸,纱布,蛙板,培养皿,小烧杯。0.1%、0.3%、0.5%、1% 的硫酸溶液。

【步骤与观察】

1. 制备脊蛙　用探针刺入枕骨大孔,离断脑与脊髓间的联系,并破坏蛙脑,保留脊髓,用一小棉球堵塞创口以止血。

2. 用线穿过(或用大头针钩钩住)蛙的下颌,将蛙悬挂在铁支架上,待蛙四肢松软后,进行以下实验项目观察。

3. 观察项目

(1) 测定反射时:①用浸有 0.5% 浓度的硫酸滤纸片贴在一侧足背皮肤上,立即启动秒表记录时间,当屈腿反射一出现即停止记时,即为反射时。此时迅速清洗皮肤并揩干。②依次测定 0.1%、0.3%、0.5%、1% 硫酸刺激所引起的屈肌反射的反射时。且每种浓度重复三次实验,求其平均值。每一浓度测试后立即洗净皮肤上的硫酸,并休息约 3min。③试比较各浓度硫酸刺激引起屈肌反射时,分析反射时与刺激强度的关系。

(2) 观察脊髓反射的基本特征

1) 总和

a. 选用"单刺激"方式电刺激一侧后肢足背皮肤,测定引起屈肌反射的阈刺激。

b. 测定时间总和:用单个阈下强度的脉冲重复刺激后肢足背皮肤,调节刺激间隔直至出现屈腿反射。

c. 测定空间总和:用两个电极,以阈下强度同时刺激同一后肢相靠近的两处皮肤,观察结果如何?

2) 后放:用适宜强度的重复电脉冲刺激后肢足背皮肤,至出现屈腿反射立即停止刺激,观察每次刺激停止后,是否有连续的反射活动发生。并以秒表计算从刺激停止时开始,到反射动作结束,共持续多少时间。观察强刺激与弱刺激的结果有何不同?

3) 搔扒反射:将任一浸有硫酸溶液的小滤纸片一块,贴在蟾蜍腹部下段皮肤上,可见其四肢向此处搔扒,直到除掉滤纸片为止。

【注意事项】

1. 测定反射时,硫酸的浓度应由低到高,且在每一浓度的三次重复测定中,每次刺激的部位和强度要相同。

2. 每次硫酸刺激后,注意用清水冲洗并揩干,既保护皮肤又防止冲淡硫酸溶液。

【思考题】

1. 结合生理等理论知识,试分析脊髓反射的总和、后放现象的产生机制。

2. 何谓时间总和与空间总和?

3. 测定反射时的意义是什么?

(刘云霞 杨 洋)

实验二 去大脑僵直

【目的与原理】

通过观察去大脑僵直现象,了解脑干在姿势反射中的作用。

皮层运动区通过锥体束及锥体外系下行通路,控制脑干和脊髓运动神经元的活动,以支配肌肉的运动。中枢神经系统对伸肌的紧张度具有易化作用与抑制作用,通过这两种作用使骨骼肌保持适当的紧张度,以维持机体正常姿势。如果在动物中脑上、下丘之间离断脑干,则抑制肌紧张的作用减弱而易化肌紧张的作用相对加强,动物将出现四肢伸直、头尾昂起、脊柱挺硬的角弓反张现象,这一现象称为去大脑僵直。

【实验对象】

家兔,2~2.5kg(或用成年鼠)。

【器材与药品】

哺乳类动物手术器械 1 套,小骨钻,小咬骨钳,切脑刀或竹片,骨蜡或止血海绵,纱布,脱脂棉。

20% 氨基甲酸乙酯,乙醚,生理盐水,液体石蜡。

(一)兔去大脑僵直

【步骤与观察】

1. 麻醉与固定 取兔 1 只,称重,从耳缘静脉按 5ml/kg 体重缓慢注入 20% 氨基甲酸乙酯溶液。将麻醉好的动物仰卧位固定于兔手术台上。

2. 颈部手术 剪去颈部被毛,切开皮肤,分离皮下组织,作气管插管,并找出两侧颈总动脉,各穿一棉线以备结扎。

3. 开颅手术 将兔转为俯卧位,并把头固定于头架上,手术方法见第一篇第二章第八节。注意为避免大量出血,可用小缝合针在矢状窦的前后各穿一线并结扎;且在结扎颈总动脉后,再打开硬脑膜。

4. 观察项目

(1)切断脑干:松开动物的四肢,去掉头架。一手将动物的头托起,另一手用切脑刀从大脑半球后缘轻轻翻开枕叶,即可见到四叠体(上丘较粗大、下丘较小),在上、下丘之间略向前倾斜(对准兔的口角,呈 45° 方位)将刀插向颅底横切,同时向左右两边拨动,将脑干完全切断(图 2-1-1)。

（2）观察去大脑僵直现象：使兔侧卧，几分钟后可见兔的躯干和四肢逐渐变硬伸直（前肢较后肢更明显），头昂举，尾上翘，呈角弓反张状态（图2-1-2）。

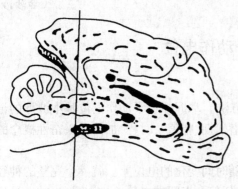

图 2-1-1　脑干切断线

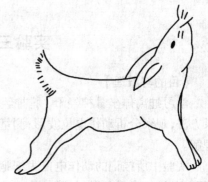

图 2-1-2　家兔去大脑僵直状

（二）小鼠去大脑僵直

【步骤与观察】

1. 麻醉与固定　将浸有乙醚的棉球同小鼠一并放在倒扣的烧杯内，当其麻醉后呼吸变慢且不再有随意活动时即取出，俯卧位固定，注意切勿压迫气管，以免使其窒息。

2. 手术　在小鼠头顶部沿正中线切开头皮，暴露出颅骨，辨认人字缝，在此缝前0.5~1mm处用较锋利的切脑刀，垂直通过颅骨刺入大脑直到颅底，并向两侧划切，彻底离断脑干，拿出切脑刀，松开小鼠，即可进行实验观察。

3. 观察项目　去大脑僵直现象同上。大多数小鼠有一定的潜伏期。如若现象不典型，可能是一侧切断不完全所致。

【注意事项】

1. 动物麻醉不宜过深。

2. 切断脑干处的定位要准确，切断脑干的部位不能偏低，以免损伤延髓呼吸中枢引起呼吸停止。如横切部位过高，则不出现去大脑僵直现象，可向尾侧再切一刀。

3. 横断脑干时，可将兔放于地板上操作，以防家兔挣扎将实验台器材蹐落而损坏。

4. 如果选择小鼠作此实验，应选择鼠龄较长的小鼠，因其颅骨钙化好、人字缝清楚，定位、离断较准确。

【思考题】

1. 试述去大脑僵直的产生机制。

2. 如果在下丘的下方再次切断脑干动物的姿势有何改变？试述其原因。

【附】

介绍一种"非开颅法"进行去大脑僵直的实验方法。

家兔麻醉、皮肤切开同开颅法。暴露人字缝、矢状缝和冠状缝，在人字缝与冠状缝连线（即矢状缝）的前2/3和后1/3交界处向左或向右旁开5mm为穿刺点。用探针Z在穿刺点上钻一小孔，在颅顶呈现水平状态时，用7号注射针头自小孔垂直插入颅底并左右划动，完全横断脑干，数分钟后，可见动物四肢慢慢伸直，头后仰，尾上翘，呈角弓反张状态。如效果不明显，可将针略向前倾斜，再次重复横断脑干动作，即可出现去大脑僵直现象。

（李莎莎）

实验三　神经干动作电位

【目的与原理】

学习蛙离体坐骨神经干-腓神经标本的制备方法。掌握神经干动作电位基本波形的记录方法,观察分析动作电位波形;测量动作电位的潜伏期、幅值及时程,加深对兴奋性概念的理解。

实验中所描记的动作电位为细胞膜外两点间随时间变化的电位差。就一个完整的神经干而言,神经未受刺激时,膜外均匀分布着正电荷,任何两点间的电势差均为零,当神经受到适宜刺激时,动作电位在受刺激部位产生,并沿细胞膜传导,先传导到距刺激电极近的引导电极所接触部位的膜,引起此部位膜外钠离子内流,膜外正电荷逐渐减少,和远端引导电极所接触的膜表面形成电势差,且随钠内流的增多电势差增大,在复极过程中随着钾离子的外流,两点间的电势差又逐渐减小,当动作电位传导到远端引导电极所在位置的膜时,引起一次类似的变化,但两点间形成的电势差的方向与前面相反,所以我们描记到的动作电位呈双相。

神经干是由很多兴奋性不同的神经纤维组成,所以神经干动作电位与单根神经纤维的动作电位不同,它是由许多神经纤维动作电位综合而成的复合性电位变化,其电位幅度在一定范围内可随刺激强度的变化而变化,即在阈刺激和最大刺激之间,动作电位的幅值随刺激强度的增加而增大。

【实验对象】

蛙。

【器材与药品】

蛙类手术器械1套,BL-420生物机能实验系统,神经标本屏蔽盒,培养皿,滴管,污物缸。任氏液。

【步骤与观察】

1. **制备蛙坐骨神经-腓神经标本**　将分离好的坐骨神经-腓神经标本放入盛有任氏液的培养皿中,稳定5~10min,即可供实验之用。

2. **连接实验装置**　先将神经标本屏蔽盒的所有电极用浸有任氏液的棉球擦拭,去掉其污物及金属氧化层以免妨碍导电,不要留有水珠。将标本放置电极上,神经干粗的一端置于刺激电极上,细的一端放在记录电极上。

3. **仪器准备**　BL-420生物机能实验系统参数设置:选择"输入信号"下拉菜单——选择相应信号输入通道——选择"触发"后,系统将自动把生物信号输入并设置参数。使用鼠标单击工具条上的"开始"命令按钮开始实验,记录。

4. **观察项目**

(1) 神经干动作电位基本波形描记:刺激参数如下,刺激模式为细电压,刺激方式为单刺激,波宽为0.05ms,强度为1V。可在刺激伪迹之后出现正负双向的动作电位。测量潜伏期(刺激伪迹至动作电位的起始处时间差);动作电位正向、负向波的幅值与时程,注意比较二者是否相同。

(2)测定阈强度和最大刺激强度:在刺激的时间、强度对时间变化率恒定的情况下,刚刚能引起神经干动作电位产生的刺激为神经干的阈刺激,其强度为阈强度。强度小于阈强度的刺激为阈下刺激。随着刺激强度的增大,同时兴奋的细胞数目增多,神经干动作电位幅度随之加大,当刺激强度增大到某一值时,动作电位幅度不再增大,此时的刺激强度为最大刺激强度。

(3)单相动作电位:观察 1 项的刺激和记录条件不变。在记录电极两极之间用镊子夹伤神经干后,再刺激神经标本,便可见到双相动作电位只留下第一相,第二相则完全消失,即单相动作电位。观察并测量单相动作电位的波形、幅值、潜伏期和动作电位的时程。

【注意事项】
1. 分离和使用神经干标本时,应适时滴加任氏液,以保持标本湿润。
2. 神经干应与每个电极密切接触且不能发生折叠。

【思考题】
1. 神经干动作电位的波形和幅度与单根神经纤维上的有何不同? 为什么?
2. 神经干动作电位会随刺激强度的变化而变化吗,为什么?
3. 实验中如何区分刺激伪迹与动作电位?

【附】
动作电位的潜伏期:从刺激伪迹开始到动作电位开始的时间。

刺激伪迹:当逐渐增大刺激强度时,在显示屏的左侧基线上出现的第一个波称为伪迹。它产生的机制是:①刺激脉冲通过刺激电极与记录电极之间的阻容耦合进入放大器;②通过细胞膜的电缆效应耦合进入放大器。伪迹前沿代表刺激的开始,后沿代表刺激的结束,故常用一个小的刺激伪迹来测定潜伏期等,即用刺激伪迹作为精确测定刺激作用时间的起点。但是过大的刺激伪迹可使动作电位波形发生畸变。

细胞外双极记录法:本实验是一种细胞外记录的方法,所测电位不代表细胞内的电位,仅反映膜外电位的改变。双极记录法所记录的电位变化,是两个电极之间的相对电位,不能代表电极下的真实电位而是其代数和。

测量单、双相动作电位的时程、振幅:先在屏幕上测量双相动作电位的时程、振幅,然后用镊子将电极 R_1、R_2 间的神经夹伤,或将普鲁卡因滤纸片置于 R_1、R_2 间,即可见动作电位的第二相逐渐消失,而成为单相动作电位,再测其时程、振幅。

(于海荣　杨　洋)

实验四　刺激强度 - 时间关系曲线

【目的与原理】
测定引起离体坐骨神经兴奋所必需的刺激强度和最短刺激时间之间的相互关系。

刺激的作用效果取决于刺激的三要素,即刺激强度、刺激持续时间及强度 - 时间变化率,三者相互影响。在机能实验中多采用矩形波脉冲的电刺激,矩形波的前沿很陡直,即刺

激强度 - 时间变化率大而固定,所以,施加刺激时只考虑刺激强度与刺激持续时间两个变量。表达二者关系的曲线称为强度 - 时间曲线。该曲线表明,刺激强度与刺激持续时间二者成反比,刺激强度越小,引起反应所需的作用时间就越长;反之亦然。若刺激弱于某一基强度,作用时间再长也不能引起兴奋;相反,刺激强度很大,而作用时间太短,同样不能引起兴奋。将基强度刺激时引起兴奋所需的最短时间称为利用时,而用两倍基强度刺激引起兴奋所需的最短持续时间,称为时值。

【实验对象】

蛙。

【器材与药品】

BL-420 生物机能实验系统,蛙类手术器械 1 套,神经标本屏蔽盒。

任氏液。

【步骤与观察】

1. 制备坐骨神经－腓神经标本　将标本放置在屏蔽盒内的刺激和记录电极之上。

2. 仪器连接和调试　仪器连接同神经干动作电位实验。

BL-420 生物机能实验系统参数设置:选择"输入信号"下拉菜单——选择相应信号输入通道——选择"触发"后,系统将自动把生物信号输入并设置参数。使用鼠标单击工具条上的"开始"命令按钮开始实验,记录。

3. 观察项目

(1)测定基强度:刺激参数:刺激模式为细电压,刺激方式为单刺激。测定坐骨神经干 Aα 纤维的基强度和利用时,调节刺激波宽(持续时间)为 100ms,从 0 逐渐增大刺激强度,直至显示屏上出现微小动作电位,此时的刺激强度即代表 Aα 纤维兴奋的阈强度——基强度。然后保持强度不变,逐渐缩短刺激波宽,直到求出刚好能引起兴奋的最短持续时间——利用时。

(2)测定时值:将刺激强度定在基强度的 2 倍,可见动作电位幅值增大。然后将刺激脉冲波宽逐渐缩短,可见动作电位幅度逐渐缩小,刚好能使动作电位出现时的波宽值为时值。

(3)绘制强度 - 时间曲线:分别以 1.5、2、3、4、5 倍……基强度的刺激,刺激神经干,找出各强度引起反应的最短作用时间(波宽)。将所获得的时间与强度相对应的一对对数据在坐标纸上作图,即可绘出强度 - 时间曲线。标明基强度、时值、利用时的位置。

【注意事项】

1. 刺激电极必须用乏极化电极,否则金属电极发生的极化现象将使测量结果复杂化。

2. 活组织在受到刺激时其兴奋性易发生改变,所以,在实验时应注意掌握刺激量,使曲线不至于偏离太大。

【思考题】

1. 一个有效刺激必须满足哪几个基本条件?

2. 通常采用哪种参数作为衡量组织兴奋性的指标?

(陈建双　杨　洋)

实验五　负荷对骨骼肌收缩的影响

【目的与原理】

本实验的目的主要是了解前、后负荷对骨骼肌收缩的影响。

肌肉在体或实验条件下可能遇到的负荷主要有两种:一种是在肌肉收缩前就加在肌肉上的负荷,称为前负荷。前负荷决定肌肉收缩前就处于某种程度的被拉长状态,具有一定的初长度。在一定范围内,初长度越大,肌肉收缩时产生的张力也越大。肌肉在最适初长度条件下能产生最大的张力,此时的前负荷为最适前负荷。超过最适初长度,肌肉收缩力反而会下降。另一种是在肌肉开始收缩时才能遇到的负荷或阻力,称为后负荷。在一定范围内,随着后负荷的增大,肌肉的收缩张力相应增大,而缩短速度逐渐减小。当后负荷增大到一定数值时,肌肉便不能缩短,做功为零,但肌肉收缩是产生的肌张力最大。不同的肌肉各有其适宜的后负荷,肌肉在适宜的后负荷条件下,做最大的功。

【实验对象】

蛙。

【器材与药品】

蛙类手术器械 1 套,BL-420 生物机能实验系统,肌动器,铁支架,小棉球,棉线,滤纸,纱布,蛙板,培养皿,小烧杯。

任氏液。

【步骤与观察】

1. **制备坐骨神经腓肠肌标本**　并将制备好的标本在任氏液中浸泡 5~10min,使其兴奋性趋于稳定。

2. **固定标本**　将神经干置于肌动器的刺激电极上,标本上的股骨残端插入肌动器固定孔,上紧固定螺钉。跟腱上的系线绕过滑轮向上牵引缚于张力换能器悬臂的着力点上,换能器固定在支架上,使肌肉处于自然拉长的长度。同时跟腱上的系线还可缚于肌动器杠杆的短臂上,长臂在实验过程中用来加负荷。将肌动器杠杆下支持螺钉上旋使之顶起杠杆,调节支持螺钉高度,使杠杆在加负荷时才与肌肉收缩发生关系。

3. **调整实验记录装置**　将换能器的插头与记录装置连接。

BL-420 生物机能实验系统参数设置:

信号输入:选择相应通道(根据张力换能器所接通道而定)。

增益选择:根据肌肉收缩的强弱调节增益。

使用鼠标单击"开始"命令按钮开始实验,记录。

刺激器的输出端接肌动器的刺激电极,刺激方式为单刺激,波宽:0.05ms,强度按照需要调节。

4. **观察项目**

(1)寻找最大刺激强度:启动刺激器,从最小刺激强度开始对神经进行刺激,并进行记录。逐步增加刺激强度,肌肉的收缩幅度不断增大,至肌肉出现最大收缩幅度时所对应的刺激强度即为最大刺激强度(实验过程中刺激器输出刺激强度就固定为此强度值)。

(2)前负荷对肌肉收缩的影响:调节支持螺钉使之脱开杠杆,在杠杆不加砝码时,用单个最大刺激强度刺激神经,可见肌肉收缩一次,观察肌肉收缩波形;在杠杆上加一 5g 砝码再刺激一次,观察结果;依此类推,顺序加上 10g、15g、20g……时,观察对肌肉收缩的影响。可见随着前负荷的增加,肌肉收缩的幅度先增高后下降。需要注意的是在记录过程中,记录仪的显速应适当增快。

（3）后负荷对肌肉收缩的影响:调节支持螺钉,使之刚好接触杠杆。当肌肉处于静息状态时,由于杠杆受到螺钉的支持,因此无论在杠杆上加多大砝码,杠杆也不会被拉下。当肌肉受到刺激发生收缩而提起杠杆时,在杠杆上所加砝码才发挥作用,这就是后加负荷。在杠杆上加一 5g 砝码,用单个最大刺激强度刺激神经,观察收缩结果;依此类推,分别观察依次加上 10g、15g、20g……时,对肌肉收缩的影响。可见,随着后负荷的增加,肌肉收缩的幅度逐渐下降。

【注意事项】

1. 每次刺激之后,必须让标本有足够的休息时间(30s),并经常用任氏液湿润标本,以保持其兴奋性。

2. 在同一组实验中,单个最大刺激的参数应保持不变。

3. 在做后负荷实验时,将绑缚肌腱的线固定在肌动器杠杆上时,线的松紧度应适中,否则会影响肌肉收缩曲线的实际高度。

4. 做前负荷实验时,每改变一次负荷重量,要通过升降换能器改变其垂直位置,调整通过定滑轮绕线的紧张度。

5. 观察前负荷或后负荷对肌肉收缩的影响,应分别各用一个标本,以免使用同一标本时间过长,而使其兴奋性发生改变。

【思考题】

1. 试用滑行理论解释肌肉收缩存在最适初长度的原因。

2. 讨论前、后负荷对肌肉收缩的影响。

（于海荣）

实验六　有机磷酸酯类中毒及解救

【目的与原理】

敌百虫是有机磷酸酯类药物,有机磷酸酯类药物为难逆性抗胆碱酯酶药,可与胆碱酯酶结合形成磷酰化胆碱酯酶,使胆碱酯酶失去水解乙酰胆碱的能力,造成乙酰胆碱在突触间隙大量积聚,并激动突触后膜上的 M、N 型胆碱受体,引起一系列中毒症状。根据作用受体不同而产生的中毒症状分:M 样、N 样和中枢样症状。毒物进入体内的速度和量不同,引起中毒轻重不同。轻度中毒:M 样症状为主;中度中毒:除 M 样症状外,还有 N 样症状;重度中毒:除 M、N 样症状外,还出现中枢样症状。

阿托品为 M 受体阻断药,与 M 受结合后能阻断 ACH 与 M 受体结合,能迅速缓解 M 样症状。此外,大剂量阿托品还能阻断神经节的 N1 受体,对抗有机磷酸酯类对神经节的兴奋作用,但阿托品不能阻断 N2 受体,故不能解除骨骼肌震颤,对中毒晚期的呼吸机麻痹也无效,对胆碱酯酶活性的恢复也无作用。碘解磷定是一种胆碱酯酶复活药,可与磷酰化胆碱酯酶结合形成磷酰化胆碱酯酶和碘解磷定的复合物,此复合物进一步裂解为磷酰化碘解磷定和游离的胆碱酯酶,从而使胆碱酯酶恢复水解 ACH 的能力,碘解磷定恢复酶活性作用对骨骼肌最为明显,能迅速制止肌束颤动,缓解 N 样症状。故中、重度有机磷酸酯类药物中毒后,常联合应用胆碱酯酶复活药碘解磷定与 M 胆碱受体阻断药阿托品解救。

本实验复制有机磷酸酯类中毒模型,观察家兔中毒症状并解救,加深对有机磷酸酯类中毒机制及不同解救药作用机制的理解。

【实验对象】

家兔,2~2.5kg。

【器材与药品】

注射器,瞳孔测量尺,滤纸,棉球,婴儿秤,计时器。

10% 敌百虫,0.2% 阿托品,2.5% 碘解磷定。

【步骤与观察】

1. 取家兔 1 只称重,观察记录下列指标:一般情况、呼吸、心率、有无肌震颤、测试肌张力、有无大小便、唾液分泌、测量瞳孔大小。

2. 经兔耳缘静脉给敌百虫 1ml/kg,观察家兔的中毒症状并记录。

3. 待中毒症状明显后,立即从耳缘静脉给予阿托品 2ml/kg 解救,观察并记录各指标变化。

4. 5min 后耳缘静脉缓慢推注碘解磷定 3ml/kg 解救,观察并记录中毒症状的缓解情况,把实验结果填入表 2-1-1。

表 2-1-1　实验结果

		用敌百虫前	用敌百虫后	用阿托品后	用碘解磷定后
一般情况					
瞳孔	左眼				
	右眼				
唾液分泌					
大小便					
心率					
呼吸频率					
肌震颤					

【注意事项】

1. 敌百虫接触皮肤后应立即用清水冲洗,切勿用肥皂,因为敌百虫在碱性条件下可以转变成毒性更强的敌敌畏。

2. 敌百虫刺激性很大,耳缘静脉给药时要将家兔固定好,以防药液外漏。

3. 解救药物应事先抽好,待中毒症状明显后立即解救。

4. 静脉注射碘解磷定时速度要慢,以免引起本药中毒(呼吸抑制、心动过速)而死亡。

5. 每次测量瞳孔时,所处光线强弱一致。

【思考题】
1. 有机磷酸酯类中毒的机制是什么？主要中毒症状有哪些？
2. 有机磷酸酯类中毒常用解救药是什么？解救机制是什么？

（毕红东）

第二章

呼吸系统实验

　　机体的生命活动需要消耗能量,这些能量最终都来自体内营养物质的氧化。氧化过程则要耗氧并产生二氧化碳,由于氧和二氧化碳都不能在体内大量储存,因此,机体必须通过呼吸不断地从外界环境摄取氧气并将二氧化碳排出体外。呼吸是维持机体新陈代谢和功能活动所必需的基本生理过程之一。

　　整个呼吸过程由三个相互衔接且同时进行的环节组成,即外呼吸、气体在血液中的运输和内呼吸。外呼吸是指肺泡毛细血管血液与外界环境之间的气体交换过程,包括肺通气和肺换气两个过程。内呼吸也称组织换气,是指组织毛细血管血液与组织细胞之间的气体交换过程。气体在血液中的运输时衔接外呼吸和内呼吸的中间环节,即由循环血液将氧气从肺运输到组织以及将二氧化碳从组织运输到肺的过程。可见机体与外界环境之间的气体交换过程需呼吸系统和循环系统共同完成,这种协调配合,以及它们与机体代谢水平的适应,又都受神经、体液等因素的调节。因此,呼吸系统实验涉及的内容及范围十分广泛,呼吸系统机能实验的目的在于通过理化、神经体液、药物等因素的影响以及呼吸系统疾病模型的制备,观察呼吸系统的变化规律,为进一步学习呼吸系统的实验生理学、实验病理学、实验药理学以及呼吸系统疾病诊断、治疗的研究奠定坚实的基础。

实验一　呼吸运动的调节

【目的与原理】

　　呼吸是指机体与外界环境之间的气体交换过程。通过呼吸,机体从大气中摄取新陈代谢所需的 O_2,排出所产生的 CO_2。呼吸过程的一个重要环节首先是实现外界空气与肺之间的气体交换即肺通气,而完成肺通气的原动力则是呼吸肌的收缩、舒张所造成的胸廓的扩大与缩小,即呼吸运动。当胸廓运动时由于胸膜腔的结构特点以及胸膜腔负压的存在,胸廓运动必然带动肺的扩大和缩小,造成外界大气压与肺内压之间的差值,推动气体通过呼吸道进出肺。

　　正常情况下,呼吸运动能够在各级呼吸中枢的相互配合下有节律地运行,并能随机体代谢需要发生适应性变化。呼吸运动调节中最重要的就是化学感受性调节。感受器根据其所在部位不同分为外周化学感受器和中枢化学感受器,外周化学感受器为颈动脉体和主动脉体,此两处血液供应丰富,能敏感地感受其周围动脉血液中的化学变化,当动脉血 PO_2 降低、PCO_2 或 H^+ 升高时,受到刺激可反射性引起呼吸加深加快和血液循环功能的变化。中枢化学感受器位于延髓的腹外侧浅表部位,当脑脊液和局部细胞外液中的 H^+ 浓度升高时可反射性引起呼吸加深加快。

在呼吸运动中,由于呼吸肌的收缩和舒张引起胸壁的向外扩张或回缩,本实验将张力换能器连接与剑突软骨之上,借助于 BL-420 生物机能实验系统描记胸壁的起伏运动,即呼吸运动曲线,从而观察了解不同因素对呼吸运动的影响。

本实验的目的在于学习呼吸运动的记录方法,观察不同因素及药物对呼吸运动的影响。

【实验对象】
家兔,2~2.5kg。

【器材与药品】
BL-420 生物机能实验系统,兔手术台,哺乳动物手术器械 1 套,CO_2 气囊,张力换能器,缺氧瓶,注射器,50cm 长橡皮管等。

20% 氨基甲酸乙酯溶液,2.5% 哌替啶溶液,3% 乳酸溶液,生理盐水。

【步骤与观察】

1. **麻醉固定** 取家兔 1 只,耳缘静脉注射 20% 氨基甲酸乙酯溶液(5ml/kg),麻醉后仰卧位固定于兔手术台上。

2. **颈部手术** 剪去颈部的兔毛,正中切开皮肤 5~7cm,分离气管,行气管插管术;分离双侧迷走神经,穿线备用。

3. **连接 BL-420 生物机能实验系统** 在剑突下方沿腹白线做一长约 2~4cm 的切口,打开腹腔,小心分离剑突表面组织,暴露出剑突软骨与剑突骨柄,挑起剑突,剪断剑突骨柄,使剑突完全游离。此时可观察到剑突软骨完全跟随膈肌收缩而上下自由移动。用穿线的铁钩挂住软骨,线的另一端连接于张力换能器和 BL-420 生物机能实验系统。

4. **观察项目**

(1)描记正常呼吸运动曲线,观察记录呼吸的频率及深度。

(2)增加吸入气 CO_2 的浓度,观察记录呼吸运动的变化。将 CO_2 气囊的管口对准气管插管的一侧管,并将管上的夹子逐渐松开,使 CO_2 气流不致过急、过快地吸入气管,观察记录高浓度 CO_2 对呼吸运动的影响。去掉上述处理,观察记录呼吸运动的恢复过程。

(3)降低吸入气中 O_2 浓度,观察记录呼吸运动的变化。将气管插管的一侧管夹闭,另一侧管与密闭的缺氧瓶相连(缺氧瓶内装有钠石灰),使兔呼吸瓶中的空气。此时,动物呼出的 CO_2 可被钠石灰吸收,故随着呼吸的进行,气囊内的 O_2 越来越少,观察记录低 O_2 对呼吸运动的影响。去掉上述处理,观察记录呼吸运动的恢复过程。

(4)增大无效腔,观察记录呼吸运动的变化。将气管插管的一侧管夹闭,另一侧管连接约 50cm 长的橡皮管,使无效腔增大,观察记录对呼吸运动的影响。去掉上述处理,观察记录呼吸运动的恢复过程。

(5)静脉注射哌替啶,观察记录呼吸运动的变化。按 5mg/kg 的剂量由耳缘静脉缓慢注入哌替啶,然后重复项目"(2)",观察记录两次呼吸运动变化有何不同。

(6)静脉注射乳酸,观察记录呼吸运动的变化。由耳缘静脉注入 3% 乳酸溶液 1~2ml,观察记录呼吸运动变化及恢复过程。

(7)迷走神经在呼吸运动中的作用。剪断一侧迷走神经,观察记录呼吸运动变化,再剪断另一侧迷走神经,观察记录呼吸运动的变化情况。

【注意事项】

1. 每一观察项目均应与因素作用前的呼吸运动曲线作为对照。

2. 乳酸静脉注入时不可外漏,以免动物躁动影响实验结果。

3. 注射哌替啶时,应严格控制剂量,并密切观察呼吸运动变化。如出现过度呼吸抑制,应立即静脉注射尼可刹米进行抢救。

【思考题】

1. 缺氧、增大无效腔和吸入气的 CO_2 对呼吸运动有何影响,为什么?

2. 注射哌替啶前后分别给予吸入 CO_2,对呼吸运动的影响有何不同? 为什么?

3. 迷走神经在节律性呼吸运动中起何作用?

(陈建双)

实验二　膈神经放电

【目的与原理】

呼吸中枢产生的节律性神经冲动经脊髓发出的膈神经及肋间神经传出,引起膈肌和肋间肌节律舒缩活动从而引起胸廓节律性扩大和缩小,即呼吸运动。因此描记膈神经的传出冲动可以反映呼吸中枢的节律性活动情况。

本实验的目的在于学习在体膈神经放电的描记方法,并观察各种因素对膈神经群集性放电的影响,加深对呼吸运动调节的认识。

【实验对象】

家兔,2~2.5kg。

【器材与药品】

BL-420 生物机能实验系统,兔手术台,哺乳类动物手术器械 1 套,CO_2 气囊,张力换能器,注射器,50cm 长橡皮管,皮钩等。

20% 氨基甲酸乙酯溶液,尼可刹米,生理盐水,液体石蜡。

【步骤与观察】

1. **麻醉固定**　取 1 只家兔,耳缘静脉注射 20% 氨基甲酸乙酯溶液(5ml/kg),麻醉后仰卧位固定于兔手术台上。

2. **颈部手术**

(1) 剪去颈部的兔毛,正中切开皮肤 5~7cm,分离气管,行气管插管术。

(2) 双侧迷走神经分离,穿线备用。

(3) 左侧膈神经分离,穿线备用。膈神经在臂丛内侧横跨臂丛向后内侧行走,用玻璃分针小心分离出左侧膈神经约 1~2cm,穿线备用。为使电位幅度记录较大,可小心剥去神经干周围的结缔组织膜。

3. **膈神经放电信号引导、呼吸运动曲线描记**

(1) 用皮钩将膈神经周围的皮肤及肌肉组织向外上方牵拉并固定,使之形成一皮兜,在皮兜内侧靠近膈神经处滴入 38℃液体石蜡浸泡神经,防止神经干燥并起到保温和绝缘作用。用引导电极的黑色鳄鱼夹夹住颈部切口的皮肤,使动物接地。用玻璃分针将膈神经轻轻挑起放至引导电极上,并与 BL-420 生物机能实验系统相连,描记膈神经放电波形。注意神经不可牵拉过紧,避免电极接触周围组织。

（2）在剑突下方沿腹白线做一长约 2~4cm 的切口,打开腹腔,小心分离剑突表面组织,暴露出剑突软骨与剑突骨柄,挑起剑突,剪断剑突骨柄,使剑突完全游离。此时可观察到剑突软骨完全跟随膈肌收缩而上下自由移动。用穿线的铁钩挂住软骨,线的另一端连接于张力换能器和 BL-420 生物机能实验系统,描记家兔呼吸运动曲线。

4. 观察项目

（1）观察记录正常呼吸运动曲线与膈神经放电,分析二者之间的关系:膈神经放电为群集性节律性放电,电位幅度为 100~200μV,神经放电的同时借助于 BL-420 生物机能实验系统的信号转换功能,可以听到神经放电类似打鼾的声音。观察记录膈神经放电的波形特点（放电幅度、放电持续时间、簇内放电频率、节律性放电周期等）;结合膈神经放电、呼吸运动曲线及家兔的胸壁起伏状态,试分析膈神经放电与呼吸运动之间的关系。

（2）增加吸入气中 CO_2 的浓度对膈神经放电影响:将装有 CO_2 气囊管口对准气管插管的一侧管,并将管上的夹子逐渐松开,使 CO_2 较缓慢地吸入气管,观察记录高浓度 CO_2 对膈神经放电及呼吸运动曲线的影响。去掉上述处理,观察记录膈神经放电及呼吸运动曲线的恢复过程。

（3）增大无效腔对膈神经放电的影响:将气管插管的一侧管夹闭,另一侧管连接约 50cm 长的橡皮管,使无效腔增大,持续约 1~2min,观察记录膈神经放电及呼吸运动曲线的变化。去掉上述处理,观察记录膈神经放电及呼吸运动曲线的恢复过程。

（4）尼可刹米对膈神经放电的影响:由兔耳缘静脉注射稀释的尼可刹米 1ml（内含 50mg）,观察记录膈神经放电及呼吸运动曲线的变化。

（5）肺牵张反射对膈神经放电的影响:在气管插管的一侧管上用橡皮管连接 20ml 注射器。观察记录一段呼吸运动曲线,在吸气相末,先将气管插管的另一侧管堵住,然后立即将注射器内事先装好的 20ml 空气迅速推注入肺内,并使肺维持在扩张状态。观察此时膈神经放电及呼吸运动曲线变化。待呼吸运动恢复后,停止堵塞。呼吸平稳后,在呼气相末,堵塞气管插管的另一侧管,用注射器抽取肺内空气约 15~20ml,并使肺维持在萎陷状态,观察此时膈神经放电及呼吸运动曲线变化。呼吸运动恢复后,停止堵塞。以上过程可反复几次进行观察。

（6）切断迷走神经对膈神经放电的影响:切断一侧迷走神经,观察膈神经放电和呼吸运动曲线的变化;再切断另一侧迷走神经,观察膈神经放电和呼吸运动曲线有何变化。切断双侧迷走神经后,重复上述肺牵张反射的操作步骤,观察呼吸运动及膈神经放电有无变化。

【注意事项】

1. 分离膈神经动作要轻柔,神经分离要干净,不能有组织或血粘在神经上,手术中尽量避免出血和对神经的过度牵拉。

2. 要经常在皮兜内滴 38℃液体石蜡,以防神经干燥和保温。

【思考题】

1. 吸入气中 CO_2 浓度增高、增大无效腔及尼可刹米分别对膈神经放电和呼吸运动有何影响? 为什么?

2. 切断双侧迷走神经前后肺牵张反射时对膈神经放电的影响有何不同？为什么？

（陈建双 李莎莎）

实验三 三种缺氧模型的复制和环境温度对缺氧耐受性的影响

【目的与原理】

氧是生命活动所必需，当组织氧供减少或不能充分利用氧，导致组织的代谢、功能、形态结构异常变化的病理过程称为缺氧。大气中的氧通过呼吸进入肺泡，弥散入血，与血红蛋白结合，由血液循环输送到全身，被组织细胞摄取利用。其中任何一个环节发生障碍都可引起缺氧。根据缺氧原因和血氧变化特点，缺氧分为四种类型：低张性缺氧、血液性缺氧、循环性缺氧和组织性缺氧。

低张性缺氧是以动脉血氧分压过低、血氧含量减少为基本特征的缺氧；血液性缺氧是由于血红蛋白含量减少或血红蛋白质量改变，使血液携氧能力下降或与血红蛋白结合的氧不易释出引起的缺氧；组织性缺氧是指在组织供氧正常的情况下，因细胞、组织利用氧的能力减弱而引起的缺氧。吸入气中氧分压过低可导致低张性缺氧；CO 及亚硝酸钠中毒时，均可改变血红蛋白性质，使血红蛋白失去运氧功能，造成血液性缺氧；而氰化物进入体内后可迅速与氧化型细胞色素氧化酶的三价铁结合，使之不能还原成还原型细胞色素氧化酶，以致呼吸链中断，组织不能利用氧，发生组织性缺氧。机体对缺氧的耐受主要与代谢耗氧率和机体的代偿能力有关。当机体所处环境温度过高或过低时，都可使其代谢耗氧率发生变化，从而使其对缺氧的耐受性发生改变。

本实验通过复制低张性、血液性、组织性三种缺氧动物模型，观察缺氧时动物的一般情况、呼吸及皮肤黏膜、血液颜色等的变化，了解各种类型缺氧的特点、发生机制以及对机体的影响。并且通过改变小白鼠所处的环境温度，观察小鼠对低张性缺氧的耐受性来了解环境温度对缺氧耐受性的影响。

【实验对象】

小白鼠，20~22g，雌雄不限。

【器材与药品】

缺氧瓶（250ml 带塞锥形瓶或广口瓶），CO 发生装置，小动物电子秤，酒精灯，温度计，500ml 烧杯，5ml 和 2ml 刻度吸管，1ml 注射器，手术剪，手术镊。

钠石灰（$NaOH \cdot CaO$），甲酸，浓硫酸，5% 亚硝酸钠溶液，1% 亚甲蓝溶液，生理盐水。

【步骤与观察】

1. 低张性缺氧 取大小及一般状况相似的 3 只小白鼠，观察记录小白鼠的一般状况、呼吸、皮肤黏膜颜色等各项指标。分别置于三个 250ml 缺氧瓶（内装约 5g 钠石灰吸收二氧化碳）中，塞紧瓶塞使瓶密闭，其中一只置于室温环境中，一只置于冰水环境中，一只置于 40~42℃ 热水环境中。观察记录上述指标一次（如有变化则随时记录），直到动物死亡为止，记录每只小鼠死亡时间。

注：钠石灰作用原理 $NaOH \cdot CaO + CO_2 \rightarrow Na_2CO_3 + CaCO_3 + H_2O$

2. 一氧化碳中毒性缺氧

（1）如图 2-2-1 装好 CO 发生装置。将一只小白鼠放入瓶中，观察记录小白鼠的一般状况、呼吸、皮肤黏膜颜色等各项指标。

（2）取甲酸 3ml 放入试管内，缓慢加入浓硫酸 2ml，塞紧瓶塞。适时用酒精灯加热，过热时将酒精灯移开，防止试管爆炸或因 CO 产生过多过快，动物迅速死亡，血液颜色改变不明显。

（3）待小白鼠呼吸明显减慢、活动减少等抑制现象时，立即打开瓶塞（注意先夹住通气导管，撤走酒精灯，以免 CO 外逸），并立即将小白鼠从瓶中取出，观察恢复情况。

（4）另取一只小白鼠重复上述操作，但不予抢救，观察记录上述指标。

注：一氧化碳产生原理

$$HCOOH \xrightarrow[\triangle]{H_2SO_4} H_2O + CO \uparrow$$

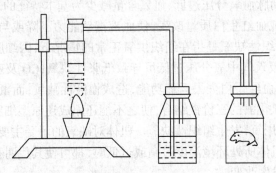

图 2-2-1 一氧化碳发生装置连接示意图

3. 亚硝酸钠中毒性缺氧 取体重相近的小白鼠 2 只，观察记录上述指标后，其中一只先向腹腔注射 5%NaNO$_2$ 0.3ml，立即再向腹腔注射 1% 亚甲蓝 0.3ml；另一只也先向腹腔注射 5%NaNO$_2$ 0.3ml，立即再向腹腔注射生理盐水 0.3ml。观察记录各项指标变化，记录死亡时间。

4. 组织性缺氧（氰化钾中毒） 取一只小白鼠称重，观察记录上述指标后，腹腔注射 0.125% 氰化钾溶液 0.1ml/10g。观察记录上述指标。

5. 取一只正常小鼠，直接采用颈椎脱臼法处死，然后将其同三种缺氧死亡的小鼠尸体腹部剖开，比较血液及肝脏颜色。并将实验结果填入表 2-2-1。

表 2-2-1 观察指标

类型	一般状况 （活动度）	呼吸 （频率、幅度）	皮肤黏膜 颜色	血液 颜色	死亡 时间
正常					
低张性（室温）					
低张性（冰水）					
低张性（热水）					

续表

类型	一般状况 （活动度）	呼吸 （频率、幅度）	皮肤黏膜 颜色	血液 颜色	死亡 时间
CO 中毒					
NaNO$_2$ 中毒					
KCN 中毒					

【注意事项】

1. 必须保证缺氧瓶完全密闭。

2. 吸取甲酸与浓硫酸时，注意不要溅到衣服或皮肤上。

3. CO 中毒性缺氧实验完毕后，及时处理 CO 发生器内的残余物。

4. 氰化钾为剧毒药物，注意使用，勿沾染皮肤、黏膜，特别是破损处，用后器材严加处理，以防意外。

5. 冰水中的冰如果融化，随时添加。

【思考题】

1. 三种类型缺氧小白鼠血液及肝脏颜色变化有何特点，为什么？

2. 低张性缺氧小鼠呼吸如何变化？为什么？

3. 是不是所有的缺氧都有发绀？有发绀一定是缺氧吗？

4. 环境温度对缺氧耐受性有哪些影响？机制是什么？对临床有何指导意义？

（于海荣 董雅洁）

实验四 吗啡对小鼠咳嗽反射的抑制作用

【目的与原理】

呼吸道的功能主要是调节气道阻力，从而调节肺的气体量和呼吸功，除此之外，还有保护功能，包括对吸入气的加温、湿润、过滤、清除作用和一些防御反射。在整个呼吸道都存在着激惹感受器，它们是分布在黏膜上皮的迷走传入神经末梢，受到机械或化学刺激时，引起防御性呼吸反射，以清除激惹物，避免其进入肺泡。其中，咳嗽反射是很常见的重要的防御反射，咳嗽先有吸气动作，紧闭声门，发生强烈呼气，提高胸内压然后声门突然开启，由于压力差，肺泡与呼吸道内气体以极高速度咳出体外，形成咳嗽动作。它的感受器位于喉、气管和支气管的黏膜，传入冲动经迷走神经传入延髓，触发一系列协调的反射效应，引起咳嗽反射。咳嗽可排除呼吸道分泌物或异物，一定程度的咳嗽是有益的，而过于频繁的剧咳，不仅会增加病人痛苦、影响睡眠和休息、增加体力消耗甚至会促进病症发展，应考虑应用适当的镇咳药以缓解咳嗽。临床上常用的镇咳药分为中枢性镇咳药和外周性镇咳药，吗啡具有很强的镇咳作用，属于中枢性镇咳药。主要用于无痰的干咳和镇痛，持续时间 4~6h，久用成瘾，应控制使用。浓氨水容易挥发出氨气，通过呼吸进入气道和肺泡，刺激支气管黏膜和肺泡，反射地引起咳嗽。

本实验的目的在于掌握小白鼠氨水引咳方法,观察吗啡的镇咳作用,理解其作用机制。

【实验对象】

小白鼠,20~22g。

【器材与药品】

超声雾化器,天平,钟罩,注射器。

0.1% 吗啡溶液,25% 氨水溶液,生理盐水。

【步骤与观察】

1. 小白鼠的筛选 取小白鼠,观察其正常活动、呼吸等状况后扣入钟罩内,立即以超声雾化器喷雾 25% 氨水溶液 5s,迅速取出小白鼠并记录 3min 的咳嗽次数。将 3min 内的咳嗽次数低于 10 次的小白鼠视为不敏感者,弃去不用。取合格者 20 只进行实验。

2. 随机分组 将选取的 20 只小白鼠按筛选的顺序编号 1~20 号,在随机数据表中自任一数字开始,按顺序取 20 个随机数字,与小白鼠的编号对应,并令随机数字为单数的相对应小白鼠归为实验组,随机数字为双数的相对应小白鼠归为对照组。将 20 只小白鼠平均分为两组,每组 10 只。

3. 给药 以上小白鼠均恢复正常状态后,实验组小白鼠腹腔内注射 0.1% 吗啡溶液 0.1mg/10g,对照组小白鼠按 0.1ml/10g 剂量腹腔内注射生理盐水。

4. 观察记录 给药 20min 后,将两组小白鼠分别放入钟罩内,按筛选条件,立即以超声雾化器喷雾 25% 氨水溶液 5s,迅速取出并记录 3min 内的咳嗽次数,比较实验组和对照组小白鼠用药前后咳嗽次数有何变化。

5. 结果统计 统计全实验室各组实验结果,分别计算两组小白鼠用药前后 3min 内咳嗽次数的均值及标准差$(\bar{x} \pm s)$,进行 t 检验,判断用药前后咳嗽次数有无显著性差异。

【注意事项】

1. 观察小白鼠的咳嗽动作必须仔细。

2. 实验前将超声雾化器调整好,使雾化气体排出平稳、均匀。

3. 为减小误差,将实验组和对照组小鼠交叉实验。

【思考题】

1. 你认为本实验的误差主要来自哪里?怎样改进以减小误差?

2. 随机分组时,若两组小白鼠数量不相等时怎样处理?

【附】

小白鼠咳嗽动作:腹肌收缩或缩胸,同时张大嘴,有时可有咳声。

(于海荣 左彦珍)

实验五 急性肺水肿

【目的与原理】

过多液体在组织间隙和 / 或体腔内积聚称为水肿,肺水肿是指过多的液体在肺间质和肺泡内积聚,根据水肿液的积聚部位分为间质性肺水肿和肺泡水肿。肺水肿的典型表现为:

呼吸困难、端坐呼吸、咳白色或粉红色泡沫样痰,肺部听诊有湿啰音。肺水肿是肺部毛细血管内外液体交换失衡的结果,有效滤过压加大、毛细血管通透性增强等均可导致过多液体进入组织间隙。多种原因可导致肺水肿,左心衰是引发肺水肿的常见原因,左心衰竭引发肺淤血,严重时可发生肺水肿。严重肺水肿可造成肺通气和换气功能障碍,导致呼吸功能衰竭。

本实验通过静脉大量、快速输入生理盐水并加入肾上腺素的方法复制急性肺水肿模型,观察其表现,并分析其机制。

【实验对象】

家兔,2~2.5kg。

【器材与药品】

兔手术台,哺乳类动物手术器械 1 套,输液装置,注射器,缝合线。

20% 氨基甲酸乙酯溶液,生理盐水,0.1% 肾上腺素溶液。

【步骤与观察】

1. 麻醉固定 家兔称重后耳缘静脉注射 20% 氨基甲酸乙酯溶液 5ml/kg。麻醉后将兔仰卧位固定于兔台上。

2. 颈部手术 剪去颈部被毛,切开皮肤,分离皮下组织,行气管插管术。分离颈外静脉,作静脉插管,并与输液装置相连。

3. 观察记录家兔正常呼吸。

4. 复制肺水肿 由颈外静脉快速(180~200 滴 /min)输入生理盐水(100ml/kg),滴注接近完毕时(剩余 40~50ml),向输液瓶内加入 0.1% 肾上腺素溶液 0.9mg/kg,减慢输液速度,密切观察记录呼吸的变化及气管插管处变化。

5. 开胸取肺 当气管插管内出现白色或粉红色泡沫样液体,立即用止血钳夹住气管,处死动物,打开胸腔,在气管分叉处结扎气管以防止水肿液流出,在结扎处以上切断气管,小心将心脏及其血管分离,取出肺脏后用滤纸吸去肺表面水分,称重,计算肺系数。正常兔肺系数为 4~5。

$$肺系数 = \frac{肺重(g)}{体重(kg)}$$

肉眼观察肺脏体积、颜色的改变,并切开肺脏,观察有无泡沫样的液体流出。

【注意事项】

1. 加入肾上腺素后,输液速度要慢,密切关注家兔呼吸变化,如呼吸抑制提示给药速度过快。

2. 取肺脏前要在气管分叉处结扎,避免水肿液流失。

3. 取肺脏时应避免挤压和损伤肺组织,防止水肿液流出,影响肺系数。

【思考题】

1. 实验中的家兔发生肺水肿的机制是什么?

2. 实验中由气管插管中流出大量液体,但肺系数值增大并不明显应考虑哪些可能原因?

(于海荣 赵 娟)

第三章

循环系统实验

　　心脏和血管组成机体的循环系统。血液在循环系统中定向流动,周而复始,称之为血液循环。血液循环的主要功能是完成体内的物质运输,运输代谢原料和代谢产物,使机体新陈代谢能不断进行。心脏是血液循环的动力装置,其在神经体液等因素的调节下,通过心肌有节律地收缩与舒张活动,输出足够血液再经血管系统供给机体各个组织器官。

　　心血管系统的活动可受神经、体液、理化、药物等多种因素的影响,从而发生功能、代谢,甚至形态结构的相应变化。因此,循环系统实验涉及的内容及范围十分广泛。循环系统机能实验的目的在于通过理化、神经、体液、药物等因素的影响以及心血管系统疾病模型的制备,测试、观察循环系统血流动力学、电生理学、生物化学、组织形态学等方面的变化规律,为进一步对循环系统的实验生理学、实验病理学、实验药理学以及心血管系统疾病诊断、治疗的研究奠定实验基础。

实验一　不同因素对离体蛙心脏收缩的影响

【目的与原理】

　　学习离体蛙心灌流的实验方法,观察各因素对离蛙心收缩的影响,理解其作用机制。

　　心脏正常的节律性活动必须在适宜的理化环境中进行,一旦适宜的环境被破坏,例如酸碱度及离子浓度的急剧改变等,心脏的活动就会受到影响。在整体内,心脏的活动受交感和副交感神经的双重支配,心交感神经兴奋,末梢释放去甲肾上腺素,与心肌细胞膜上的 β_1 受体结合,可使心肌收缩力量增强,心率加快,房室传导加快;心迷走神经兴奋,末梢释放乙酰胆碱,与心肌细胞膜上的 M 受体结合,可使心肌收缩力量减弱,心率减慢,房室传导减慢。蟾蜍心脏离体后,用任氏液(理化特性与其血浆相近)的灌流,可维持其在较长的时间内较稳定的节律性收缩和舒张。改变任氏液的组成成分,如改变 Na^+、K^+、Ca^{2+} 的浓度及酸、碱度等,心脏跳动的频率和幅度就会发生相应的改变。加入去甲肾上腺素和乙酰胆碱可产生类似整体动物交感神经和副交感神经兴奋的效果。

【实验对象】

蛙。

【器材与药品】

BL-420 生物机能实验系统,张力换能器,铁支架,双凹夹,蛙心杠杆,蛙心套管,蛙心夹,蛙板,蛙手术器械 1 套,滴管(2 支),棉线。

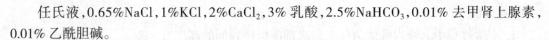

任氏液,0.65%NaCl,1%KCl,2%CaCl$_2$,3% 乳酸,2.5%NaHCO$_3$,0.01% 去甲肾上腺素,0.01% 乙酰胆碱。

【步骤与观察】

1. 离体蛙心脏标本制备 破坏蛙脑和脊髓,用手术剪在剑突处向两锁骨肩峰端呈 V 形剪开,剪去胸骨,完全暴露心脏。用眼科剪将心包膜轻轻提起,去除心包膜,暴露左右总动脉。用手术线将右侧动脉结扎,并在左动脉下穿 2 根手术线备用。用任氏液棉球将心脏向上翻转 180°,暴露后腔静脉窦,小心剥离白色包膜及韧带,游离后腔静脉,在其下方穿 2 根手术线备用。结扎后腔静脉远心端,靠近远端结扎线处将后腔静脉剪一小口,向心脏方向插入静脉插管,结扎固定。用任氏液冲洗洗净余血。翻正心脏,结扎左总动脉远心端,靠近远端结扎线处将左总动脉上剪一小口,朝心脏方向插入动脉插管,如灌流液从动脉插管流出通畅,则将动脉插管扎紧。将心脏从周围组织中游离出来,用手术线结扎除主动脉和后腔静脉以外的所有血管,制成蛙心标本。用任氏液反复冲洗心脏,直至由动脉插管流出无色灌流液为止。调节静脉插管液面高度为 1.5~2cm 左右,且在整个实验过程中液面高度应保持不变。用张力换能器棉线顶端的蛙心夹夹住心尖,调节张力换能器的位置,并于 BL-420 生物机能实验系统相连。

2. 仪器准备 BL-420 生物机能实验系统:菜单栏 "实验项目" → "循环实验" → "蛙心灌流实验",描记蛙心搏动曲线。

3. 观察项目

(1) 描记正常蛙心搏动曲线:观察记录蛙心舒缩的最大幅度、心率、收缩期及舒张期持续的时间。

(2) 吸出插管内全部任氏液,换入 0.65%NaCl,观察心搏曲线变化,待效应明显后,用新鲜任氏液反复换洗,直至心搏曲线恢复正常。

(3) 向灌流液中加入 2% CaCl$_2$1~2 滴,观察心搏曲线的变化,待效应明显后,用新鲜任氏液反复换洗,直至心搏曲线恢复正常。

(4) 向灌流液中加入 1%KCl 1~2 滴,观察心搏曲线的变化,待效应明显后,立即用新鲜任氏液反复换洗,直至心搏曲线恢复正常。

(5) 向灌流液中加入 0.01% 去甲肾上腺素 1~2 滴,观察心搏曲线的变化,待效应明显后,用新鲜任氏液反复换洗,直至心搏曲线恢复正常。

(6) 向灌流液中加入 0.01% 的乙酰胆碱 1~2 滴,观察心搏曲线的变化,待效应明显后,立即用新鲜任氏液反复换洗,直至心搏曲线恢复正常。

(7) 向灌流液中加入 3% 乳酸 1~2 滴,观察心搏曲线的变化,待效应明显后,加入 1 滴 2.5%NaHCO$_3$,再观察心搏曲线的变化。

【注意事项】

1. 向灌流液中滴加药物时,如作用效果不明显,可适当增加药量。当药物作用明显后(尤其是抑制心脏活动的药物),应立即换洗,以免心肌受损。

2. 调节张力换能器的位置,应保证连接于蛙心夹和张力换能器之间的棉线上下垂直且松紧度适度。

3. 随时向心脏表明滴加任氏液以保持其湿润。

4. 做每项实验时均应保持套管内的液面高度相同。

【思考题】

1. 实验过程中套管内液面为什么每次都应保持相同的高度？
2. 实验中各处理因素对离蛙心脏收缩有何影响？为什么？

（刘云霞）

实验二　不同因素对兔肠系膜微循环的影响

【目的与原理】

学习兔肠系膜炎症模型的制备方法，观察不同的理化因素对于肠系膜微循环的影响。

微循环是指微动脉和微静脉之间的血液循环。血液循环最根本的功能是进行血液和组织液之间的物质交换，这一机能就是在微循环部分实现的。典型的微循环由微动脉、后微动脉、毛细血管前括约肌、真毛细血管、通血毛细血管（又称通血毛细血管）、动 - 静脉吻合支和微静脉等部分组成。兔的肠系膜较薄，可在显微镜下直接观察，根据血管口径的粗细，管壁的厚度、血流方向、血流速度、血液颜色及分支情况等，区分各级血管的构成。在体正常情况下，微循环中后微动脉和毛细血管前括约肌可不断发生每分钟 5~10 次交替性收缩和舒张，当局部的理化因素发生变化时，其血管平滑肌的舒缩状态就可发生适应性变化。

【实验对象】

家兔，2~2.5kg。

【器材与药品】

BL-420 生物机能实验系统，哺乳类动物手术器械 1 套，微循环恒温水浴灌流盒，显微镜。

20% 氨基甲酸乙酯溶液，0.01% 去甲肾上腺素，0.001% 硫酸异丙肾上腺素，1% 盐酸，灌流液（台氏液 +1% 明胶）。

【步骤与观察】

1. **麻醉与固定**　耳缘静脉注射 20% 的氨基甲酸乙酯溶液（5ml/kg），然后将家兔仰卧位固定。

2. **肠系膜微循环观察**　用手术剪沿家兔腹白线打开腹腔，切口长约 6cm，打开腹腔，找到盲肠游离端后，将盲肠轻轻提起，沿盲肠系膜轻轻地将一段游离度较大的回肠及其肠系膜拉出腹外。用止血钳夹住腹部切口，以防肠管外溢。然后将家兔右侧卧位固定，将肠系膜放置在微循环恒温水浴灌流盒内的小浴槽内，使肠系膜均匀平铺在有机玻璃凸形观察环上，压上固定板，调整灌流液平面，使液面刚刚盖过肠系膜，用透射光源或侧射光源在显微镜下观察。

3. **观察项目**

（1）观察正常的肠系膜微循环，分辨小动脉、小静脉和毛细血管，观察血管口径、血管壁厚度、血流速度、血液颜色、视野下某一固定区毛细血管袢数目、流态以及白细胞附壁现象等，见表 2-3-1。

（2）将灌流液的温度由 38℃降至 30℃,观察肠系膜微循环变化,观察点同上。之后迅速使灌流液的温度回升至 38℃。

（3）向灌流液中加入 0.01% 去甲肾上腺素 3~4 滴,观察肠系膜微循环变化,观察点同上。之后迅速更换灌流液。

（4）向灌流液中加入 0.001% 硫酸异丙肾上腺素 3~4 滴,观察肠系膜微循环变化,观察点同上。之后迅速更换灌流液。

（5）向灌流液中加入 1% 盐酸 3~4 滴,观察肠系膜微循环变化,观察点同上。

【注意事项】

1. 在制作兔肠系膜标本时注意要轻轻拉动肠袢,切忌牵拉过紧造成肠系膜撕裂,影响血液循环。

2. 向灌流液内添加药物,待作用明显后应迅速更换灌流液。

【思考题】

试述各种因素对家兔肠系膜微循环的影响及其发生机制?

表 2-3-1　低倍镜下动脉、静脉、小动脉、小静脉和毛细血管的区别

观察项目	动脉	静脉	小动脉	小静脉	毛细血管
血管壁	厚、有肌层	有肌层	薄、有平滑肌纤维	薄膜状	极薄、透明或不见
血管口径	大	大	小	小	极小、只有 1 个血细胞通过
血流方向	由主干向分支	由分支向主干	由主干向分支	由分支向主干	由小动脉向小静脉
血液颜色	鲜红	暗红	鲜红	暗红	红黄透亮
血流速度	快、有轴流、有搏动	快、均匀	快、有搏动	较慢、均匀	慢、可见血细胞形态

（于海荣　李莎莎）

实验三　心血管活动的神经体液调节

【目的与原理】

本实验以动脉血压和心率为指标,观察不同因素对家兔心血管活动的影响并分析理解各自的作用机制。

当机体处于不同的生理状态时,如运动、体位变化或内外环境发生变化时,可引起各种心血管反射,以调节心输出量及各器官血管平滑肌的舒缩状态,从而使心血管活动能适应当时机体所处的状态或环境变化,以满足各种生命活动的需要。心血管活动的变化往往会引起机体动脉血压的改变,所以实验中以家兔的动脉血压和心率为观察指标,以分析各种因素对家兔心血管活动的影响。

各种心血管反射中压力感受性反射的生理意义尤为重要。颈动脉窦和主动脉弓存在压

力感受器,当各种因素导致机体动脉血压升高时,动脉壁的牵张程度加大,感受器受到的牵张刺激增强,经窦神经和迷走神经上传的神经冲动增强,通过心血管中枢的整合可反射性引起心交感神经、交感缩血管神经兴奋性降低,而心迷走神经兴奋性增强,进而使心肌收缩力减弱、心率减慢、外周阻力降低血压下降。反之亦然。压力感受性反射在心输出量、外周阻力、血量等发生突然改变的情况下,可对动脉血压进行快速的调节,以维持机体血压的稳定。心血管的活动还受许多体液因素的调节,包括肾上腺素、去甲肾上腺素和肾素-血管紧张素系统、血管加压素等。

【实验对象】

家兔,2~2.5kg。

【器材与药品】

哺乳类动物手术器械1套,兔手术台,注射器(1ml、2ml、20ml),BL-420生物机能实验系统,玻璃分针,双极保护电极,压力换能器,动脉插管,动脉夹,双凹夹,铁支架,三通管,有色丝线,纱布。

20%氨基甲酸乙酯溶液,0.005%肾上腺素,0.01%去甲肾上腺素,肝素,5%枸橼酸钠溶液,生理盐水。

【步骤与观察】

1. 麻醉固定 取家兔1只,称重后,耳缘静脉注射20%氨基甲酸乙酯溶液进行静脉麻醉,麻醉后仰卧位固定于兔手术台上。

2. 颈部手术

(1)气管插管:剪去颈部的兔毛,正中切开皮肤5~7cm,钝性分离肌肉,暴露气管,行气管插管术。

(2)分离颈部神经和血管:左侧颈总动脉;右侧减压神经、迷走神经、颈总动脉分离,穿线备用。

(3)颈总动脉插管:左侧颈总动脉插管连接压力换能器与BL-420生物机能实验系统,描记血压曲线。注:动脉插管前耳缘静脉注射肝素500μ/kg全身抗凝。

3. 观察项目

(1)正常血压曲线:动脉血压随心室的收缩和舒张而变化。在心室收缩时血压上升,在快速射血相末,动脉血压达到最高值,为收缩压;减慢射血相,动脉血压有所回落,舒张期开始时主动脉瓣关闭,在血压的下降支上会出现切迹,此后动脉血压进行性下降,大概在收缩末期,动脉血压达到最低值,为收缩压。这种血压随着心动周期的波动称为"一级波",也称"心搏波",其频率与心率是一致的。此外也可见到动脉血压随着呼吸而变化,吸气时血压先是下降,继而上升;呼气时血压先是上升,继而下降,这种波动称为"二级波",也称"呼吸波",其频率与呼吸频率相一致。有时还可见到一种低频率,几次到几十次呼吸为一周期的缓慢波动,称为"三级波",可能和心血管中枢的周期紧张性有关。

(2)夹闭颈总动脉:夹闭右侧颈总动脉,阻断血流10s,观察动脉血压与心率变化。

(3)牵拉颈总动脉:手持左侧颈总动脉远心端的结扎线,向心脏方向轻轻拉紧后做有节奏的往复牵拉,2~5次/s,持续牵拉5~10s,观察动脉血压与心率变化。

(4)刺激减压神经:刺激右侧减压神经,观察动脉血压与心率变化。待血压变化明显后,停止刺激。而后在减压神经的中间部位做双重结扎,在两条结扎线中间剪断减压神经,分别刺激其中枢端和外周端,观察动脉血压与心率变化。刺激参数:连续单刺激、频率:100~200Hz、波宽 0.05ms、强度 5~10V。

（5）静脉注射去甲肾上腺素:由耳缘静脉注射 0.01% 去甲肾上腺素 0.2~0.3ml,观察动脉血压与心率变化。

（6）静脉注射肾上腺素:由耳缘静脉注射 0.005% 肾上腺素 0.2~0.4ml,观察动脉血压与心率变化。

（7）刺激迷走神经:结扎并剪断右侧迷走神经,刺激迷走神经外周端,观察动脉血压与心率变化,待血压变化明显后,停止刺激。刺激参数:连续单刺激、频率:100~200Hz、波宽 0.05ms、强度 10~15V。

【注意事项】

1. 每项实验后,应等血压基本恢复稳定后再做下一项实验。

2. 每次静脉注射药物后,应马上用另一注射器注射 0.5ml 生理盐水,以防止药物残留在针头内或局部静脉内,影响药物的效应。

【思考题】

1. 刺激完整的减压神经及减压神经的中枢端和外周端对血压影响有什么不同,为什么?

2. 静脉注射肾上腺素和去甲肾上腺素对血压影响有什么不同,为什么?

3. 实验中为什么选择刺激右侧迷走神经?为什么要剪断?

（于海荣 杨 洋）

实验四 不同因素对减压神经放电的影响

【目的与原理】

学习在体兔减压神经放电的描记方法,观察不同因素对减压神经放电的影响并分析理解其作用机制,加深对减压反射的认识和理解。

兔主动脉弓压力感受器的传入神经独立走行,自成一束,称为减压神经。当动脉血压升高或下降时,主动脉弓压力感受器所受的牵张刺激相应增强或减弱,减压神经传入冲动随之增强或减弱,通过心血管中枢的整合作用,改变支配心脏和血管的交感神经和副交感神经的兴奋性,进而调节家兔的心血管的活动,以维持机体动脉血压的稳定。

【实验对象】

家兔,2~2.5kg。

【器材与药品】

哺乳类动物手术器械 1 套,兔手术台,注射器(1ml、2ml、20ml),BL-420 生物机能实验系统,玻璃分针,引导电极,压力换能器,动脉插管,动脉夹,双凹夹,铁支架,三通管,棉线,纱布,皮钩。

20% 氨基甲酸乙酯溶液,0.01% 去甲肾上腺素,0.001% 乙酰胆碱溶液,肝素,5% 枸橼酸钠溶液,液体石蜡。

【步骤与观察】

1. 麻醉固定 取家兔 1 只,称重后,耳缘静脉注射 20% 氨基甲酸乙酯溶液(5ml/kg),麻醉后仰卧位固定于兔手术台上。

2. 颈部手术

(1)气管插管术:剪去颈部的兔毛,正中切开皮肤 5~7cm,分离气管,行气管插管术。

(2)颈总动脉插管:左侧颈总动脉插管连接压力换能器与 BL-420 生物机能实验系统,描记血压曲线。注:动脉插管前耳缘静脉注射肝素 500μl/kg 全身抗凝。

(3)减压神经分离:用玻璃分针轻轻分离右侧减压神经约 1~2cm,穿线备用。

3. 观察项目

(1)减压神经放电波形观察:用皮钩将膈神经周围的皮肤及肌肉组织向外上方牵拉并固定,使之形成一皮兜,在皮兜内侧靠近膈神经处滴入 38℃液体石蜡浸泡神经,防止神经干燥并起到保温和绝缘作用。用引导电极的黑色鳄鱼夹夹住颈部切口的皮肤,使动物接地。用玻璃分针将膈神经轻轻挑起放至引导电极上,并与 BL-420 生物机能实验系统相连,描记膈神经放电波形。注意神经不可牵拉过紧,避免电极接触周围组织。

减压神经为群集性放电,波形呈三角形如图 2-3-1,神经放电的同时可监听到类似火车开动的声音。观察记录减压神经放电的波形特点(放电幅度、放电持续时间、簇内放电频率、节律性放电周期等),观察分析正常动脉血压波动和减压神经放电二者之间的关系。

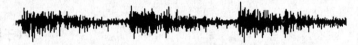

图 2-3-1 减压神经放电波形

(2)耳缘静脉注入 0.01% 去甲肾上腺素 0.3~0.5ml,观察动脉血压和减压神经放电的变化,分析两者之间的关系(血压上升过程中群集型放电频率何时发生何种变化,何时辨不出群集形式,同时监听声音的变化)。并观察记录药物作用后的恢复过程。

(3)待血压和减压神经放电恢复正常后,耳缘静脉注入 0.001% 乙酰胆碱溶液 0.3~0.5ml,观察动脉血压和减压神经放电的变化,分析二者之间的关系(动脉血压降低到何种程度时群集放电开始减少或停止,同时监听声音的变化)。并观察记录药物作用后的恢复过程。

【注意事项】

1. 减压神经很细,需仔细辨认分离,避免损伤。

2. 引导电极和输入线一定要屏蔽好,仪器和动物都要接地,以排除外来干扰。

【思考题】

1. 减压神经放电和动脉血压有什么关系?

2. 如果剪断双侧的减压神经,动脉血压会发生什么样的变化?

(于海荣 赵静怡)

实验五 期前收缩与代偿间歇

【目的与原理】

学习蛙心期前收缩模型的复制方法,理解期前收缩和代偿间歇的产生机制。

窦房结为心脏的正常起搏点,窦房结 P 细胞具有自律性,且其自动兴奋频率最高,可通过"抢先占领"和"超速驱动压抑"机制控制心脏的潜在起搏点。心房和心室肌细胞在窦房结的控制下不断地产生节律性的兴奋和收缩。心肌细胞兴奋后,其兴奋性会发生周期性的变化,分别为有效不应期、相对不应期和超长期。如果心室肌在兴奋之后的有效不应期之外受到适宜的刺激可产生一次兴奋,由于此次兴奋是正常的窦房结兴奋引起心室肌细胞兴奋之前,故称为期前兴奋,期前兴奋导致的心室收缩称为期前收缩。期前兴奋后心室肌细胞的兴奋性也要经历一次周期性变化,如果正常的窦房结冲动到达心室时,正好落在心室期前兴奋的有效不应期内,因而不能引起心室的兴奋和收缩,即出现一次窦性的脱失。心室在期前收缩之后出现较长的舒张期,称为代偿间歇。

【实验对象】

蛙。

【器材与药品】

BL-420 生物机能实验系统,张力换能器,蛙类手术器械,蛙板,蛙心夹,铁支架,双凹夹,小烧杯,滴管。

20% 氨基甲酸乙酯溶液,任氏液,0.01% 肾上腺素,0.01% 乙酰胆碱,2%$CaCl_2$。

【步骤与观察】

1. 制备在体蛙心标本。

2. 用带线的蛙心夹于心室舒张期夹住心尖部,与张力换能器相连,调整张力换能器的位置,使线上下垂直且松紧适度。

3. 张力换能器与 BL-420 生物机能实验系统相连,"输入信号"→"一通道"→"张力",点击开始命令按钮开始实验即可。

4. 从刺激电极上连出一根金属丝,手持刺激电极用金属丝刺激蛙心室肌。刺激参数分别为,刺激模式:细电压;刺激方式:单刺激;波宽:0.05ms;强度:3~4V。

5. 观察项目

(1)描记一段正常蛙心收缩曲线,观察记录蛙心收缩、舒张幅度及时程及心率。

(2)分别在心室的收缩期或舒张早期给予上述电刺激,观察能否引起期前收缩。

(3)在心室舒张的中后期给予上述电刺激,观察有无期前收缩产生。若出现了期前收缩,观察有无代偿间歇出现。

(4)心脏表明滴加 0.01% 肾上腺素,观察心脏收缩曲线的变化,曲线变化明显后,用任氏液反复冲洗,使心脏收缩曲线恢复。

(5)心脏表明滴加 0.01% 乙酰胆碱,观察心脏收缩曲线的变化,曲线变化明显后,用任氏液反复冲洗,使心脏收缩曲线恢复。

(6)滴加 $CaCl_2$,观察心脏收缩曲线的变化,曲线变化明显后,用任氏液反复冲洗,使心脏收缩曲线恢复。

【注意事项】

1. 蛙心的正常起搏点位于静脉窦处,制备在体蛙心标本时勿伤及静脉窦。

2. 蛙心夹不得夹穿心室腔。

3. 电极、导线及计算机输入输出插口处接触良好。

【思考题】

1. 在心脏的收缩期或舒张早期给予电刺激,能否引起期前收缩?为什么?

2. 期前收缩之后为什么会出现代偿间歇?

3. 期前收缩之后是否一定会出现代偿间隙?为什么?

（陈建双　赵静怡）

实验六　传出神经系统药物对家兔血压和心率的影响

【目的与原理】

传出神经系统药物按其性质可分拟似药(激动剂)和拮抗药(阻断剂)两类,通过对不同受体的激活或阻断,产生作用。心脏主要分布着 β、M 受体,血管主要分布着 α、β、M 受体,相应的激动剂和阻断剂通过作用于不同的受体对心血管系统产生作用。

本实验主要是观察拟肾上腺素药、拟胆碱药对家兔血压和心率的作用及 α- 受体、β- 受体和 M- 受体阻滞药对其作用的影响。

【实验对象】

家兔,2~2.5kg。

【器材与药品】

兔手术台,哺乳类动物手术器械 1 套,BL-420 生物机能实验系统,压力换能器,动脉插管,动脉夹,静脉插管,输液装置等。

20% 氨基甲酸乙酯,生理盐水,5% 枸橼酸钠溶液,0.5% 肝素,0.01% 肾上腺素,0.01% 去甲肾上腺素,0.1% 酚妥拉明,0.01% 异丙肾上腺素,0.1% 普萘洛尔,0.001% 乙酰胆碱,1% 乙酰胆碱,0.1% 阿托品。

【步骤与观察】

1. 取家兔 1 只,称重。用 20% 氨基甲酸乙酯耳缘注射进行静脉麻醉,然后将家兔仰卧固定于兔手术台上,剪去颈部被毛。

2. 颈部手术。行气管插管术,在气管一侧分离颈总动脉,将与压力换能器相连的插管插入颈总动脉(插管前静脉注射 0.5% 肝素 2ml,抗凝),结扎固定。分离另一侧颈外静脉,通过颈外静脉插管连输液装置,以备给药及输液用。

3. 仪器准备。将 5% 枸橼酸钠溶液注入换能器,排气泡并抗凝。将压力换能器连 BL-420 生物机能实验系统输入接口,准备描记家兔动脉血压并监测心率。

4. 描记正常血压　打开动脉夹,描记正常家兔动脉血压。然后按下列方案经颈外静脉给药。每次给药后,都要注入生理盐水 2ml,以冲净管道内药物,待血压恢复原水平或平稳后,再给下一个药物。

第一组药物:

(1) 0.01% 肾上腺素 0.1ml/kg。

(2) 0.01% 去甲肾上腺素 0.1ml/kg。

(3) 0.01% 异丙肾上腺素 0.1ml/kg。

比较以上各药对血压、心率的作用。

第二组药物:

(1) 0.01% 肾上腺素 0.1ml/kg。

(2) 0.1% 酚妥拉明 0.3ml/kg,停 1min 后再给下一个药。

(3) 0.01% 肾上腺素 0.1ml/kg。

观察酚妥拉明对肾上腺素升压的翻转效应。

第三组药物:

(1) 0.01% 异丙肾上腺素 0.1ml/kg。

(2) 0.1% 普萘洛尔 0.5ml/kg,停 1min 后再给下一个药。

(3) 0.01% 异丙肾上腺素 0.1ml/kg。

观察并分析普萘洛尔对异丙肾上腺素血压、心率有何影响。

第四组药物:

(1) 0.001% 乙酰胆碱 0.1ml/kg。

(2) 0.1% 阿托品 0.2ml/kg,停 1min 后再给下一个药。

(3) 0.001% 乙酰胆碱 0.1ml/kg。

观察乙酰胆碱的作用及阿托品对其作用的影响。

【注意事项】

1. 普萘洛尔、酚妥拉明、乙酰胆碱给药速度要慢,其他药物快速注入。

2. 测量动脉血压时,压力换能器的位置应与心脏位置齐平。

【思考题】

1. 实验中,静脉注射酚妥拉明后再注射肾上腺素血压如何变化? 为什么?

2. 比较肾上腺素、去甲肾上腺素、异丙肾上腺素对心血管系统作用的异同点。

(于海荣 毕红东)

实验七 急性右心衰竭

【目的与原理】

心功能衰竭是指心脏的收缩和 / 或舒张功能障碍,导致心输出量绝对或相对不足,不能满足机体代谢需要的病理过程。按发生发展的快慢,分为急性心衰和慢性心衰;按发生部位分为左心衰、右心衰和全心衰。心脏负荷过重是导致心衰的重要原因,心脏负荷分前负荷和后负荷,前负荷指心脏收缩前所承受的负荷,相当于心室舒张末容积或压力;后负荷是指心室射血时所要克服的阻力,又称压力负荷。

本实验通过注射液体石蜡并大量输液的方法复制急性右心衰竭模型。注射液体石蜡造成急性肺小血管栓塞,增加右心的后负荷;通过快速大量输液,增加回心血量,增加全心的前负荷;由于右心前、后负荷过度增加,使右心室收缩和舒张功能降低,导致急性右心衰竭。

本实验目的在于掌握复制急性右心衰竭动物模型的方法,观察急性右心衰发生、发展过程中对机体的影响,理解其发生机制。

【实验对象】

家兔,2~2.5kg。

【器材与药品】

婴儿秤,兔手术台,哺乳类动物手术器械 1 套,BL-420 生物机能实验系统,压力换能器,中心静脉压测量装置,输液装置,注射器(20ml、5ml),动脉夹,动脉插管,气管插管。

20% 氨基甲酸乙酯,5% 枸橼酸钠,0.5% 肝素,液体石蜡,生理盐水。

【步骤与观察】

1. 麻醉与固定　取 1 只兔,称重后,用 20% 氨基甲酸乙酯溶液 5ml/kg 从耳缘静脉缓慢注入,麻醉后仰卧位固定于兔手术台上。

2. 颈部手术

(1) 气管插管:剪去颈部手术区被毛,做颈部正中切口,逐层分离皮下组织,暴露气管,行气管插管术。

(2) 血管插管:分离左侧颈总动脉和右侧颈外静脉。耳缘静脉注入肝素 1ml/kg 后做左侧颈总动脉插管和右侧颈外静脉插管。其中左侧颈总动脉插管连接于三通 - 压力换能器和 BL-420 生物机能实验系统,以测定动脉血压。右侧颈外静脉插管连接于三通 - 压力换能器和 BL-420 生物机能实验系统测量中心静脉压并连接静脉输液装置。

3. 观察记录生理指标　调节 BL-420 生物机能实验系统,待动物稳定后测量动脉血压、中心静脉压、心率、呼吸。

4. 复制急性右心衰模型:用 5ml 注射器抽取经水浴加热至 38℃的液体石蜡 0.5~0.8ml/kg 体重,从耳缘静以 0.3ml/min 慢推注,同时密切观察以上指标变化情况。当血压下降或中心静脉压升高时,立即停止注射,观察 5min。若动脉血压和中心静脉压恢复到对照水平时,可再缓慢注入液体石蜡,直至血压轻度下降(10~20mmHg)或中心静脉压升高为止。

待指标稳定后 5min,从颈外静脉以 5ml/(min·kg)快速输入生理盐水,重复观察、测量上述指标一次,直至动物死亡。动物死亡后,挤压胸壁,观察气管内有无分泌物溢出,剖开胸、腹腔(注意不要损伤大血管和脏器),观察有无胸腔积液、腹腔积液。取下心肺标本,观察肺脏外观及切面变化,以及心脏各腔室的体积。观察肠系膜血管的充盈情况,肠壁有无水肿,取下肝脏,观察肝脏外表及切面变化。

【注意事项】

1. 中心静脉压测量,颈外静脉插管插入深度为 5~7cm。在插管过程中如遇阻力,可稍微退出导管,调整方向后再插,勿硬插,以防止刺破血管。

2. 液体石蜡注射速度要缓慢,否则会引起急性肺栓塞而死亡。

3. 测量动脉血压、中心静脉压每次要观察与记录实验因素前后的数值。

【思考题】

1. 本实验引起右心衰竭的机制是什么?

2. 右心衰竭制备后动脉血压、中心静脉压、呼吸及心率有何变化? 为什么?

3. 本实验引起何种类型的缺氧？其发生机制是什么？

（于海荣　李瑞香）

实验八　普萘洛尔对抗肾上腺素诱发家兔心律失常的作用

【目的原理】

心脏在正常情况下,窦房结作为起搏点,发出每一次兴奋,按照一定的途径和时程,依次传向心房和心室,主宰着整个心脏的兴奋和跳动。各种原因引起的冲动形成异常和传导异常等可形成心律失常。

肾上腺素可兴奋 β 受体,提高心肌代谢,使心肌耗氧量增加,加之心肌兴奋性、自律性提高,如果大量、快速注射可引起室性快速型心律失常。β 受体阻断剂普萘洛尔对此有对抗作用。

本实验通过描记兔心电图观察肾上腺素所诱发心律失常及普萘洛尔的对抗效应,理解各药物作用机制。

【实验对象】

家兔,2~2.5kg。

【器材与药品】

BL-420 生物机能实验系统(或心电图机),兔手术台,心电导联线,针型电极,注射器。

20% 氨基甲酸乙酯,0.01% 肾上腺素,0.025% 普萘洛尔,0.5% 阿托品。

【步骤与观察】

1. **麻醉固定**　取 1 只兔,称重后,用 20% 氨基甲酸乙酯溶液从耳缘静脉缓慢注入,浅麻醉后仰卧位固定于兔手术台上。

2. **心电电极安装**　先将心电导联线与 BL-420 生物机能实验系统(或心电图)相连,再将针形电极插入兔四肢皮下,连接顺序为:右上肢——白色,右下肢——黑色,左下肢——红色。

3. **描记正常麻醉状态下的 Ⅱ 导联心电图**

4. **用药并观察**

(1) 耳缘静脉快速注入 0.01% 肾上腺素溶液 0.5ml/kg(3s 内注完),观察并记录第 30s、1min、2min、3min、4min、5min 时的心电图变化(能迅速出现心律失常,持续 2~3min 后消失)。

(2) 待心电图恢复正常后,耳缘静脉缓慢注入 0.025% 的普萘洛尔溶液 1ml/kg,全量在 1~2min 内注完,观察并记录第 30s、1min、2min、3min、4min、5min 时的心电图变化。注入普萘洛尔后 5min,再由耳缘静脉快速注入 0.01% 肾上腺素溶液 0.5ml/kg,观察记录给药后心电图。

(3) 待心电图恢复正常后,耳缘静脉注入 0.5% 阿托品 1ml/kg,观察并记录给药后的心电图。再由耳缘静脉快速注入 0.01% 肾上腺素溶液 0.5ml/kg,观察记录给药后心电图。

【注意事项】

1. 注意各药物推注速度:肾上腺素要快速推注,普萘洛尔要缓慢推注。

2. 注意给药间隔,实验中多次给药,应严格按步骤要求操作,间隔时间适宜。

【思考题】

1. 注入普萘洛尔后,再注入肾上腺素,心电变化有何特点？为什么？
2. 注入普萘洛尔、阿托品后再注入肾上腺素的心电图有何特点？为什么？

（于海荣　丁　实）

第四章

泌尿系统实验

泌尿系统是机体生成和排泄尿的系统,由肾、输尿管、膀胱、尿道及其所属的神经、血管组成。肾脏在泌尿系统中起主导作用,是维持机体内环境相对稳定的重要器官之一,主要功能有泌尿功能和内分泌功能。肾脏的泌尿功能是通过肾小球滤过、肾小管和集合管分泌、重吸收和排泄来完成的。肾小球滤过率受滤过膜的通透性、滤过面积、有效滤过压和肾血流量的影响。肾小管和集合管的功能受肾内自身调节和神经、体液的调节。通过测定血浆清除率不仅可以了解肾的功能,还可以测定肾小球滤过率、肾血流量和推测肾小管的功能。

肾脏功能可受多种因素的影响,如肾脏疾病、肾血流量、心脏功能、体内理化环境变化等。这些因素均可影响尿液的生成及尿液的成分,同时也可引起血液中各种物质含量的变化。当各种原因导致肾脏泌尿功能障碍时,将引起机体内环境的严重紊乱。

泌尿系统机能实验旨在通过改变机体内外理化、药物等因素或制备肾脏疾病模型,观察肾脏功能的变化,探讨变化规律,为研究肾脏疾病发生发展规律、肾脏疾病的诊断治疗及肾脏药物研究奠定实验方法学基础。

实验一 肾脏血浆清除率的测定

【目的与原理】

本实验加深对肾血浆清除率概念的理解,了解测定肾脏排泄功能的方法。

两肾在单位时间(一般用每分钟)内能将多少毫升血浆中某一物质完全清楚,这个被完全清除了的某物质的血浆毫升数称为该物质的血浆清除率。因此,计算血浆清除率(C)需要测出 3 个数值:尿中某物质的浓度(U, mg/100ml),单位时间内的尿量(V, ml/min)和血浆中该物质的浓度(P, mg/100ml)。尿中的物质是来自血浆的,故有:

$$U \times V = C \times P \quad 即 \quad C = U \times V/P$$

而某物质的肾清除量或排除量是肾小球滤过量和肾小管分泌量之和再减去肾小管重吸收量。本实验测定菊粉的肾血浆清除率。菊粉是一种多糖,人和动物体内不含该物质。当菊粉进入血液后,不进入机体细胞内,对机体无害,不参与代谢,不与血浆蛋白结合,不被储存,只从肾小球滤过,不被肾小管重吸收和分泌。

【实验对象】

家兔,2~2.5kg。

【器材与药品】

兔手术台,哺乳类动物手术器械 1 套,输尿管插管,注射器(20ml),静脉输液装置,721 分光光度计,试管,试管架。

20% 氨基甲酸乙酯溶液,标准菊粉溶液,菊粉,甘露醇。

【步骤与观察】

1. 将兔常规麻醉,仰卧位固定在手术台上。颈部行气管插管术,分离出一侧颈总动脉,穿线备用。腹部手术,找出两侧输尿管,分别作输尿管插管。

2. 将一定量菊粉(按照 10mg/kg 计算)和 1g 甘露醇共溶于 80℃ 0.85%NaCl 溶液 10ml 中,溶化后由耳缘静脉注射于体内,然后由耳缘静脉滴注含 200mg/L 菊粉的生理盐水溶液,输液速度为 2~3ml/min,输液 30min,待菊粉在体内分布均匀后开始收集尿液。

3. 用量筒收集 10min 的尿液,在每次收集尿液的第 5min,从一侧颈总动脉采 1ml 血,加入预先涂有肝素的干试管中,以 3 000r/min 离心 10min,收集血浆。如此,采集 2~3 次血、尿样品。

4. 血、尿样品中菊粉浓度的化学检测

(1)试剂及无蛋白血、尿样品的制备

1)标准菊粉溶液(标准液):准确称取 0.1g 菊粉,80℃ 水浴加热,溶于 40ml 左右蒸馏水中,冷却后再加蒸馏水到 100ml,即为 1mg/ml(1g/L)的菊粉储存液。用时稀释 50 倍,即为 0.02mg/ml(0.02g/L)的菊粉溶液。一般应在使用前新鲜配制,使用期不超过 1 个月。

2)30% 盐酸:1 份蒸馏水加 5 份浓盐酸(比重 1.19)。

3)间苯二酚 - 硫脲试剂:将 0.1g 间苯二酚及 0.25g 硫脲溶解于 100ml 冰醋酸内,置于棕色瓶内保存。

4)无蛋白血浆滤液的制备:取血浆 0.5ml,加 5% 三氯乙酸 9.5ml 混合,振荡过滤,即为稀释(1:20)的无蛋白血浆滤液。

5)无蛋白尿滤液的制备:方法同 4),尿滤液的最终稀释度为 1:200~1:1 000。

(2)检测方法

1)各溶液加入量见表 2-4-1。

2)按表所述量依次将各种溶液加入试管中,反应总体积为 10ml,轻轻振荡,使之充分混合;然后将试管放入 80℃ 的水浴中加热反应 10min。水浴温度和时间必须严格控制。

表 2-4-1　检测时待测样品管、标准管和空白管内各试剂加入量

试剂	测定管 /ml		标准管 /ml	空白管 /ml
	样品 1	样品 2		
无蛋白血浆滤液(样品 1)	2	—	—	—
无蛋白尿滤液(样品 2)	2	—	—	—
标准液(0.02mg/ml)	—	—	2	—
蒸馏水	—	—	—	2
间苯二酚 - 硫脲试剂	1		1	1
盐酸	7		7	7

3）加温 10min 后,取出浸入冷水中,使之降至室温。此步骤最好在暗处进行。

4）立即用分光光度计在 520nm 波长处比色。用空白管溶液校正零点。注意比色测定尽量在 30min 内完成,否则,反应显色后放置 30min,就开始褪色。

（3）计算结果

1）公式:血浆或尿中菊粉浓度(g/L)=(样品液的光密度 / 标准液的光密度)×0.02×100× 稀释倍数。

2）根据每次尿量(V)和菊粉浓度(U)的乘积除以血浆菊粉浓度(P)就可得出肾清除率的数值($C=U×V/P$)

正常情况下,肾脏清除率和滤过率的大小与体表面积成正比,兔的菊粉清除率介于 5.9~77.1ml/(m²·min);若按每千克体重计算则为 0.5~5ml/(kg·min)。

【注意事项】

实验动物当天禁食,实验前 1h 给大量饮水,约每千克体重 25~100ml,可灌胃给水。

【思考题】

1. 何谓肾血浆清除率?

2. 什么条件下肾血浆清除率相当于肾小球滤过率?

（刘云霞）

实验二　影响尿生成的因素

【目的与原理】

学习家兔尿液的收集方法,观察不同因素对血压和尿量的影响并分析理解其作用机制。

尿生成的过程包括肾小球滤过、肾小管与集合管的重吸收和分泌。任何影响这些过程的因素都会影响尿的生成,而影响尿生成过程常是几种因素共同起作用的。

肾小球滤过是指血液流经肾小球毛细血管时血浆中的水和小分子溶质在有效滤过压的驱动下透过滤过膜进入到肾小囊内的过程。滤过液除蛋白质含量极少外其他和血浆相近,称为血浆的超滤液。单位时间两肾形成的超滤液量称为肾小球滤过率。肾血浆流量、有效滤过压、肾小球滤过膜的面积及通透性是影响肾小球滤过率的四大因素。滤过液中水分99% 以上的水在各段肾小管和集合管通过渗透作用以不同的方式被重吸收,任何能影响肾小管和集合管溶质重吸收的因素,就可通过改变小管液和周围组织液的渗透梯度进而影响水的重吸收,从而改变单位时间的尿量。

【实验对象】

家兔,2~2.5kg。

【器材与药品】

兔手术台,哺乳类动物手术器械 1 套,BL-420 生物机能实验系统,压力换能器,动脉插管,动脉夹,刺激电极,输液装置,尿道插管,注射器(20ml、5ml、1ml),烧杯,试管,酒精灯、棉线、纱布。

20% 氨基甲酸乙酯溶液,38℃生理盐水,30% 葡萄糖液,0.01% 去甲肾上腺素,呋塞米注射液,10U/ml 垂体后叶素。

【实验步骤】

1. 麻醉固定　耳缘静脉缓慢注入 20% 氨基甲酸乙酯溶液（5ml/kg 体重），待动物麻醉后将其仰卧位固定于手术台上。

2. 颈部手术

（1）气管插管术：剪去颈部兔毛，正中切开 5~7cm，分离气管，行气管插管术。

（2）右侧颈外静脉插管：分离右侧静脉，插管与输液器相连，保持静脉通路通畅，实验过程中由静脉插管中给药。

（3）左侧颈总动脉插管：分离左侧颈总动脉，插管与血压换能器及 BL-420 生物机能实验系统相连，描记血压曲线。

（4）右侧迷走神经分离，穿线备用。

3. 尿道插管术　用手指触摸家兔的耻骨联合，测量由尿道口到耻骨联合的距离，在尿道插管上用笔做一标记。尿道插管浸泡液体石蜡，由家兔阴茎找到尿道口，将插管缓慢沿尿道送入到标记线处，如有尿液流出，证明尿道插管已送入膀胱内。亦可行输尿管或膀胱插管术收集尿液。

4. 股部手术　股动脉插管。

【观察项目】

1. 观察正常的血压曲线和每分钟的尿滴数。

2. 血压、尿量稳定后，由静脉插管均匀快速注射 38℃生理盐水 30ml，观察记录血压与尿量变化。

3. 待血压、尿量基本稳定后，电刺激右侧迷走神经外周端，当血压明显变化时，观察记录血压和尿量的变化。刺激参数：刺激模式：粗电压；刺激方式：连续单刺激；波宽：0.05ms；强度：10~15V，频率：100~200Hz。

4. 待血压、尿量基本稳定后，由静脉插管缓慢注射 30% 葡萄糖溶液 5ml，观察记录血压与尿量变化。每隔 1~2min，取尿液 2 滴作尿糖定性试验，比较出现尿糖的时间与尿量高峰期的关系。

5. 待血压、尿量基本稳定后，由静脉插管注射 0.01% 去甲肾上腺素 0.5ml，观察记录血压与尿量变化。

6. 待血压、尿量基本稳定后，由静脉插管注射呋塞米注射液 0.5ml/kg，观察记录血压与尿量的变化。取尿液 2 滴作尿糖定性试验。

7. 待血压、尿量基本稳定后，由静脉插管缓慢注射 10U/ml 垂体后叶素 0.2ml，观察记录血压与尿量的改变。

8. 待血压、尿量基本稳定后，由股动脉放血 40~50ml，观察记录血压与尿量的改变。

【注意事项】

1. 实验前应给家兔多喂含水分较多蔬菜类食物。

2. 麻醉应适中，过深或过浅都会影响尿生成的量。

3. 手术完毕要用湿纱布覆盖手术切口，以防水分丢失。

4. 前一项实验处理因素作用基本消失，即血压、尿量基本恢复稳定后再做下一项。

5. 每项实验前后，均应有对照记录。

6. 静脉插管给药之后，需短时加快输液速度将插管内的药物冲入家兔体内。

【思考题】

1. 试分析为何本实验需刺激右侧迷走神经?
2. 凡是提高全身血压的因素都能使尿量增加吗?

【附】

尿糖定性试验

试管内加入班氏试剂 1ml,再滴入尿液 2 滴,并加热煮沸,同时不断振荡试管。冷却后,若溶液由蓝色透明转至混浊的绿色、黄色或砖红色,表示尿糖试验阳性。若不变色则为阴性。

(陈建双 于海荣)

实验三 急性肾功能不全

【目的与原理】

本实验学习急性肾功能不全的动物模型复制方法,观察急性肾功能不全动物内生肌酐清除率、尿蛋白、血尿素氮等变化,理解其发病机制。

各种病因引起的肾功能严重障碍时,会出现多种代谢产物、药物和毒物在体内蓄积,水、电解质和酸碱平衡紊乱,以及肾脏内分泌功能障碍的临床表现,这一病理过程就叫肾功能不全。严重的肾缺血和肾中毒引起的急性肾小管坏死是急性肾功能不全的常见原因。注射 $HgCl_2$ 溶液可引起家兔急性肾小管坏死,脱落的上皮细胞可在小管内形成各种管型,阻塞肾小管管腔,使原尿不易通过,同时由于管腔内压力升高,有效滤过压降低,从而使肾小球滤过率降低,造成急性肾功能不全。

【实验对象】

家兔,2~2.5kg。

【器材与药品】

分光光度计,离心机,水浴锅,滴管,吸管,离心管,试管,漏斗,试管夹,试管架,酒精灯,兔手术台,哺乳类动物手术器械 1 套,注射器,动脉插管,输尿管插管。

1% $HgCl_2$ 溶液,20% 氨基甲酸乙酯溶液,肝素,酸性尿素氮显色剂,二乙酰一肟试剂,BUN 标准液,肌酐标准液,苦味酸,醋酸,生理盐水,蒸馏水。

【步骤与观察】

1. **急性肾功能不全模型复制** 于实验前 1 天取两只家兔,称重后,其中一只兔皮下注射 1% $HgCl_2$(1.2ml/kg),造成急性肾功能不全模型;另一只兔则在相同部位注射等量的生理盐水。

2. **麻醉固定** 家兔称重后,用 20% 氨基甲酸乙酯溶液(5ml/kg)耳缘静脉注射麻醉后仰卧位固定于兔台。

3. **颈部手术** 行气管插管术,分离一侧颈总动脉作颈总动脉插管(插管内充满肝素生理盐水)。自颈总动脉插管取 3ml 血液供血肌酐含量测定用,另取 3ml 血液,滴入肝素数滴后离心(2 000r/min,5min),取血清供 BUN 测定用。

4. **腹部手术** 行输尿管插管术,收集尿液。耳缘静脉注射 5% 葡萄糖溶液 15ml/kg(5min 内注完),以保证足够尿液,收集尿液 1h,换算成每分钟尿量。收集的尿液供尿蛋白定性实验和尿肌酐含量测定用。

5. 观察项目

（1）尿蛋白定性检查：将尿液以 2 000r/min 转速离心 5min。取尿液约 3ml 放入试管中，以试管夹夹住试管，在酒精灯上加热至沸腾（试管口不要对着人，小心加热，切勿让试管内尿液溢出）。若有混浊，加入 5% 醋酸 3~5 滴，再煮沸，若尿液变清，是尿内尿酸盐所致；若混浊加重，则表示尿中含有蛋白，根据尿液混浊程度判定结果。

"–"表示尿液清晰，不显混浊。

"+"表示尿液出现轻度白色混浊（含蛋白 0.1~0.5g/L）。

"++"表示尿液稀薄乳样混浊（含蛋白 0.5~2g/L）。

"+++"表示尿液乳浊或有少量絮片存在（含蛋白 2~5g/L）。

"++++"表示尿液出现絮状混浊（含蛋白 >5g/L）。

（2）血尿素氮（BUN）测定：取三支试管分别标号后按表 2-4-2 操作。

表 2-4-2　BUN 含量测定　　　　　　　　　　　　　　　　　　　　　单位：ml

试剂	1（空白管）	2（标准管）	3（样品管）
酸性尿素氮显色剂	5.0	5.0	5.0
二乙酰一肟	0.5	0.5	0.5
蒸馏水	0.02	—	—
BUN 标准液	—	0.02	—
血清	—	—	0.02

将上述各管充分摇匀，置沸水浴中加热 15min，用自来水冷却 3min，在 540nm 波长下比色，记录标准管的吸收度读数（A 标）及样品管的吸收度读数（A 样）。

计算每 100ml 血清中 BUN 的含量（mg）：

$$血清\,BUN(mg\%) = \frac{A\,样}{A\,标} \times 0.004 \times \frac{100}{0.02} = \frac{A\,样}{A\,标} \times 20$$

原理：血清尿素在强酸条件下与二乙酰一肟和氨硫脲煮沸，生成红色复合物（二嗪衍生物）。

（3）血、尿肌酐含量测定（苦味酸法）和内生肌酐清除率的计算：取血 2~3ml 置于盛有肝素的离心管内，离心（2 000r/min）5min 后取血浆测定血中肌酐含量，另取尿液测定尿中肌酐含量，操作见表 2-4-3。

表 2-4-3　血浆和尿液肌酐含量测定　　　　　　　　　　　　　　　　单位：ml

加入物	标准管 S	标准空白管 S_0	测定管 R	测定空白管 R_0
肌酐标准液	0.25	0.25	—	—
血浆或尿液	—	—	0.25	0.25
测定苦味酸	5.0	—	5.0	—
空白苦味酸	—	5.0	—	5.0

混匀,置 37℃水浴 20min,再放到冷水盆中转动 1min 使冷却,在 520nm 波长处各以其相应的空白管调零,比色测定各管的光密度。以 $D_{R血}$ 表示测定物为血浆的光密度,以 $D_{R尿}$ 表示测定物为尿的光密度,以 D_S 表示标准管光密度。

计算:

$$血中肌酐含量(mg/dl)=2 \times \frac{D_{R血}-0.01}{D_S-0.01}-0.23$$

$$尿中肌酐含量(mg/dl)=\left(2 \times \frac{D_{R尿}-0.01}{D_S-0.01}-0.23\right) \times 100$$

$$内生肌酐清除率(ml/min)=\frac{尿中肌酐含量}{血中肌酐含量} \times 尿量(ml/min)$$

$$肌酐:1(mg/dl)=88.402\mu mol/L$$

(4)形态学观察:将对照及中毒家兔一并处死,取出肾脏,观察并比较两只家兔肾脏的大体形态、颜色、光泽、条纹等,之后沿肾的凸面中部作一水平切面,深达肾盂,注意肾包膜情况,切面的色泽、皮质与髓质分界是否清楚等。

【注意事项】

1. 标准液及试剂量应准确。

2. 煮沸及时间应准确,否则颜色反应消退。

3. 试剂宜在使用前两周内配制,逾期则苦味酸颜色加深,光密度值随之增高,影响检测结果。

【思考题】

1. 如何判断急性肾功能不全模型复制成功?

2. 实验中家兔发生肾功能不全机制是什么?

附:试剂的配制

1. BUN 测定试剂

(1)20g/L 二乙酰一肟试剂:称取二乙酰一肟 20g,加入蒸馏水约 900ml,溶解后加蒸馏水至 1 000ml。

(2)酸性尿素氮显色剂:取浓硫酸(96%~98%)44ml,浓磷酸(85%~87%)66ml,溶于 100ml 蒸馏水中,冷却至室温依次加氨硫脲 50mg,溶解后再加硫酸镉 1.62g(3CdSO_4·8H_2O)或 2.0g(3CdSO_4·6H_2O),溶解后加蒸馏水至 1 000ml,可保存在冰箱内 6 个月。

(3)BUN 标准储备液(0.2g/L):精确称取尿素 42.8mg,溶于 50ml 蒸馏水中加氯仿 6 滴,再用蒸馏水稀释至 100ml,可保存在冰箱内 6 个月。

(4)BUN 标准液(0.02g/L):取上述 BUN 标准储备液 100ml,加蒸馏水至 1 000ml。

2. 肌酐测定试剂

(1)测定用缓冲液:取碳酸缓冲液 700ml 加入 0.4mol/L NaOH 300ml。

(2)空白用缓冲液:取碳酸缓冲液 700ml 加入 0.1mol/L NaOH 300ml。

(3)苦味酸液(12g/L):取苦味酸 20g 加蒸馏水至 1 000ml。煮沸冷却,待结晶析出后,倾出上清液进行滴定。滴定时苦味酸上清液 5ml,加 10g/L 酚酞 1 滴,用 1mol/L NaOH 溶液进行滴定,到呈橘红色为止(每毫升 1mol/L 氢氧化钠相当于 0.229 2g 苦味酸),计算后其浓度常超过 12g/L,最后用蒸馏水稀释至 12g/L。

(4)测定用苦味酸:取测定用缓冲液加等量的 12g/L 苦味酸液。

（5）空白用苦味酸：取空白用苦味酸加等量的 12g/L 苦味酸液。

（6）肌酐标准贮备液（1g/L）：精确称取肌酐 100mg 加 0.1mol/L 盐酸至 100ml。

（7）肌酐标准液（0.02g/L）：取肌酐标准贮备液 2ml 加 0.1mol/L 盐酸至 100ml。

（于海荣　谢亚芹）

第五章

其他系统、器官实验

在机能学科实验中,离体平滑肌实验使用较多。平滑肌广泛分布于机体的消化、血液、泌尿、生殖系统,通常使用的离体标本为哺乳类动物的气管、小肠、子宫、动脉及输精管等。在适当的人工环境下观察其机械收缩、生物电变化,各种因素和药物的影响及作用原理等。

复制人类疾病的动物模型主要用于实验病理学与实验治疗学,实验病理学着重用特定方法复制出疾病模型,整个复制过程就是研究的过程,其目的是探讨疾病的发生、发展与转归的规律。

实验一　影响胆汁分泌的因素

【目的与原理】

本实验旨在观察不同因素对胆汁分泌的影响,理解其作用机制。

肝细胞持续分泌胆汁,生成后由肝管流出。在非消化期,胆汁主要储存在胆囊内。进食后,食物及消化液可刺激胆囊收缩,将储存在胆囊的胆汁排入十二指肠。胆汁的分泌与排入十二指肠,除了受神经和体液因素的调节外,也受胆汁、肠液的酸碱度及药物因素影响。

【实验对象】

家兔,2~2.5kg。

【器材与药品】

兔手术台,哺乳类动物手术器械1套,BL-420生物机能实验系统,刺激电极,注射器(20ml,5ml,1ml),胆汁引流管,小烧杯。

20%氨基甲酸乙酯溶液,生理盐水,0.1mol/L盐酸,1%阿托品溶液。

【步骤与观察】

1. **麻醉固定**　用20%氨基甲酸乙酯溶液5ml/kg从耳缘静脉缓慢注入,麻醉后仰卧固定于手术台上。

2. **颈部手术**　行气管插管术。分离左侧迷走神经(其分支支配肝脏),穿线备用。

3. **上腹部手术**　胆总管插管术,用小烧杯收集胆汁备用。待胆汁流出速度稳定后,开始观察项目。

4. 观察项目

(1)记录正常引流出每分钟胆汁滴数。

(2)电刺激迷走神经:BL-420型生物生物机能系统输出刺激。刺激方式:连续单刺激;

强度:6V;波宽:0.05ms;频率:50Hz。持续电刺激左侧迷走神经 1~3min,观察记录胆汁分泌的变化。

（3）酸化十二指肠:待胆汁分泌基本恢复后,将 0.1mol/L 盐酸溶液 25ml 注入十二指肠内,观察记录胆汁分泌的变化。

（4）静脉注射稀胆汁:待胆汁分泌基本恢复后,由耳缘静脉注射稀胆汁(用生理盐水稀释胆汁 1:1)4ml,观察记录胆汁分泌的变化。

（5）静脉注射阿托品:待胆汁分泌基本恢复后,由耳缘静脉注射 1% 阿托品溶液 1ml,观察记录胆汁分泌的变化。

（6）分别重复 2 与 4 两项,并观察记录胆汁分泌的变化。

【注意事项】

1. 胆总管切口应靠近十二指肠一侧。

2. 各处理因素施加时注意时间间隔,待上一因素影响基本消除后施加新因素;记录对比施加处理因素前与施加处理因素后 5~10min 的胆汁分泌量。

【思考题】

1. 结合实验说明胆盐肝肠循环的生理意义。

2. 阿托品应用后,刺激迷走神经与注射胆汁其结果有何不同,为什么?

（于海荣）

实验二 递质及理化因素对离体肠活动的影响

【目的与原理】

本实验目的是学习哺乳动物离体器官灌流的实验方法;观察哺乳动物胃肠平滑肌的一般特性及药物对离体肠管平滑肌的作用。

胃肠平滑肌的特性与骨骼肌不同,它具有自动节律性、较大的伸展性,对化学物质、温度变化及牵张刺激比较敏感。胃肠平滑肌的收缩反应受交感、副交感神经双重支配,其中副交感神经起主要作用,肠肌细胞膜上含 M 胆碱能受体和 β 受体,其激动剂和拮抗剂均可影响平滑肌的舒缩反应。

【实验对象】

家兔,2~2.5kg。

【器材和药品】

BL-420 生物机能实验系统,张力换能器(量程为 25g 以上),恒温水浴槽装置一套(麦氏浴槽,恒温控制仪,充氧装置),恒温水浴箱,二联球,万能支台,温度计,烧杯,滴管,培养皿,手术剪刀,眼科镊子,1ml 注射器。

台氏液,0.01% 乙酰胆碱,0.05% 阿托品,0.001% 异丙肾上腺素,0.01% 普萘洛尔,1mol/L 盐酸溶液,1mol/L 氢氧化钠溶液。

【实验步骤】

1. 实验准备

（1）实验装置:实验前先将恒温水浴槽放满水(由恒温装置控制其温度在 38℃左

右)。浴槽内的浴管是一直径为 2~3cm 的玻璃管,下有出口,可放出液体。浴管内加台氏液 30~40ml,并置一玻璃通气管,一端接橡皮管与球胆相连,另一端较细且呈 W 状,使逸出的气泡细小而均匀。另外用烧杯装满台氏液,放在恒温水浴箱内保温,以便实验中更换浴管内的台氏液。

(2)标本制备:用木槌猛击兔头枕部使其昏迷。快速打开腹腔,找到胃幽门与十二指肠交界处,以此为起点取长 20~30cm 的肠管。将与该肠管相连的肠系膜沿肠缘剪去,剪取所需肠段,迅速将其放在低温(4~6℃)的台氏液内,冲洗肠腔内容物。将肠管分剪成数段 2~3cm 长的肠段。

(3)标本连接:实验时取一段标本,一端系在通气管的钩上,另一端与换能器相连,此连线必须垂直,不得与浴管及通气管的管壁接触,以免摩擦。调节与球胆相连的橡皮胶管上的夹子,使气泡一个一个地逸出至浴管内,以供给标本足够的氧气。

(4)记录:用 BL-420 生物机能实验系统进行描记,时间常数选用"DC",滤波"10Hz",调节增益和显速,以获得较好的记录效果。

2. 观察项目

(1)正常波形:观察、记录离体小肠平滑肌在温度 38℃时的收缩曲线,此时不给任何刺激,注意其收缩曲线的节律、波形、幅度及频率。收缩曲线的基线升高,表示小肠平滑肌的紧张性升高;反之,基线下降,表示紧张性降低。以下各项均在 38℃的条件下进行实验。

(2)观察小肠平滑肌一般特性

1)乙酰胆碱:向浴管中加入 0.01% 乙酰胆碱 0.1ml,观察平滑肌活动的变化。待作用明显后,立即从浴管的下口放出含有乙酰胆碱的台氏液,并加入新鲜的台氏液,如此反复 3 次,以洗涤或稀释残留的乙酰胆碱,使达到无效浓度。再换入等量的台氏液,待平滑肌节律收缩恢复稳定后,进行下一项观察。

2)阿托品 + 乙酰胆碱:向浴管内加入 0.05% 阿托品 0.2ml,观察一段肠管收缩曲线,再加入 0.01% 乙酰胆碱 0.1ml,观察小肠平滑肌收缩曲线的变化。进行冲洗和更换新的台氏液。

3)异丙肾上腺素:将 0.001% 异丙肾上腺素 0.1ml 加入浴管内,观察小肠平滑肌收缩曲线的变化。效果明显后,立即进行冲洗和更换新的台氏液。

4)普萘洛尔 + 异丙肾上腺素:向浴管内加入 0.01% 普萘洛尔 0.2ml,观察一段肠管收缩曲线,再加入 0.001% 异丙肾上腺素 0.1ml,观察小肠平滑肌收缩曲线的变化。进行冲洗和更换新的台氏液。

5)盐酸:将 1mol/L 盐酸溶液 2~3 滴加入浴管内,观察小肠平滑肌的反应。

6)氢氧化钠:在加酸到小肠平滑肌收缩减弱时,再将 1mol/L 氢氧化钠溶液 2~3 滴加入浴管内,观察小肠平滑肌的反应。

7)温度:将室温台氏液、38℃台氏液、42℃台氏液先后换入浴管内,观察不同温度对小肠平滑肌的影响,然后再换回 38℃台氏液,观察平滑肌活动是否恢复。

【注意事项】

1. 注意控制浴管水温和前负荷的大小,否则均可影响小肠平滑肌的收缩功能及对药物的反应。

2. 浴管内通气量要适宜,通气过多过急会振动悬线而影响记录,太少则使标本得不到足够的氧气而影响其活动。

3. 滴加药物时不要直接加在肠肌上,应滴在浴管的正中。

4. 进行冲洗的前后,浴管内溶液应保持在同一高度。

【思考题】

1. 哺乳动物离体平滑肌保持其收缩功能需哪些基本条件? 它与离体蛙心活动所需条件有何不同?

2. 离体组织器官实验和整体动物实验有哪些主要区别?

(于海荣　孟凡星)

实验三　高钾血症

【目的与原理】

血清钾浓度高于 5.5mmol/L 时,称为高钾血症。其发生通常与钾摄入过多、肾脏排钾减少及细胞内钾转运到细胞外等多种原因有关。本实验通过静脉补充大量的钾而导致动物出现高血钾症。高血钾症对机体的影响主要表现为膜电位异常引发的一系列障碍及酸碱平衡异常,尤其是对心脏的影响较为突出,可通过心电图观察。高钾血症引起心肌静息电位绝对值减小,急性轻度高钾血症时,心肌的兴奋性增高,而随着血钾浓度的继续增高,心肌的兴奋性则严重降低,严重的传导阻滞和心肌兴奋性消失可导致心脏骤停,同时高钾血症也可使心肌自律性降低、收缩性减弱。因静息电位绝对值减小,导致除极速度减慢、幅度减小,传导速度减慢,表现为心房除极波 P 波低平甚至消失,心室除极波 QRS 波增宽、幅度减小;因复极钾外流加快至心室复极波 T 波狭窄高耸。

本实验的目的在于学习复制高钾血症动物模型的方法,观察高钾血症引起的心电变化,分析高钾对心肌电生理影响。

【实验对象】

家兔,2~2.5kg。

【器材与药品】

BL-420 生物机能实验系统,心电针形电极,婴儿秤,兔手术台,静脉输液装置 1 套,手术器械 1 套,气管插管,注射器(5ml、10ml、20ml)。

20% 氨基甲酸乙酯溶液,生理盐水,2% 氯化钾溶液,30% 葡萄糖溶液,胰岛素,5% 碳酸氢钠溶液,10% 氯化钙溶液。

【步骤与观察】

1. **麻醉固定**　取家兔 1 只称重后,用 20% 氨基甲酸乙酯溶液 5ml/kg 经耳缘静脉缓慢推注,全身麻醉后仰卧位固定于兔手术台上。

2. **颈部手术**

(1) 气管插管术:剪去颈部被毛,在紧靠喉头下缘做颈正中切口,钝性分离肌肉至气管,做气管插管。

(2) 颈外静脉插管术:分离一侧颈外静脉,做静脉插管,并与输液装置相连。

3. **心电描记**　将心电导联线的针型电极分别插入动物四肢远端显露部位皮下(勿插

入肌肉,以防止肌颤的干扰),进针约 2cm。导联线按右前肢(白),右后肢(黑),左后肢(红)的顺序连接,电极另一端连接计算机的任一通道。打开 BL-420 生物机能实验系统,在"输入信号"菜单中相应通道选中"心电",启动实验,观察并记录正常麻醉状态下的 II 导联心电图。

4. 高钾血症的复制　经耳缘静脉以 20 滴 /min 的速度缓慢推注 2% 氯化钾溶液,滴注氯化钾的过程中,注意观察心电图波形的变化,并在心电图出现明显的特征性异常改变时,立即停止滴注,并开始实施抢救措施。

5. 实验性抢救　可运用理论知识自行设计抢救方案,比较其疗效,分析其在高钾血症治疗中的作用。在推注氯化钾生理盐水溶液之前,必须选择和准备好抢救药物,在观察到出现典型高钾血症心电图的改变后,可通过事先选择好的输注通道立即实施抢救,同时观察心电图恢复状态。如抢救成功则恢复窦性心律。

(1)单独用 30% 葡萄糖溶液缓慢静脉滴注;

(2)30% 葡萄糖溶液,混合普通胰岛素静脉缓慢滴注;

(3)5% 碳酸氢钠溶液 5ml/kg 快速静脉滴注,严重者可缓慢静脉注射;

(4)10% 氯化钙 2ml/kg 缓慢静脉推注。

6. 致死作用的观察　当心电图基本恢复正常后,迅速打开胸腔,暴露心脏,肉眼直接观察心脏活动情况。快速静脉滴注致死剂量的氯化钾,边注射边观察心电波形的改变,直至出现室颤或成一条直线时停止注射,观察心室纤颤及心脏停搏时的状态。

【注意事项】

1. 动物麻醉深浅要适度,麻醉过深容易抑制呼吸,过浅时动物疼痛则易引起肌肉颤动,对心电图记录造成干扰。

2. 滴注氯化钾溶液时速度应缓慢,速度太快极易造成动物死亡。

3. 动物对注入氯化钾溶液耐受性有个体差异,有的动物需注入较多的氯化钾才出现异常心电图改变,遇到这种情况时,应适当调整注入氯化钾的浓度和间隔时间。

4. 描记心电图时应注意避免周围电磁干扰。

【思考题】

1. 注射氯化钾溶液后,可观察到哪些异常心电图改变?发生机制是什么?用相关理论加以说明。

2. 分析你所选择的药物抢救高钾血症的机制和效果。

3. 严重高钾血症时心脏停搏在何种状态?为什么?

(于海荣　赵　娟)

实验四　肝性脑病

【目的与原理】

肝性脑病是指继发于严重肝病的一系列神经精神综合征。肝性脑病的发病机制较复杂,且至今尚未完全阐明,目前临床有多种学说用于解释,而其中以氨中毒学说理论的研究最多,最确实有据。该学说认为在病理情况下,由于肝细胞严重受损,肝内尿素合成发生障碍,氨清除不足;或慢性肝硬化的疾病时,肠壁吸收肠道内生成的氨过多,经侧支循环直接进入体循环,均可导致血氨升高,增高的血氨通过血脑屏障进入脑组织,通过干扰脑的能量代谢,使脑内神经递质发生改变以及抑制神经细胞膜等作用,引起脑的功能障碍,病人从而出现相应的症状和体征。

本实验通过肝大部分结扎的方法可造成急性肝功能不全的动物模型,在此基础上再经消化道输注复方氯化铵溶液,使血氨水平明显升高,从而出现震颤、抽搐、对外界反应性降低等类似肝性脑病的临床症状。观察出现相应症状所需氯化铵用量及时间,以此探讨氨在肝性脑病发病机制中的作用。

【实验对象】

家兔,2~2.5kg。

【实验器材与药品】

兔手术台,哺乳类动物手术器械 1 套,50ml 注射器,细导尿管,棉线。

1% 普鲁卡因,2.5% 复方氯化铵溶液(含 2.5% 氯化铵,1.5% 碳酸氢钠,5% 葡萄糖),白醋灌肠液,复方谷氨酸纳(含 2.5% 谷氨酸钠,5% 葡萄糖),生理盐水。

【步骤与观察】

1. **麻醉固定**　取家兔 1 只称重,仰卧位固定在兔手术台上,剪去腹部正中的被毛,沿上腹部中线用 1% 普鲁卡因做局部浸润麻醉。

2. **腹部手术**　自胸骨剑突下,沿腹正中线作一长约 6~8cm 的切口,钝性分离皮下组织,沿腹白线剪开腹壁,打开腹腔,暴露肝脏。用左手指腹向下轻压肝脏膈面,可见在肝与膈肌之间有一薄而透明、呈三角形的镰状韧带,小心将其剪断,以增加肝脏的游离度。观察正常的肝脏颜色,探查家兔肝脏的叶数(图 2-5-1)。

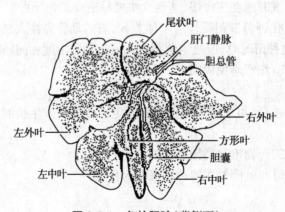

图 2-5-1　兔的肝脏(背侧面)

3. **急性肝功能不全动物模型的制备**　棉线用生理盐水浸湿后,沿肝左外叶、左中叶、右中叶和方形叶之根部围绕一周并结扎,以阻断大部分肝血流,造成家兔急性肝功能不全。由于右外叶和尾状叶之间门脉血管为独立分支,不会同时被结扎,因而得以保留。待上述肝叶变成暗褐色后用眼科剪在已结扎的肝叶边缘上剪一小口,如无明显渗血,说明肝大部结扎成功,否则就要重新结扎。

4. **十二指肠插管**　沿胃幽门向下找出一段十二指肠,在肠管下方血管稀疏处,用止血钳穿透肠系膜并穿两根线备用。用眼科剪在肠壁上剪一小口,将细导尿管顺远胃端方向插入肠腔约 6cm,直接连肠管一起结扎固定,防止插管脱落。近胃端也应用线结扎,以防胃内容物流出。然后将肠送回腹腔内,细导尿管另一端置于腹腔之外,用止血钳夹住腹壁,关闭腹腔。

5. 观察记录指标　观察记录家兔的一般状态、呼吸频率及幅度、角膜反射、四肢肌张力及对刺激(敲打兔台或用针刺)的反应。

6. 制备肝性脑病动物模型　用注射器每间隔 5min 向十二指肠插管注入复方氯化铵溶液 5ml,仔细观察家兔呼吸、肌张力等指标的变化,当出现全身性抽搐时停止注射。停止注射。记录出现痉挛的时间和所灌注复方氯化铵溶液总量,并计算每千克体重的用量(ml/kg)。

7. 实验性抢救　当出现肌张力增高时,准备好耳缘静脉输注通道,一旦动物发生抽搐,立即缓慢推注复方谷氨酸钠溶液,用量为 30ml/kg,观察并记录治疗后症状有无缓解。

【注意事项】

1. 游离肝脏和剪断镰状韧带时,动作应准确、轻柔,以免肝叶破裂出血和损伤膈肌造成气胸。

2. 打开腹腔时,如果动物有挣扎反应,可再用 1% 普鲁卡因进行局部浸润。

3. 结扎肝叶应尽量靠近根部肝门处,以防拦腰结扎肝叶造成出血;结扎线松紧要适度,过紧可能造成肝叶撕裂而出血,过松达不到阻断血流的目的。

【思考题】

1. 给动物体内注入复方氯化铵溶液后,动物出现昏迷及痉挛的机制分别是什么?

2. 本实验对肝性脑病救治所使用药物的作用机制是什么?

3. 为什么本实验肠道注入的是复方氯化铵制剂?

(董雅洁)

实验五　影响大鼠胃酸分泌的因素

【目的与原理】

本实验目的在于观察拟胆碱药、组胺和促胃液素对胃酸分泌的影响;理解胃酸分泌的调节机制。

盐酸是胃液的主要成分之一。由胃腺的壁细胞分泌,胃酸的分泌受神经与体液的调节。迷走神经有传出纤维直接到达胃黏膜泌酸腺中的壁细胞,通过末梢释放乙酰胆碱引起胃酸分泌;组胺和促胃液素是两种能直接作用于壁细胞上的相应受体以刺激胃酸分泌的体液因素;乙酰胆碱、组胺和促胃液素其作用可被各自的受体阻断剂所对抗。

【实验对象】

成年雄性大白鼠。

【器材与药品】

大白鼠手术器械 1 套,大鼠固定板,微量滴定管,pH 试纸,三角瓶,1ml 和 10ml 注射器,气管插管,食管插管(直径 2.0mm、长 20cm 的塑料管),胃管(直径 4.0mm、长 10cm 的塑料管）。

3% 戊巴比妥钠,10mmol/L NaOH,1% 酚酞,0.1% 磷酸组胺,25% 西咪替丁注射液,0.01% 五肽胃泌素,0.001% 卡巴胆碱,1% 阿托品。

【步骤与观察】

1. **实验前准备** 大白鼠禁食 24h,自由饮水。

2. **麻醉、固定** 用 3% 戊巴比妥钠（40~50mg/kg）腹腔注射麻醉大白鼠,仰卧固定在台上。

3. **颈部手术** 剪去颈部的被毛,在颈正中作一长 1.5~2.0cm 切口,分离皮下组织,暴露气管,行气管插管术。分离食管,剪开食管,将食管插管由食管插入胃内,结扎固定。

4. **腹部手术** 剪去腹部的被毛,在剑突下沿腹正中线作一长约 3cm 的切口,打开腹腔,牵出十二指肠,在胃幽门与十二指肠交界处穿两根线,相距约 1cm,空肠侧线进行结扎,幽门侧线打一松结。在两线之间剪开十二指肠,将胃管插入胃内,结扎固定。用注射器吸取 37℃生理盐水,通过食管插管缓缓注入胃内,一边轻轻按压胃部,检查流出是否通畅,流出液有无血迹残渣。用盐水纱布覆盖管周以防干燥。

上述手术完成后,再肌内注射 3% 戊巴比妥。

解开大鼠一侧的上下肢,体位由仰卧位改为侧卧位,以便使胃灌流通畅进行。另一侧肢体的缚绳也应放松。

5. **测定** 手术完毕后,使动物稳定半小时。用注射器将 10ml 37℃的生理盐水通过食管插管缓缓注入胃内,每 10min 一次。同时用三角瓶收集幽门管流出的液体,每 10min 为 1 个胃液样品。在每个样品中加 1~2 滴酚酞,用 10mmol/LNaOH 溶液滴定至刚好变色,将中和胃酸所用去的 NaOH 量（L）× NaOH 物质的量（mol）,即为每 10min 胃酸排出量,换算成每 10min 微摩尔数（μmol）来表示。

6. **观察项目**

（1）胃酸的基础分泌:收集 3 个以上胃酸样品,进行滴定,待连续三个样品数值接近后,再进行以下各项实验。

（2）组胺的泌酸作用:皮下注射 0.1% 磷酸组胺 0.1ml/100g,再连续收集 6~8 个样品,测其胃酸排出量。

（3）西咪替丁对组织胺泌酸作用的影响:肌内注射 25% 西咪替丁 0.1ml/100g,收集 3 个样品后,再皮下注射 0.1% 磷酸组胺 0.1ml/100g,连续收集 6~8 个样品,测定每 1 个样品中的胃酸排出量。

（4）五肽胃泌素的泌酸作用:在收集对照样品后,皮下注射 0.01% 五肽胃泌素 0.1ml/100g,再连续收集 6~8 个样品,测定其胃酸排出量。

（5）卡巴胆碱的泌酸作用:收集对照样品后,肌内注射 0.001% 卡巴胆碱 0.1ml/100g,连续收集 6~8 个样品,测其胃酸排出量。

（6）阿托品对卡巴胆碱泌酸作用的影响:皮下注射 1% 阿托品 0.1ml/100g,收集 3 个样品后,再肌内注射 0.001% 卡巴胆碱 0.1ml/100g,连续收集 6~8 个样品,测其胃酸排出量。

【注意事项】

1. 实验中注意维持大鼠体温在正常范围内。

2. 手术过程要轻柔,尽量减少损伤和出血。

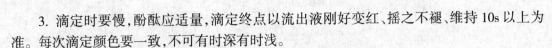

3. 滴定时要慢,酚酞应适量,滴定终点以流出液刚好变红、摇之不褪、维持 10s 以上为准。每次滴定颜色要一致,不可有时深有时浅。

4. 手术后要放松对大鼠四肢的束缚,以免大鼠因疼痛而挣扎。

【思考题】

1. 体内乙酰胆碱、组胺和胃泌素分别来自何处,以何种方式发挥作用?

2. 为什么不切断大鼠迷走神经? 若切断迷走神经,结果会有何不同?

（孟凡星 李瑞香）

第六章

临床前药理实验

药物是用于预防、治疗、诊断人类疾病，有目的地调节人体生理功能并规定有适应证或功能主治、用法和用量的特殊商品。随着医药科技的迅速发展，大量新药不断涌现，如何对新药进行全面评价是药理学研究的重要内容之一。安全、有效、稳定、可控是对药物的基本要求。要确定一种新药的安全性和有效性，不能直接以人体做试验，必须先进行深入系统的动物实验和体外实验研究，这就是临床前药理研究。

临床前药理研究主要为动物实验和体外实验，研究目的是初步确定药物的安全性和有效性，主要内容包括药物效应动力学、药物代谢动力学实验。

研究药物对机体作用的规律称为药物效应动力学，其研究内容主要涉及药物的生理活性特点、量反应和质反应的量效关系以及药物作用机制，通过离体实验、整体实验与动物病理模型研究，分析新药的药理活性，确定其治疗作用，并了解它对机体的系统作用。药物效应动力学研究包括主要药效研究和一般药理研究。一个新药经过综合筛选实验，发现了各种有用的药理作用后，就需要对主要药效进行深入研究。实验设计需要有针对性，应与预期的临床适应证相联系，通过系统实验明确该新药的主要药理作用。一般药理研究的目的在于尽可能了解已经筛选出新药的其他药理作用，以便一药多用或了解不良反应。所用剂量和给药途经应与研究主要药效学相同，一般用清醒或麻醉动物进行，神经系统方面要仔细观察给药前后的活动情况和行为变化；心血管系统方面要仔细观察记录心率、心电图和血压；呼吸系统方面要测试药物对呼吸频率和深度的影响等。

BL-420 生物机能实验系统用于药物代谢动力学研究不仅可以了解到药物在生物体内运转和转化的一般规律，而且根据药物剂量与血药浓度的关系来估算人体使用剂量，比简单地从动物有效剂量按体重推算人用剂量更为合理，可以为安全、合理的临床用药方案的制订提供实验依据。

实验一　药物在体内的分布

【实验目的】

观察小白鼠口服磺胺嘧啶钠溶液后一定时间血液、肝脏、脂肪组织中药物的浓度，以了解药物在体内分布的情况。

【实验对象】

雌性小白鼠，18~22g。

【器材和药品】

1ml 注射器,灌胃器,天平,外科剪刀,眼科剪刀,离心管(含肝素)1只,10ml 试管 10 只,试管架,1ml、2ml、10ml 吸管,80-2 离心机,漏斗,滤纸,组织匀浆器,7200 型数字式分光光度仪或 721 分光光度计,鼠笼。酸式及碱式滴定管(供加试剂用),培养皿 1 只。10ml 量筒一只。

15% 磺胺嘧啶钠溶液,5% 三氯醋酸溶液,0.5% 麝香草酚溶液,0.5% 亚硝酸钠溶液。

【步骤与观察】

1. 测定血中磺胺嘧啶钠浓度

(1)取小白鼠 1 只,用磺胺嘧啶钠溶液 1.5g/kg(15%SD-Na 0.1ml/10g)灌胃,记录给药时间,于给药后 45~60min 剪断股动脉或取眼球放血,将血滴入含有肝素或枸橼酸钠的离心管中。

(2)取血 0.2ml 置另一试管内,加 5% 三氯醋酸溶液 9.8ml,充分振荡后放置 10min,过滤。

(3)取滤液 6ml,加入 0.5% 亚硝酸钠溶液 0.5ml,充分摇匀后再加入 0.5% 麝香草酚溶液(以 20% 氢氧化钠溶液配制)1.0ml,摇匀,放置 10min 后,用 7200 型分光光度计测定(460nm 波长),记录所得光密度,从标准曲线查得磺胺嘧啶浓度,所得数即为血中 SD-Na 浓度。

2. 测定肝、脂肪中磺胺嘧啶浓度

(1)小鼠放血后,打开腹腔取肝脏及脂肪组织(睾丸或卵巢附近处脂肪组织较多,此外两腹股沟处皮下亦有一定数量脂肪组织供取用)于培养皿中,肝脏和脂肪组织分别剪碎。

(2)称取 0.5g 肝组织置于 5% 三氯醋酸溶液 2.0ml 的匀浆器中研碎,将匀浆倒入另一试管,再加 5% 三氯醋酸 2.0ml 研磨 1 次,匀浆也倒入上述试管中,然后以 5% 三氯醋酸溶液洗涤匀浆器,溶液也倒入上述试管中,总容积达 10ml 为止,充分振摇,静置 10min,过滤。

(3)取滤液 6ml,加入 0.5% 亚硝酸钠溶液 0.5ml,充分摇匀后再加入 0.5% 麝香草酚溶液 1.0ml,摇匀后静置 10min,用 7200 型分光光度计测定(460nm 波长),记录所得光密度,从标准曲线上查得磺胺嘧啶钠浓度,将此数值乘以 2/5(因所取组织量为 0.5g)即为肝中 SD-Na 浓度。

(4)依同法测定脂肪组织中磺胺嘧啶钠浓度。

将测得的不同组织磺胺嘧啶钠浓度值记录于表 2-6-1 中。

表 2-6-1 小鼠口服磺胺嘧啶钠后不同组织的含量比较

组织	磺胺嘧啶钠浓度 /(mg/100ml)
血	
肝	
脂肪	

3. 标准曲线的制备 于一系列试管中,分别加入 0.1%、0.08%、0.06%、0.04%、0.02%、

0.01%、0.005% 的 SD-Na 溶液 0.2ml，再分别加入 5% 三氯醋酸溶液 9.8ml，摇匀，取 6ml 再依次加入 0.5% 亚硝酸钠溶液 0.5ml，0.5% 麝香草酚液 1ml，摇匀后静置 10min，以 7200 或 721 型分光光度计（460nm 波长），记录各管的光密度。以光密度为纵坐标，磺胺嘧啶钠浓度（mg/100ml）为横坐标，在坐标纸上绘一标准曲线。

【注意事项】

1. 标准曲线由实验室制备提供。

2. 空白管配制　以 5% 三氯醋酸溶液代替滤液，将 5% 三氯醋酸溶液 6.0ml、0.5% 亚硝酸钠溶液 0.5ml、0.5% 麝香草酚溶液 1.0ml 溶液混匀即可。

3. 血中磺胺嘧啶钠浓度以 mg/100ml 表示，而肝、脂肪组织中磺胺嘧啶钠含量以 mg/100g 湿重表示。

【思考题】

影响药物在体内分布的因素主要有哪些？

（毕红东　丁　实）

实验二　肝功能对药物作用的影响

【实验目的】

观察小白鼠肝功能损伤对硫喷妥钠作用的影响。

药物在体内的灭活和消除，决定药物的作用强度与持续性。药物的消除方式主要靠体内生物转化及最后的排泄，生物转化要靠酶的促进，主要是肝脏微粒体混合功能酶系统，因此肝功能对药物的作用直接产生影响。

【实验动物】

小白鼠 2 只，18~22g。

【器材与药品】

天平，1ml 注射器，鼠笼。

0.4% 硫喷妥钠溶液，10% 四氯化碳，苦味酸溶液。

【步骤与观察】

1. 试验前 24h 用四氯化碳损伤小白鼠肝功能。即以 10% 四氯化碳 0.2ml/10g 皮下注射（由教研组预先注射好）。

2. 取体重相近的正常小白鼠及肝功能已损伤小白鼠各 1 只，称体重，以苦味酸溶液做好标记。并试其翻正反射是否存在（将小白鼠仰卧试验台上，若能恢复正常体位，为翻正反射存在，否则为翻正反射消失）。

3. 分别由腹腔注射 0.4% 硫喷妥钠溶液，0.1ml/10g（40mg/kg）记录并比较两组小鼠麻醉作用维持时间有何差别，麻醉作用以翻正反射消失为指标。麻醉作用维持时间即从翻正反射消失到恢复所持续的时间。

4. 将小白鼠处死（用颈椎脱臼法），剖视肝脏观察形态改变，并注意肝脏形态改变与麻醉作用维持时间的关系。

【注意事项】

如果已下课,小白鼠仍未从麻醉状态转为清醒,其麻醉作用维持时间则记作大于多少分钟。

【思考题】

1. 为什么肝损伤小鼠腹腔注射硫喷妥钠后麻醉作用维持时间延长?

2. 肝功能不全患者临床用药应注意什么?

(关丽华)

实验三 不同给药剂量对药物作用的影响

【目的与原理】

在一定范围内,药物剂量的大小是与其血药浓度的高低成正比的,也与药效的强弱有关。当给药浓度达到一定值后,再增大剂量效应不再进一步增加,这个最大效应称效能。用药的剂量太小往往无效,剂量太大又会出现中毒症状。在新药临床前药效学研究过程中,药物的量效关系曲线可以定量地分析阐明药物的剂量与效应之间的规律,有助于了解药物作用的性质,也可为临床用药提供参考。

去甲肾上腺素主要有收缩血管的作用,小剂量时兴奋心脏,收缩压升高明显,脉压差增加,大剂量时血管广泛收缩,舒张压升高明显,脉压差减小。本实验通过观察不同剂量去甲肾上腺素对动物血压升高程度的影响,了解分析剂量对药物作用的影响并绘制量效关系曲线。

【实验对象】

家兔,2~2.5kg。

【器材与药品】

BL-420 生物机能实验系统,兔手术台,压力换能器,气管插管,动脉插管,哺乳类动物手术器械 1 套,1ml、20ml、50ml 注射器。

20% 氨基甲酸乙酯溶液,5% 枸橼酸钠,肝素,去甲肾上腺素,生理盐水。

【步骤与观察】

1. 取一只家兔,称重后自耳缘静脉缓慢注射 20% 氨基甲酸乙酯溶液 5ml/kg 麻醉,同时给 1ml 肝素以防术中凝血。

2. 家兔仰卧位固定于兔手术台上,行颈部手术。分离气管做气管插管;分离一侧颈外静脉连接输液装置;分离一侧颈总动脉,做颈总动脉插管,通过三通压力换能器连接到 BL-420 生物机能实验系统上,测量家兔正常血压。

3. 给药并观察。按剂量由小到大的顺序给予 6 个剂量的去甲肾上腺素,即每千克体重给浓度为 0.000 4%、0.000 8%、0.002%、0.004%、0.008%、0.02% 的去甲肾上腺素 0.25ml,相当于每千克体重给去甲肾上腺素 1μg、2μg、5μg、10μg、20μg、50μg。去甲肾上腺素由颈外静脉连接的输液装置给入,因为去甲肾上腺素在体内代谢很快,所以每次给药速度一定要快。

4. 记录实验结果并填入表 2-6-2。

表 2-6-2　实验结果

给药剂量 /%	正常血压 /kPa	药后血压 /kPa	升高值 /kPa
0.000 4			
0.000 8			
0.002			
0.004			
0.008			
0.02			

根据实验结果,绘制量效关系曲线:

打开 BL-420 生物机能实验系统页面中"数据处理"一项,选择"计算 PD2 和 PA2"一项,再在打开的界面里输入以上的实验结果即不同浓度血压的升高值 Ei,然后按"量效曲线""折线",即可绘制出量效关系曲线。

【注意事项】

1. 实验所给的 6 个剂量,用药的体积是相同的,静脉推注的速度也要一致,否则会影响实验结果。输液管给药时,要快推快注,用盐水冲洗残留管里的药物。

2. 给一个剂量后,一定要待血压恢复正常后再给下一个剂量。

【思考题】

1. 了解剂量对药物作用的影响,对临床用药有何指导意义?

2. 量效关系的特点是什么?

（于海荣　关丽华）

实验四　不同给药途径对药物作用的影响

【实验目的】

观察药物从不同途径引入机体可能产生不同的作用;观察不同给药途径对药物作用速度、强度的影响。

不同给药途径可影响药物吸收的剂量与速度,不仅影响药物作用强度与速度,在某些药物还可影响药物作用性质。硫酸镁口服不吸收,增加肠道渗透压,减少水的吸收,增加肠蠕动发挥导泻作用;注射则出现降压、抗惊厥等作用。

【器材与药品】

1ml 注射器 2 支,5 号针头 2 个,4 号针头两个,小白鼠灌胃器一支,小铁丝笼 2 个。

4% 硫酸镁注射液,6.5mg/ml 硫喷妥钠注射液。

【实验动物】

小白鼠,18~22g。

【步骤与观察】

1. 取体重大小相似的小白鼠两只,称好体重,一只以 4% 硫酸镁注射液按每 10g 体重

0.2ml 作肌内注射,另一只用同样剂量灌胃,观察两鼠的反应有何不同。

2. 取小白鼠两只,称好体重,观察正常活动情况及翻正反射。然后甲鼠以 6.5mg/ml 硫喷妥钠注射液按 10g 体重 0.1mg 作肌内注射,乙鼠用同样剂量作尾静脉注射。

用药后分别记录两鼠麻醉开始时间(即从给药至翻正反射消失的时间)、维持麻醉时间(即从翻正反射消失至恢复的时间)并观察麻醉深度有何不同?(用镊子夹其后肢,看其反应)。

记录:将实验结果填入表 2-6-3、表 2-6-4。

表 2-6-3 硫酸镁作用结果

鼠号	药物	剂量	给药途径	反应
1	4% 硫酸镁注射液	0.2ml/10g 体重	肌注	
2			灌胃	

表 2-6-4 硫喷妥钠作用结果

鼠号	药物	剂量	给药途径	麻醉开始时间	麻醉维持时间	麻醉深度
甲	6.5mg/ml 硫喷妥钠	0.1ml/10g 体重	肌注			
乙			静注			

【思考题】

1. 药物以不同给药途径给予对药物作用会产生哪些不同影响?

2. 同一种药物以不同途径给药时为什么会影响药物效应?

(关丽华)

实验五 磺胺类药物血浆半衰期测定(两点法)

【目的与原理】

本实验学习测定药物半衰期($t_{1/2}$)的方法,了解半衰期的临床意义。半衰期为血浆药物浓度下降一半所需的时间,可以用来表示药物在体内的消除速度,半衰期大则消除慢,半衰期小则消除快,可以从总体上反映消除器官(肝、肾等)的功能。本实验通过一次静脉给药后测定不同(两点)时间的血药浓度,计算半衰期。临床上主要根据半衰期估计给药的间隔时间。

药物在体内消除按零级动力学和一级动力学消除,零级消除动力学也称为恒量消除,当药物用量过多,超出了机体的代谢能力时,机体发挥其最大代谢能力,按零级消除动力学将药物代谢掉;一级消除动力学也称为恒比消除,按一级消除动力学消除的药物其半衰期是恒定不变的值,临床上大多数药物都是按一级消除动力学消除的,一级消除动力学:$t_{1/2}=0.693/ke$,$ke=(2.303/t_2-t_1)\times \lg(c_1/c_2)$。

磺胺药在体内是按一级消除动力学消除的,并且磺胺类结构中含对氨基苯磺酰胺,在酸性环境中可与亚硝酸钠起重氮反应,产生重氮盐。该盐在碱性环境中与麝香草酚(酚类)发生偶联反应,形成橙红色的偶氮化合物,该化合物在 525nm 的波长下比色,吸光度 A 与磺胺药的浓度成正比,故 $ke = (2.303/t_2 - t_1) \times \lg(A_1/A_2)$,求出 ke 就可以得出 $t_{1/2}$。

【实验对象】

家兔,2~2.5kg。

【器材与药品】

离心机、721 型分光光度计、注射器(5ml、10ml)、动脉夹、烧杯、纱布、记号笔、刻度离心管、试管、试管架、移液管(0.2ml、1ml、2ml、5ml)、吸耳球。

20%SD-Na(200mg/L、0.4g/2ml)、肝素(500 单位)、20% 三氯乙酸、5% 麝香草酚(用20%NaOH 配制、新鲜)、0.5% 亚硝酸钠、蒸馏水、二甲苯。

【步骤与观察】

1. 取兔、称重,耳缘静脉注射肝素 750IU/kg(1.5ml~2.0ml/kg)。

2. 拔出针头让血滴在试管内(约 0.5ml、5~8 滴),或用刀片切开耳缘静脉让血滴出。

3. 耳缘静脉给 SD-Na400mg/kg(2.0ml/kg),立即计时,于给药后第 5 分、25 分从对侧耳缘静脉取血(0.5ml 左右)。

4. 血样处理 用移液管吸取各次血液 0.2ml,分别加至盛有 3.8ml 蒸馏水的离心管内,再加入 20% 三氯乙酸 2.0ml 混匀离心(1 500r/min、10min);取上清液(1.5ml)放到相应试管里;分别向试管内加入 $NaNO_2$(0.5ml)充分混匀 2min;再加入麝香草酚(1.0ml)混匀;溶液比色。

5. 测 525nm 处的吸光度 A。

6. 根据公式计算半衰期。

计算出磺胺嘧啶钠 $t_{1/2}$ 的时间单位为分钟。

【注意事项】

1. 给药(20% SD-Na)要准确,若漏出血管外可影响实验结果。

2. 取血要准确,否则会影响实验结果的准确性,若耳血管充盈较差,可用二甲苯涂擦耳部使血管扩张。

3. 将三氯醋酸加入离心管后,不要摇动,以免发生溶血,影响吸光度的准确性。

4. 所加试剂的顺序不能颠倒,否则不显色。

(关丽华 左彦珍)

第七章

人体机能学实验

人体机能测定法是机能学科中测定人体功能和生理指标的最为常用的一种方法,此方法的共同特点是在机体无创伤状态以及对人体无损害情况下进行的实验研究,这种方法能如实地反映出人体各项生理功能改变的情况,是生理学科中人体生理指标的主要来源,同时也是临床诊断中最常用的检测手段。本章主要介绍几种最为常用的无创伤人体功能测定。

实验一 人体正常心音听诊

【目的与原理】

心音是由于心脏瓣膜启闭和血液撞击心室壁引起的机械振动所产生的。正常心脏在一个心动周期中可产生四个心音,按出现的先后分为第一心音(S_1)、第二心音(S_2)、第三心音(S_3)和第四心音(S_4)。多数情况下只能听到 S_1 和 S_2,在某些健康儿童和青少年也听到 S_3,一般听不到 S_4,如能听到可能为病理性。将听诊器置于受试者心前区的胸壁上,可直接听取心音。通过心音听诊可帮助判断心脏疾病的有无、性质和部位,正常心音听诊是心音听诊学习的基础。

本实验目的是学习人体心音听诊方法,掌握正常心音特点及其产生原理。

【实验对象】

人。

【实验器材】

听诊器。

【步骤与观察】

1. 确定听诊部位

(1)受试者多采取仰卧位,检查者站在床的右侧,也可采取坐位,检查者坐在对面。受试者解开上衣,面向亮处。

(2)心脏瓣膜听诊区:传统的心脏瓣膜听诊区为四个瓣膜五个听诊区,见图 2-7-1。

1)二尖瓣听诊区:位于心尖部,即左侧第五肋间锁骨中线稍内侧。

2)肺动脉瓣听诊区:位于胸骨左缘第二肋间。

3)主动脉瓣听诊区:位于胸骨右缘第二肋间。

4)主动脉瓣第二听诊区:位于胸骨左缘第三肋间。

5)三尖瓣听诊区:位于胸骨体下端左缘,即胸骨左缘第4、5肋间。

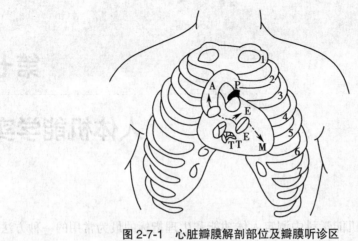

图 2-7-1　心脏瓣膜解剖部位及瓣膜听诊区

此外,对疑有心脏病的病人还可听诊其他部位(如颈部、肩胛间区等)。

2. 听诊顺序　心脏听诊的规范顺序是按逆时针方向依次听诊,即二尖瓣听诊区→肺动脉瓣听诊区→主动脉瓣听诊区→主动脉瓣第二听诊区→三尖瓣听诊区。

3. 区分 S_1 和 S_2　检查者戴好听诊器,以右手的拇指、示指和中指轻持听诊器体件,置于受试者上述听诊部位,用力要适度,听取心音同时,可用手触诊心尖冲动。另外,要根据心音特点(音调、强度、性质、持续时间等)、间隔时间,仔细区分。

区分两个心音的要点是:① S_1 音调较低,持续时间较长,在心尖部听诊最清楚;S_2 音调较高,持续时间较短,在心底部听诊最清楚。② S_1 与 S_2 时间间隔小于 S_2 与下一个心动周期的 S_1 之间的间隔。③ S_1 与心尖冲动(或颈动脉搏动)几乎同步。

4. 比较不同瓣膜听诊区两个心音的强弱。

【注意事项】

1. 室内保持安静,检查者思想要集中,为了更好地辨别心音,可让受试者改变体位、暂停呼吸或深呼吸等。

2. 听诊器的耳件方向应与外耳道方向一致(向前),体件按压不要过紧或过松。胶管等勿与他物摩擦,以免产生杂音影响听诊效果。

【思考题】

1. 心脏瓣膜听诊区是否与各瓣膜的解剖位置相同?

2. 第一心音与第二心音有哪些主要区别?

(程艳芬)

实验二　人体动脉血压的测量

【目的与原理】

学习间接测量动脉血压的原理和方法,并测量人体肱动脉的收缩压和舒张压。

血压指血管内的血液对单位面积血管壁的侧压力,不同部位的血管血压可能不同,通常所说的血压指人体主动脉压,因血压在大血管内降落得很小,可通过测量上臂肱动脉压来反映人体主动脉压。人体血压是用血压计和听诊器进行测量的,通过血压计的袖带在动脉外施加压力,根据血管音的变化来判断血压数值。通常血液在血管内流动时没有声音,如果血流经过狭窄处形成涡流,则可发出声音。当缠于上臂的袖带内的压力超过收缩压时,完全阻断了肱动脉内的血流,此时听不到声音也触不到桡动脉的脉搏。当袖带内压力逐渐降低,低于收缩压的瞬间,血液可通过受压变窄的肱动脉,形成涡流而发出声音,同时亦可触到桡动脉脉搏,此时袖带内压力的读数即为收缩压。袖带内的压力越接近舒张压,通过的血量越多,血流持续的时间越长,听到的声音也越来越强而清晰。当袖带内的压力降至等于或稍低于舒张压的瞬间,血管内血流便由断续变为连续,声音突然由强变弱或消失,脉搏随之恢复正常,此时袖带内压力的读数即为舒张压(表 2-7-1)。

表 2-7-1　人体动脉血压测定原理示意表

动脉的心脏端血压 / mmHg		袖带内压力 / mmHg	动脉的外周端	声音	桡动脉脉搏
A	心收缩压 110	>120	无血流	无	无
	心舒张压 70	>120			
B	心收缩压 110	109	仅在收缩期中 一个短时通过	有(弱)	极小
	心舒张压 70	109			
C	心收缩压 110	90	血流断续	有(清晰)	增大
	心舒张压 70	90			
D	心收缩压 110	69	血流继续流动	无	正常
	心舒张压 70	69			

【实验对象】

人。

【实验器材】

血压计,听诊器。

【步骤与观察】

1. 熟悉血压计的结构　血压计由检压计、袖带和气球三部分组成。检压计是一个标有0~300mm 刻度的玻璃管,上端与大气相通,下端与水银储槽相通。袖带为一个外包布套的长方形橡皮囊,通过橡皮管分别与水银储槽和气球相通。气球是一个带螺丝帽的球形橡皮囊,供充气或放气之用。

2. 测量动脉血压

(1)受试者静坐 5~10min,采取仰卧位或坐位,被测的上肢裸露(常为右上肢),肘部应与心脏位于同一水平,上臂伸直并轻度外展。

(2)检查者松开血压计气球螺旋阀,将袖带展平,排尽余气后将螺旋阀旋紧。将袖带气囊部分对准肱动脉,紧贴皮肤缚于上臂,袖带下缘应距肘窝横纹上半部 2~3cm,松紧应适度。

(3)检查者戴好听诊器,先于肘窝处触及肱动脉搏动,再将听诊器体件置于其上,轻压听诊器体件,使之与皮肤紧密接触。

（4）挤压气球向袖带内充气，边充气边听诊，待肱动脉搏动消失，继续充气将水银柱再升高 20~30mmHg 后，松开气球螺旋阀，缓慢放气，两眼平视水银柱，仔细听诊。听到第一次声响时的水银柱数值即为收缩压，随着水银柱下降，声音逐渐加强，继而出现吹风样杂音，然后声音突然变小而低沉，最终声音消失，声音消失时水银柱数值即为舒张压。收缩压与舒张压之差为脉压。

血压记录常以收缩压 / 舒张压 mmHg 表示，例如收缩压为 110mmHg，舒张压为 80mmHg，记为 110/80mmHg。

【注意事项】

1. 室内保持安静，以利听诊。
2. 上臂位置应平于心脏。
3. 袖带松紧应适宜。
4. 听诊器体件置于肱动脉上时不可压得太重，不得与袖带接触，更不可塞在袖带下。
5. 现血压超出正常范围时，应让受试者休息 10min 后复测。
6. 血压计用毕，应将袖带内气体驱尽，卷好，放置盒内。将检压计向右略倾斜，使管内水银退回储槽内，然后关闭，防止水银泄漏。

【思考题】

1. 测定人体血压应注意哪些事项？
2. 正常男、女成人的血压及脉压值是多少？

（程艳芬）

实验三　人体心电图的描记

【目的与原理】

本实验的目的是学习人体心电图的描记方法，辨认正常心电图波形并了解其生理意义和正常范围，学习心电图波形的测量分析方法。

正常人心脏由窦房结发出兴奋，按一定途径和时程，依次传向心房和心室，引起整个心脏的兴奋。因此每一个心动周期中，心脏各部分兴奋过程中出现的电变化的方向、途径、次序和时间都有一定的规律性。心脏兴奋的部位与未兴奋的部位之间形成无数对极性相反的偶极子。这些偶极子具有一定大小的电量，也有一定的方向。这种生物电变化通过心脏周围的导电组织和体液，反映到身体表面使身体表面也随心动周期发生有规律的电变化，将测量电极置于人体表面的一定部位通过心电图机记录出来的心脏电变化曲线即为目前临床上常规记录的心电图。心电图在心脏起搏点的分析、传导功能的判断以及房室肥大、心肌损伤的诊断上具有很大价值。

【实验对象】

人。

【器材与药品】

心电图机、导电膏、分规、棉球、酒精。

【步骤与观察】

1. 心电图记录的操作步骤

（1）接好心电图机的地线、导联线和电源线，打开电源开关，预热 5min。

（2）受试者静卧在检查床上，肌肉放松，裸露腕部和踝部，用酒精棉球擦净放置电极处的皮肤，待皮肤干燥后涂上导电膏，再将电极与皮肤固定，保证导电良好，防止肌电干扰和基线漂移。肢体导联电极应安放在前臂屈侧腕关节上方及内踝上方，胸导联电极按图 2-7-2 所示部位安放。

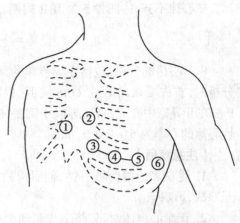

图 2-7-2 胸导联电极安置部位

（3）按规定的导联接好导线（有一定的颜色标志）：红色——右手，黄色——左手，绿色——左足，黑色——右足，白色——胸导联导线。

（4）心电图的记录：调整心电图机的放大倍数，旋动校正键，使 1mV 标准电压推动描笔向上移动 10mm。依次记录Ⅰ、Ⅱ、Ⅲ、aVR、aVL、aVF、V_1、V_3、V_5 九个导联的心电图。在记录纸上注明各导联代号，受试者姓名、年龄、性别及记录日期。

2. 心电图的分析

（1）取下心电图记录纸，辨认 P 波、QRS 波群、T 波、P-R 间期、S-T 段以及 Q-T 间期。

（2）测量波幅及时间：纵坐标表示电压，每小格代表 0.1mV（每小格为 1mm）；横坐标表示时间，每小格代表 0.04s（每小格为 1mm），用分规测量。测量波幅值时，凡向上的波形均应从基线上缘测量至波峰顶点；凡向下的波形，均应从基线下缘测量至波谷底点。以标准导联Ⅱ为例，参照图 2-7-3，测量各波电压幅值、P-R 间期及 Q-T 间期，观察 S-T 段有无移位。

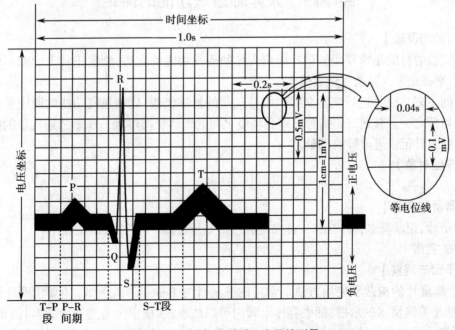

图 2-7-3 Ⅱ标准导联心电图的测量

（3）心率的测定：测量相邻两个心动周期的 R-R 间期（或 P-P 间期），按下列公式进行计算。如心律不齐，应测量 5 个 R-R 间期，求其均值，再代入公式：

$$心率 = \frac{60}{R\text{-}R\ 间期（s）}（次/min）$$

（4）心律的分析：包括主导节律的判定、心律是否规整、有无期前收缩或异位节律出现。分析时，首先要认出 P 波、QRS 波群，根据 P 波确定基本心律。窦性心律的心电图表现为：P 波在 Ⅱ 导联中直立，aVR 导联中倒置；P-R 间期在正常值范围（0.12~0.20s）。正常成年人窦性心律的心率为 51~100 次/min。

【注意事项】

1. 受试者应静卧数分钟，使肌肉放松，不要进行大呼吸动作，避免寒冷引起肌紧张，甚至寒战，影响记录。

2. 记录心电图时，先将基线调到中央，使图形能在纸的中央描出，防止造成基线不稳和干扰的因素。基线不稳或有干扰时，应排除后再进行描记。

3. 在变换导联时，必须先将输入开关关上，再转动导联选择开关。

4. 记录完毕后，要将电极和皮肤擦净，心电图各控制旋钮转回关的位置，最后切断电源。

【思考题】

1. 用标准 Ⅱ 导联记录时，正常人体心电图可分为哪几个波？各有何生理意义？

2. 正常心电图的主要间期各为多少？有何生理意义？

（程艳芬）

实验四　人体肺通气功能的测定

【目的与原理】

本实验的目的是掌握用肺量计测定人体肺通气功能的方法，测定正常人的肺容量和肺通气量，掌握正常人肺通气量数值。

肺的主要功能是进行气体交换以维持正常的新陈代谢，故肺通气功能的测定是评定肺功能的指标之一。肺通气是指肺与外界环境之间的气体交换过程。了解肺通气量的简单方法是用肺量计记录进出肺的气量。

【实验对象】

人。

【器材与药品】

肺量计，记录墨水，橡皮接口，鼻夹，温度计，气压计。

75% 乙醇。

【步骤与观察】

1. **肺量计的构造和使用方法**　常用的肺量计为 Benedict-Roth 式，主要由两个圆桶组成，外桶是装满清水的水槽，桶底有排水阀门可以放水，水槽中央有进气管，管口露出水面，管的下端是通向槽外的三通阀门，呼吸气即经此出入；内桶为倒置在水槽中的浮筒，可随呼吸气体的进出而升降,筒顶有排气阀门,可由此排出筒内气体。浮筒的容量为 6~8L,筒顶系有一细绳,浮筒的重量通过滑轮与另一端的平衡锤保持平衡(锤的重量恰好与内桶重量平衡,使呼气、吸气不感费力),平衡锤上装有墨水描笔。当活阀门开放时,呼吸气可经通气管进出肺量计,内桶即随之上下移动,这时平衡锤上的描笔可记录出桶内气量;关闭阀门,则呼吸气经通气管的侧口与外界相通。这样浮筒内的升降幅度可由描笔在记录纸上描出。描笔向上表示呼气,向下表示吸气。吸肺量计的记录纸上一小横格为 100ml,一纵格为 25mm。

2. 实验前准备 加水至标准水平,以保持肺量计死腔恒定。将描笔灌足墨水,装好记录纸。检查肺量计有无漏气,方法是将浮筒提起充气至半满,转动三通阀使与外界隔绝,在浮筒上放约 250g 重物,开动记纹器,记录水平线,半小时内水平线位置不动表示肺量计密闭不漏。橡皮接口用 75% 乙醇消毒后,置凉开水中备用。

3. 肺容量的测定 打开肺量计排气阀门,将浮筒向上提起,等筒内充气量达总量的 2/3(约 5L)时,关闭阀门,描笔笔尖与记录纸相接触。受试者将橡皮接口放置口内,以牙齿咬住接口上的 2 个突起,用鼻夹夹鼻。将三通阀门通向外界,练习用口呼吸 2~3min,然后将阀门通向肺量计内。走纸速度调至慢速(50mm/min),描记肺容量曲线,记录平静呼吸曲线约 30s(图 2-7-4)。

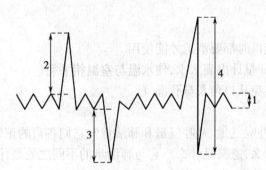

1. 潮气量;2. 补吸气量;3. 补呼气量;4. 肺活量

图 2-7-4 肺通气曲线示意图

(1)潮气量:每次呼吸时吸入或呼出的气量为潮气量,取各次测量的呼吸气量的平均值。正常成人约为 400~600ml。

(2)补吸气量:平静吸气末,再继续尽力吸气所能吸入的气量即为补吸气。正常成人约 1 500~2 000ml。

(3)补呼气量:平静呼气末,再继续尽力呼气所能呼出的气量即为补呼气。正常成人约 900~1 200ml。

(4)肺活量:平静呼吸数次后,受试者作尽力深吸气和呼气,此时呼出的气量,即为肺活量。重复测 2~3 次,取最大值。正常成人肺活量:男性约 3 500ml,女性约 2 500ml。

4. 用力呼气量测定 让受试者平静呼吸数次,再作最大的深吸气,屏气 1~2s,此时将走纸速度调至 25mm/s,然后,立即以最快的速度尽力呼气,直至不能再呼为止。最初 1、2、3s 内呼出的气量各占肺活量的容量百分比(%),即为 1s 用力呼气量,2s 用力呼气量和 3s 用力呼气量。正常我国成人的第 1s、2s 和 3s 末的呼出气量占呼出气量的百分数平均约为 80%、96% 和 99%。

5. 肺通气量

（1）每分通气量：是指每分钟进或出肺的气体总量，等于潮气量与每分呼吸频率的乘积，正常成人约 6~8L/min。

（2）最大通气量：将走纸速度调至 50mm/min，令受试者尽力作深快呼吸，每分钟所能吸入或呼出的最大气量为最大通气量（最大随意通气量），它是估计一个人能进行多大运动量的生理指标之一。将 15s 内各呼吸气量总和再乘以 4 即为最大通气量，正常人约 70~120L/min。

（3）通气贮量百分比：计算公式如下：

$$通气储量百分比（\%）=\frac{最大通气量（L/min）-每分平静通气量（L/min）}{最大通气量（L/min）}\times 100\%$$

通气贮量百分比的正常值等于或大于 93%。

（4）气体容量的换算：我们测得的肺容量，必须根据测定时的气温和大气压换算成在体温（37℃）、饱和水汽大气压状态（BTPS）下的肺容量。其换算公式为：

$$V_{BTPS}(L)=V(L)\times f_{BTPS}$$

式中，V_{BTPS} 为 BTPS 状态下的肺容量，V 为用肺量计测得的肺容量，f_{BTPS} 为 BTPS 状态气体容积的换算系数。

【注意事项】

1. 每次使用橡皮接口时都要消毒才能使用。

2. 在实验前 4h 往肺量计内灌入水，使水温与室温相平衡。

3. 检测时应尽量避免从口角及鼻孔漏气。

【思考题】

1. 什么是潮气量、补吸气量、补呼气量和肺活量？它们各自的正常值是多少？

2. 时间肺活量指什么，意义是什么？它与肺活量的不同之处是什么？

（程艳芬）

实验五　人体基础代谢率的测定

【目的与原理】

本实验的目的是掌握基础代谢测定的方法，了解其原理，并测定正常人体的基础代谢率。

基础代谢是指机体在基础状态下（清晨、清醒、静卧，未作肌肉运动；前夜睡眠良好，测定时无精神紧张；测定前至少禁食 12h；室温保持在 20~25℃）的能量代谢。测定方法有直接测定法和间接测定法两种。本实验采用间接测定法，即测定受试者单位时间（h）的耗氧量，乘以氧热价，计算出机体产热量。多采用单位体表面积（m²）产热量，即基础代谢率（BMR）表示。有利于不同个体间的比较。

【实验对象】

人。

【器材与药品】

肺量计,橡皮接口,鼻夹,身高体重计,温度计,气压计。

钠石灰,75% 乙醇,氧气。

【实验步骤】

1. 实验前准备

（1）受试者实验前禁食 12h,静卧半小时,放松保持清醒,室温保持在 20~25℃。

（2）将肺量计准备好（详见本章实验四）。将新鲜钠石灰装入钠石灰匣内（钠石灰可吸收呼吸气中的 CO_2）。从氧气接头处充入氧气至筒内总量的 2/3。橡皮接口用 75% 乙醇消毒后,置冷开水中备用。受试者在基础状态下于清晨进行测定。

2. 橡皮接口消毒后放于受试者口中,夹好鼻夹。将三通阀转向外界,练习用口呼吸 2~3min 后,将阀门转向浮筒内,平静呼吸浮筒内氧气。

3. 待呼吸平稳后,描记呼吸曲线,走纸速度调至 50mm/min,记录 6min 耗氧曲线。

4. 依上述方法重复测量 1 次。

5. 测量身高（cm）和体重（kg）,求出体表面积。许氏公式如下:

体表面积（m^2）=0.006 1× 身高（cm）+0.012 8× 体重（kg）－0.152 9

6. 基础代谢率的计算

（1）耗氧量的计算:取下呼吸曲线记录纸,紧贴曲线的上端（呼气末）引一直线。由曲线的斜率求出每分钟的氧耗量,再乘以 60 即每小时的耗氧量。再根据公式 $V_{STPD}=V(L)\times f_{STPD}$,把耗氧量换算成标准状态下的耗氧量。上式中 V_{STPD} 为标准状态下的耗氧量,V 为实际耗氧量,f_{STPD} 标准状态下气体换算系数。

（2）总产热量的计算:根据呼吸商及氧热价求产热量,通常将混合膳食,基础状态下的呼吸商（RQ）设定为 0.82,其相对应的氧热价为 20.18kJ/L,总产热量可按下式计算出:

总产热量（kJ/h）=V_{STPD}（L/h）× 20.18（kJ/L）。

（3）体表面积的计算:根据许氏公式（如上）计算得体表面积。

（4）基础代谢率（BMR）的计算:基础代谢率可以用两种表示方法。一种用其绝对值,以每平方米每小时的产热量表示,即 $kJ/(h\cdot m^2)$,又称基础代谢值。另一种用其相对值,即以受试者基础代谢值与正常均值相差的百分数（±%）表示:

$$BMR(\%)=\frac{受试者实测值－正常平均值}{正常平均值}\times100\%$$

我国正常人基础代谢平均值,可根据受试者性别、年龄从表 2-7-2 查得。

表 2-7-2　我国正常人 BMR 平均值　　　　　　单位:$kJ/(h\cdot m^2)$

性别	年龄/岁						
	11~15	16~17	18~19	20~30	31~40	41~50	51 以上
男性	195.5	193.4	166.2	157.8	158.6	154.0	149.0
女性	172.5	181.7	154.0	146.5	146.9	142.4	138.6

【注意事项】

1. 必须在基础条件下进行测定。

2. 实验时注意活塞的位置。

3. 钠石灰的外形为粉红色小颗粒,多次使用后变为黄色,吸收 CO_2 的能力已大为减弱,不宜再使用。

4. 实验前检查仪器是否漏水、漏气。浮筒上抬或下降时,要打开进气阀门,以防外筒内的水溢入钠石灰匣中。

【思考题】

1. 基础代谢率为何要按体表面积,而不按单位体重计算?

2. 测耗氧量时,为什么要呼气末开或关肺量计上的三路活塞?

3. 如受试者 BMR 不正常,试分析其原因。

(程艳芬)

实验六　人体脑电图的描记

【目的与原理】

本次实验学习描记人体脑电图的方法,观察正常人脑电图并初步分析其波形。

大脑皮层内的细胞群持续不断地产生自发的节律性电活动。将引导电极放在头皮适当的位置上,拾取电信号后,经放大记录可得到以纵轴代表电压,横轴代表时间的大脑皮层的生物电变化波形,称为脑电图。脑电图的波形主要取决于人体的功能状态,也与电极的安放部位和记录技术有关。

脑电波形按其频率、振幅及生理特征的不同,分为 α 波、β 波、θ 波、δ 波。α 波是脑电图中的基本波形,主要出现在大脑半球右半部,特别是枕叶部位。α 波在停止思维活动及闭目时出现,如果受试者突然听到声响或睁眼视物或思考问题时,α 波即消失,这一现象称"α 波阻断"。

脑电的导联分单极和双极两种,单极导联记录的是一个头皮电极和耳垂或乳突上的无关电极之间的电变化,由于其跨度较大,有利于一般检查和广泛性脑电异常的记录;双极导联记录相邻纵向或横向头皮电极之间的电位变化,电极位置越近,所记录到的电位差越小。

【实验对象】

人。

【器材与药品】

引导电极,酒精棉球,电极膏,脑电图仪。

【步骤与观察】

1. 受试者静坐,肌肉放松,用酒精棉球擦净耳垂及枕部皮肤各一小块并将电极固定在其上。描记闭眼时的脑电图。

2. 令受试者睁眼,观察脑电图的变化。

3. 令受试者闭眼,然后心算一道数学题,观察脑电图的变化。

4. 令受试者闭眼,然后接受一声音刺激,观察脑电图的变化。

【注意事项】

1. 受试者应完全处于安静状态,呼吸均匀,无眨眼、咀嚼、吞咽动作,避免肌电干扰。

2. 如在记录时有血管波等的干扰,应将电极移位。

【思考题】

何为 α 阻断? 可以说明什么问题?

（程艳芬）

实验七　人体肌电图的描记

【目的与原理】

本实验初步学习肌电图的记录方法,辨认正常肌电图波型。

肌电图是利用现代电子技术,录取人和动物完整骨骼肌生物电活动的一种诊断方法。对于下运动神经元疾病、神经肌肉接头部分疾病以及肌病的诊断极有帮助。每块骨骼肌主要由许多肌纤维组成。由一个运动神经元支配若干肌纤维,构成一个功能单位称为运动单位。这个单位运动时产生的电位即为运动单位动作电位。由肌电图可以了解运动单位的电位变化。

【实验对象】

人。

【器材与药品】

肌电图仪或 BL-420 生物机能实验系统,肌电图针,棉球。

乙醚,75% 乙醇。

【步骤与观察】

1. 检查上肢肌肉时受试者采取坐位,把上肢平放在小桌上。检查下肢肌肉时,取仰卧位或俯卧位。

2. 受检肌肉的皮肤表面用乙醚清洁脱脂以减少电阻,再用 75% 乙醇消毒。

3. 普通肌电图检查

（1）插入电位:将皮肤及针电极消毒后,将同芯针电极从被检肌肉的肌腹迅速插入,观察记录的肌电图。

（2）安静时:记录肌肉在完全松弛下的肌电图。

（3）轻收缩:让受试者记录的肌肉做轻微收缩,记录其肌电图。

（4）重收缩:让受试者记录的肌肉做重收缩,记录其肌电图。

4. 诱发肌电图检查

（1）探查胫神经刺激点:观察诱发肌电图通常选择胫神经,刺激器设置为:刺激方式为连续单刺激,波宽为 1ms,频率为 1.25Hz,强度为 50V。逐渐增强电压,刺激腘窝相当于胫神经处的皮肤,在 80V 左右寻找刺激点,然后把刺激探查电极固定在该处。

（2）观察 H、M 波:将表面电极的两电极相距 5cm 置于腓肠肌表面的皮肤。刺激期逐渐增加刺激强度,先记录到的是 H 波,随着刺激强度的增大,H 波的幅度逐渐增大,当刺激强度增加到一定值时,在 H 波前出现 M 波,此时再增加刺激强度,M 波的幅度相应增大,H 波的幅度逐渐减小。比较 M 波与 H 波的最大波幅,比较 M 波与 H 波出现的阈值。

【注意事项】

1. 插入针电极时要注意严格消毒。

2. 插入针电极时不要损伤末梢神经或穿透动、静脉。

3. 被测肌肉可选择股四头肌、小腿三头肌、三角肌或肱二头肌等。

【思考题】

H 波与 M 波那一个振幅比值通常为多少,若出现偏差表明什么?

(程艳芬)

实验八　血型的测定

【目的与原理】

本实验学习 ABO 血型的测定方法。

ABO 血型是根据红细胞上是否存在凝集原 A 与凝集原 B 而将血型分为四种血型:A 型、B 型、AB 型、O 型。凡红细胞上只含凝集原 A 的为 A 型;只存在凝集原 B 的为 B 型;若 A 与 B 两种凝集原都有的为 AB 型;这两种都没有的为 O 型。血型鉴定是将受试者的红细胞加入到标准 A 型血清(含足量的抗 B 抗体)与标准 B 型血清(含足量抗 A 抗体)中,观察有无凝集现象,从而测知受事试者红细胞上有无 A 或(和)B 抗原,最终确定受试者的血型。

【实验对象】

人。

【器材与药品】

显微镜,离心机,采血针,玻片,滴管,吸管(1ml),小试管,试管架,牙签,消毒注射器针头,棉球,消毒棉签。

标准 A、B 血清,生理盐水,75% 乙醇,碘酒。

【步骤与观察】

1. 玻片法

(1) 将标准 A 型与 B 型血清各 1 滴,滴在玻片的两侧,分别标明 A 与 B。

(2) 用 75% 乙醇棉球消毒左手无名指端,用消毒采血针刺破皮肤。滴 1 滴血于盛有 1ml 生理盐水的小试管中,混匀制成红细胞悬液(浓度约 5%)。

(3) 滴管吸取红细胞悬液,分别滴 1 滴于玻片两侧的血清上,用 2 支牙签分别混匀(注意严防两种血清接触)。

(4) 5min 后用肉眼观察有无凝集现象。根据图 2-7-5 判定血型。

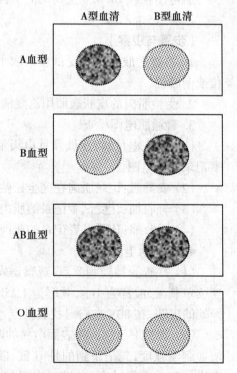

图 2-7-5　血型测定示意图

2. 试管法

（1）取小试管 2 支,分别标明 A、B 字样。

（2）分别加入 A、B 型标准血清与受试者红细胞悬液各 1 滴,混匀后离心 1min（1 000r/min）。取出试管后用手指轻弹管底,使沉淀物被弹起,在良好的光源下观察结果。轻弹管底时,若沉淀成团漂起,表示发生凝集现象;若沉淀物之边缘呈烟雾状逐渐上升,最后使试管内液恢复红细胞悬液状态,表示无凝集现象。

【注意事项】

1. 试管法比玻片法准确。

2. 吸 A、B 型标准血清及红细胞悬液时,应使用不同的滴管。

3. 肉眼看不清凝集现象时,应在低倍镜下观察。

4. 红细胞悬液及标准血清须新鲜,因污染后可产生假凝集。

5. 红细胞悬液不能太浓或太淡,否则可出现假阴性反应。

【思考题】

给 A 型血的人输血,可选择哪些血型的血液?

实验九　视野及视力的测定

【目的与原理】

本实验学习视野的测定方法,测定正常人的白红黄绿各色视野;学习使用视力表测定视力的原理和方法。

视野是当眼球固定注视正前方一点时所能看到的空间范围。每个人的视野不同,同一个人的两眼也有差别,同一眼的白色视野与颜色视野也有不同,可用视野计来测量。测定视野有助于了解视网膜视觉传导道和视觉中枢的功能。

视力,即视敏度,是指眼睛分辨物体细节的能力。看清楚文字或图形所需的最小视角是确定视敏度的依据。临床规定,当视角为 1′ 时,能分辨两个可视点或看清细致形象的视力为正常视力。视力表就是根据视角的原理制成的。常用的国际标准视力表有 12 行字,当人在距离 5m 处观看视力表第 10 行字时,该行字的每一笔画两边发出的光线在眼球恰好形成 1′ 视角。因此在距视力表 5m 处能辨认第 10 行字即认为是正常视力,并规定其视力为 1.0。若某人在距离 2.5m 处始能辨清第 10 行字则其视力低于正常值。根据公式

$$\frac{受试者视力}{正常视力} = \frac{受试者辨认某字的最远距离}{正常视力辨认该字的最远距离}$$

定其视力为 2.5/5,即 0.5。表中最上一行字是正常眼睛在 50m 处能辨认的,若某人在 5m 处才能辨认,则其视力为 0.1。视力表上每行字左边的数字即是依上式推算求得。

【实验对象】

人。

【实验器材】

视野计,各色视标,视野图表,铅笔,视力表,指示棍,遮眼板,米尺。

【步骤与观察】

1. 视野的测定

（1）将视野计对着充足的光线放好，受试者下颌放在视野计的托颌架上，调整高度，使眼睛恰与弧架的中心点位于同一水平。遮住一眼，另一眼注视弧架的中心点，主试者从周边向中央慢慢移动弧架上插有白色纸片的视标架，直到看见为止，记住度数；再把视标架从内向外移动，直到看不见为止，记住度数，求出这两个度数的平均值，记在视野图表相应的经纬度上。用同样的方法测出对侧刚能看到视标。将弧架转动 45°，重复上项操作。如此共操作四次，得出 8 个点。在视野图纸上将 8 个点依此连接起来，就得出视野的范围。

（2）依照同样操作的方法，测出红、黄、绿各色视觉的视野。

（3）同法测出另一眼的各色视野。

2. 视力的测定

（1）将视力表挂在光线充足而均匀的墙上。受试者站立或坐在距视力表 5m 处。

（2）受试者用遮眼板遮住一眼，用另一眼看视力表，按测试者的指点说出表上的字或图形。由表上端的大字或图形开始向下试，直至受试者所能辨认清楚的最小字为止。依照表旁所注的数字来确定其视力。若视力表对最上一行字也不能辨认清楚，则须令受试者向前移动，直到能辨认清楚，其视力应按前述公式计算。

（3）同法测试另一只眼的视力。

【注意事项】

1. 视野和视敏度的测定均应有充足的光线。

2. 视野测定时通常不戴眼镜，镜框遮挡可影像视野。

3. 头位不正可影响视野大小。

4. 测完每种颜色视野后，应休息 5min 后，再测另一颜色视野，避免视觉疲劳对测量的影响。

【思考题】

1. 若受试者在距视力表 4m 处才能辨认最上面第一行，其视力为多少？

2. 为什么各色视野和光亮视野不同？

（程艳芬）

实验十　视觉调节反射和瞳孔对光反射

【目的与原理】

本实验观察视觉调节反射和瞳孔对光反射。

眼所看到的物体和眼球距离的变化，可反射性地引起眼球内外肌的活动，使晶状体的曲率、瞳孔的直径和两眼视轴交角的变化，从而保证物体在两眼视网膜的相称部位形成清晰的图像，这个反射称视觉调节反射。射入眼内光线强度的变化，能反射地引起瞳孔直径的变化，从而控制射入眼内的光量，称为瞳孔对光反射。

【实验对象】

人。

【实验器材】

手电,蜡烛。

【步骤与观察】

1. **晶状体屈光度的调节** 在暗室中,受试者静坐并注视眼前 150cm 处的发光体(如手电),再在受试者视野的前外方 30~50cm 处置一点燃的蜡烛,观察受试者眼中蜡烛的像。其中正立的、最亮的、中等大小的像是由角膜前面反射作用形成的;正立的、暗而最大的像是由晶状体前面反射作用形成的;倒立的、中等亮度最小的像是由晶状体后面反射作用形成的。看清 3 个蜡烛的像后,令受试者注视眼前 15cm 处的物体,观察上述 3 个像大小和彼此距离的变化,可见第 2 个像变小且向第 1 个像靠进。

2. **瞳孔和视轴的调节** 令受试者注视正前方远处的物体,观察其瞳孔大小。让受试者注视物体,将物体由远处迅速向受试者眼前移动,注意观察其瞳孔变化,双眼是否发生辐辏现象。

3. **瞳孔对光反射** 在光线较暗处,用手电照射受试者的一眼,观察该瞳孔的变化。用手电照射受试者的一眼,观察其另一眼的瞳孔变化。

【注意事项】

1. 远物、近物及受试者眼必须在同一直线上,否则眼球转动会影像观察。

2. 3 个像中的后 2 个像均应通过瞳孔观察。

【思考题】

为什么第 3 个(晶状体后面反射形成的)像是倒立的?

实验十一 声音的传导途径

【目的与原理】

本实验了解声音的两种传导途径,比较两种传导途径的不同。

声音有两条传导途径:经外耳道、骨膜、听小骨传入内耳的气传导途径;经颅骨、耳蜗骨壁传入内耳的骨传导途径。正常人气传导的功效远大于骨传导。

【实验对象】

人。

【器材】

音叉,棉花。

【步骤与观察】

1. 室内保持安静,受试者取坐位。将振动的音叉柄至于受试者一侧颞骨乳突部,受试者可听到音叉响声并声音随时间减弱,当不能听到声音时,立即将音叉移至外耳道口,注意是否又能听到声音。相反,先将音叉至于外耳道口,听不到声音时再移至乳突部,注意是否又能听到声音。

2. 用棉花塞住外耳道,重复上述实验步骤,注意结果有何不同。

3. 将振动的音叉置于受试者前额正中部,注意两耳听到声音强度是否相等。

4. 用棉花塞住一侧外耳道,重复步骤 3,注意结果有何不同。

【注意事项】

1. 敲响音叉用力不要过猛,勿在坚硬物体上敲打,以免损坏音叉。

2. 音叉放在外耳道口时,应使振动方向正对外耳道口。注意插支勿损伤耳郭及头发。

【思考题】

若圆窗硬化,对气传导和骨传导各有什么影响?

（于海荣 程艳芬）

第三篇

机能实验学综合实验

第一章

神经、肌肉实验

实验一　生理和药物因素对蟾蜍坐骨神经－腓肠肌
动作电位及肌肉收缩的影响

【目的与原理】

活组织或细胞对外界刺激反应（即产生动作电位）的能力称为兴奋性，肌肉兴奋的外在表现是收缩。当其受到一个阈上强度的刺激时，爆发一次动作电位，迅速发生一次收缩反应，叫单收缩。单收缩曲线分为潜伏期、收缩期、舒张期三个时期。单根肌纤维收缩幅度取决于肌纤维的初长度、后负荷及收缩能力；整块肌肉标本是由多根肌纤维组成，其收缩幅度，还与兴奋的肌纤维数目有关，在一定范围内，肌肉收缩的幅度随刺激强度的增加而增大。如果给肌肉以连续的阈上刺激时，下一次刺激可能落在前一刺激所引起的单收缩的不同时期内，肌肉的收缩形式将因刺激频率不同而有不同的表现：几个分离的单收缩——频率低于单收缩频率，间隔大于单收缩时间；收缩的总和（强直收缩）：不完全强直收缩——后一收缩发生在前一收缩的舒张期；完全强直收缩——后一收缩发生在前一收缩的收缩期内，各收缩不能分开，肌肉维持稳定的收缩状态。

本实验学习描记骨骼肌动作电位与机械收缩方法。观察刺激强度、刺激频率和药物对骨骼肌动作电位与机械收缩的影响。

【实验对象】

蛙。

【器材与药品】

BL-420 生物机能实验系统，蛙类手术器械 1 套，平滑肌槽，张力换能器，记录电极，刺激电极，铁支台，双凹夹，棉球。

任氏液，新斯的明，筒箭毒碱。

【步骤与观察】

1. 制备蛙坐骨神经－腓肠肌标本。

2. 标本放置　将标本固定于平滑肌槽上，踝关节肌腱通过结扎线与张力换能器相连，将神经干置于刺激电极上，记录电极安放在肌肉表面。

3. 仪器连接　将 BL-420 生物机能实验系统刺激输出线连刺激电极，记录电极和张力换能器信号分别输入 2 通道和 3 通道。

4. 仪器准备　BL-420 生物机能实验系统：选择"实验项目"主菜单，在下拉菜单中选择"肌肉神经实验",再选择"肌肉兴奋-收缩时相关系"实验模块,系统自动提供控制参数。鼠标单击工具条上"开始"按钮即开始实验,并记录。

5. 观察项目

(1) 刺激强度与动作电位、肌肉收缩的关系:刺激方式选择"单刺激",波宽为 0.3~0.5ms,从最刺激强度开始输出刺激,找出能引起肌肉最小收缩的刺激强度,即为阈强度;进一步增大刺激强度观察动作电位和肌肉收缩幅度变化,能引起肌肉最大收缩效应的刺激强度为最适刺激强度。

(2) 刺激频率与动作电位、肌肉收缩的关系:①单收缩:选择"单刺激",观察单个刺激引发的单个动作电位和肌肉单收缩。②强直收缩:选择"连续刺激",减小刺激时间间隔(波间隔),直至出现锯齿状的不完全强直收缩曲线;继续缩小刺激时间间隔,直至出现完全强直收缩曲线。

(3) 肌肉动作电位与肌肉收缩的关系:通过单收缩时记录到的动作电位与机械收缩波形,观察肌肉动作电位与肌肉收缩的时间关系,测量动作电位产生与肌肉开始收缩的时间差。

(4) 药物对肌肉动作电位与收缩的影响:①将吸有新斯的明溶液的棉花盖在肌肉标本上,给予神经单个阈上刺激,观察肌肉动作电位和收缩变化。②再将吸有筒箭毒碱溶液的棉花盖在肌肉标本上,给予神经单个阈上刺激,观察肌肉动作电位和收缩变化。

【注意事项】

1. 制作标本动作要轻柔,避免损伤神经和肌肉。

2. 制备标本过程中要适时向标本滴加任氏液,防止标本干燥。

【思考题】

1. 为什么不同刺激频率会引发肌肉不同形式的收缩?

2. 动作电位是否会融合?为什么?

（于海荣　赵静怡）

实验二　神经干动作电位、传导速度和不应期的测定

【目的与原理】

学习电生理实验方法,观察蛙离体神经干动作电位的基本波形;了解神经兴奋传导速度测定的基本原理和方法,神经兴奋不应期的测定方法。

实验中所描记的动作电位为细胞膜外两点间随时间变化的电位差。就一个完整的神经干而言,神经未受刺激时,膜外均匀分布着正电荷,任何两点间的电势差均为零,当神经受到适宜刺激时,动作电位在受刺激部位产生,并沿细胞膜传导,先传导到距刺激电极近的引导电极所接触部位的膜,引起此部位膜外钠离子内流,膜外正电荷逐渐减少,和远端引导电极所接触的膜表面形成电势差,且随钠内流的增多电势差增大,在复极过程中随着钾离子的外流,两点间的电势差又逐渐减小,当动作电位传导到远端引导电极所在位置的膜时,引起一次类似的变化,但两点间形成的电势差的方向与前面相反,所以我们描记到的动作电位呈双相。

神经干是由很多兴奋性不同的神经纤维组成,所以神经干动作电位与单根神经纤维的动作电位不同,它是由许多神经纤维动作电位综合而成的复合性电位变化,其电位幅度在一定范围内受刺激强度影响。

神经纤维兴奋后,产生一个可以传导的动作电位(即冲动),它依局部电流的形式沿神经纤维传导。神经兴奋的传导速度可用电生理方法记录、测量出来,其快慢取决于神经纤维的直径、内阻、有无髓鞘等因素。

神经纤维在一次兴奋过程中,其兴奋性可经历一个规律的时相变化,依次为绝对不应期、相对不应期、超常期和低常期。本实验主要通过调整条件刺激(S1)和测试刺激(S2)之间的时间间隔,来测定坐骨神经干的绝对不应期。

【实验对象】

蛙。

【器材与药品】

蛙类手术器械1套,BL-420生物机能实验系统,神经标本屏蔽盒,滤纸碎片。

任氏液,2%普鲁卡因(或利多卡因)溶液。

【步骤与观察】

1. 制备蛙坐骨神经干标本。

2. 连接实验仪器装置 神经标本应用玻璃分针轻轻将其放于刺激电极和记录电极上,将神经粗的一端放在刺激电极上,细的一端放在记录电极上。

3. 仪器准备 BL-420生物机能实验系统(参数设置):

选择"实验项目"下拉菜单,然后选择"肌肉神经实验",再选择"神经干动作电位的引导""神经干兴奋传导速度测定""神经干兴奋不应期测定"实验模块后,系统将自动把生物信号输入并设置参数。

(1)记录动作电位基本波形的刺激器参数:刺激方式为单刺激;波宽为0.05ms;强度为1V。

(2)测量不应期的刺激器参数:刺激方式为双刺激,波宽为0.05ms,强度1达到最大刺激强度;强度2需大于最大刺激强度;波间隔为5ms。

4. 观察项目

(1)测定阈强度和最大刺激强度:当刺激强度过小时,不能引起动作电位产生,为阈下刺激;当刺激增大到某一数值时,刚好能引起一个很小的动作电位,此强度值即为神经干的阈强度。低于阈强度的刺激为阈下刺激。当刺激强度增加到某一数值时,动作电位的幅度不再随刺激增强而增大,此刺激强度即为最大刺激强度。在阈强度与最大刺激强度之间的刺激为阈上刺激。此时动作电位为先上后下的双相波形。

(2)测量动作电位的潜伏期:记录从刺激伪迹开始到动作电位起始的时间,并记录。

(3)测量双相动作电位的时程、振幅:①固定双相动作电位图形,用两次两点测量,分别获得时程和振幅数据,并记录。②改变刺激强度,观察刺激强度对神经干动作电位幅度的影响。

(4)测定神经干兴奋传导速度:①在3通道中重叠显示2、3通道的波形。固定双相动作电位图形,用两点测量,在3通道中获得2、3通道动作电位起点的时间差(Δt),以s为单位。②测量屏蔽盒中R_1到R_3的神经干长度L,以m为单位。③传导速度$V=L/\Delta t$(m/s)。

（5）测定神经干兴奋不应期：逐渐缩短双刺激的间隔，直至第二个刺激不再产生新的动作电位为止，此时的脉冲间隔即为绝对不应期。

（6）药物对动作电位传导的影响：用普鲁卡因（利多卡因）滤纸片置于 R_1、R_2 间（或镊子将电极 R_1、R_2 间的神经夹伤），即可见动作电位的第二相逐渐消失，而成为单相动作电位，再测其时程、振幅。

【注意事项】

1. 分离神经时手法要轻柔，金属器械勿触碰神经，以免影响神经的兴奋性。

2. 结扎神经干的线不要过长，以免拖至屏蔽盒外而产生干扰。

3. 修改刺激器的参数后，需重新打开刺激器，新的参数才生效。

4. 刺激强度要从最小开始，且缓慢增加。

【思考题】

1. 神经干双相动作电位的第一个（向上）波的幅值与时间（宽度）与第二个（向下）波是否相同？为什么？

2. 神经干动作电位是否随刺激强度的增加而增加？为什么？

3. 将引导电极之间的神经用镊子夹伤或用麻醉药阻滞兴奋传导，得到动作电位的形态有何特点？其宽度（时间）较双相动作电位第一个波有何变化？

【附】坐骨神经兴奋的刺激强度 - 时间关系曲线

测定可以引起蛙或蟾蜍坐骨神经兴奋所必需的刺激强度和最短刺激时间之间的关系。

每一刺激都包含有强度、持续时间及强度变化率三个要素。就刺激而言，强度变化率愈大，刺激效果愈好。由于在生理学实验中多以矩形波脉冲作为刺激，矩形波的前沿很陡直，即电流强度变化率大而固定，所以，施加刺激时只考虑电流强度与电流持续时间两个变量。二者的关系呈反变，刺激强度越小，引起反应所需的作用时间就越长；反之亦然。表达二者关系的曲线，叫做强度 - 时间曲线。该曲线表明，若刺激弱于某一基强度，作用时间再长也不能引起兴奋；相反，刺激强度很大，而作用时间太短，同样不能引起兴奋。因此，基强度作用所需的时间称为"利用时"，而用两倍基强度刺激引起兴奋所需的最短持续时间，称为时值。

1. 测定坐骨神经干 Aα 纤维的基强度和利用时　调节刺激脉冲波宽（持续时间）为 100ms，从 0 逐渐增大刺激强度，直至荧光屏上出现微小动作电位，此时的刺激强度即代表 Aα 纤维兴奋的阈强度——基强度。然后保持强度不变，逐渐缩短刺激波宽，直到求出刚好能引起兴奋的最短持续时间——利用时。

2. 测定时值　将刺激强度定在基强度的 2 倍，可见动作电位幅值增大。然后将刺激脉冲波宽逐渐缩短，可见动作电位幅度逐渐缩小，刚好能使动作电位出现时的波宽值为时值。

3. 绘制强度 - 时间曲线　分别以 1.5，2，3，4，5 倍……基强度刺激的脉冲刺激神经干，找出各强度引起反应的最短作用时间（波宽）。将所获得的时间与强度相对应的一对对数据在坐标纸上作图，即可绘出强度 - 时间曲线。

注意事项：

1. 刺激电极必须用去极化电极，否则金属电极发生的极化现象将使测量结果复杂化。

2. 活组织在受到刺激时其兴奋性易发生改变，所以，在实验时应注意掌握刺激量，使曲线不致偏离太大。

（于海荣）

实验三　吗啡镇痛作用的半数有效量测定

【目的与原理】

主要药效学的评价要建立实验动物的模型,而动物模型的选择是否合适,直接涉及能否全面反映临床疾病的病理生理过程,能否全面反映药理作用的本质。一种疾病往往有多种病因,也往往有多种不同药理作用机制的药物治疗,因此虽然治疗同一疾病,但不同作用机制的药物,其药效学实验需要不同模型来评选。

药物的疗效评价必须做多种剂量的药效反应,从不起作用的剂量做起,做到取得接近完全反应的剂量。若将动物分为若干组,各组分别给予不同药物剂量,这样的量效曲线在普通坐标纸上呈不对称的 S 型曲线,如果将剂量转换成对数剂量,则呈对称的 S 型曲线。曲线两端延伸较缓,说明在低剂量和高剂量时,剂量的改变对效应改变影响较小,受个体差异的影响较大,曲线在最大反应的 50% 处是对称的,而且也正是在这个居中点出现曲线最大斜率和转折点,在曲线的中部,曲线斜率较大,剂量稍有改变,就会引起效应的改变。ED50 是指引起半数动物产生阳性反应的剂量,所反映的量效关系较为敏感。因此在药效学评价中,均应测定药物的 ED50。测定药物 ED50 的方法很多,而较常用的有改良寇氏法和 Bliss 法。

本实验学习镇痛作用实验中两种最常用的疼痛模型制备方法——热板法和扭体法;掌握 ED50 的意义、测定和计算方法。

【实验要求】

1. 动物选择和分组　多用健康正常小鼠,种属清楚,来源同一,雌雄各半,体重 18~22g,每组 10~15 只,按性别、体重随机分组。一般可分为 4~9 组。

2. 实验条件　室温 20℃,实验前禁食 12h。

3. 药物及给药途径　给药途径不同,药理作用可产生质和量的差异。应采用两种以上给药途径,以静脉注射、腹腔注射和灌胃为主,其中应包括推荐临床给药途径,用药量以 0.1~0.2ml/10g 为宜,药液的 pH 和渗透压应在生理范围之内。

4. 观察项目和时间

（1）小鼠热板法:实验时,把小鼠放到预先加热至 55℃的恒温金属铜板上,以舔后足为痛反应指标。实验动物均为雌性、基础痛阈在 30s 内的小鼠(药前间隔 5min 测得小鼠两次痛反应潜伏期,以两次的均值作为基础痛阈)。给药后痛反应潜伏期延长 1 倍以上者,作为有效镇痛作用。最长测定时间不超过 60s。

（2）小鼠扭体法:将化学刺激物注入小鼠腹腔内,引起小鼠产生"扭体"反应(腹部内凹,躯干与后腿伸直,臀部高起),第 10min 后观察记录 10min 内发生"扭体"反应的次数。本实验中采用的化学刺激物为 1% 醋酸,给药量为 0.1ml/10g。以给药后扭体次数减少 50%以上为有效镇痛作用指标。

【器材与药品】

鼠笼,天平,注射器,热板仪,计数器,秒表。

吗啡,1% 醋酸,生理盐水。

【实验对象】

小白鼠。

【步骤与观察】

1. **预试** 预试的目的是要找出 100% 和 0% 估计有效剂量（D_m，D_n）。

（1）首先用 10 倍稀释的一系列药液，以 0.2ml/10g 体积各试 4 只小鼠，找出 4/4 和 0/4 有效剂量。

（2）在 4/4 有效剂量的基础上按 30% 依次递减给药剂量为每 10g 体重用 0.14ml、0.1ml、0.07ml、0.05ml 等，再各试 4 只小鼠。如某组有效率为 4/4，而其前一组为 2/4 或 3/4，则以该组剂量为 D_m；如前一组是 0/4 或 1/4，则以该组剂量的 1.4 倍作为 D_m。

（3）在 0/4 有效剂量的基础上按 40% 依次递增给药剂量为每 10g 体重用 0.28ml、0.4ml、0.56ml、0.78ml 等，再各试 4 只小鼠。如某组有效率为 0/4，而其前一组为 1/4 或 2/4，则以该组剂量为 D_n；如前一组是 3/4 或 4/4，则以该组剂量的 1/1.4 作为 D_n。这样找出的 D_m 与 D_n 比较可靠，基本能够保证正式实验时最高剂量组有效率不低于 70%，最低剂量组有效率不高于 30%。

2. **求出各组剂量公比 r** 找到 D_m 和 D_n 后，根据二者差距的大小，定出欲分组数 n。本实验设 n=5。

$$r = \sqrt[(n-1)]{D_m/D_n}$$

如通过上边的过程确定

热板法：

D_m=16mg/kg，D_n=8mg/kg，则

$$r = \sqrt[(n-1)]{D_m/D_n} = \sqrt[(5-1)]{16/8} = 1.189$$

扭体法：

D_m=8mg/kg，D_n=2mg/kg，则

$$r = \sqrt[(n-1)]{D_m/D_n} = \sqrt[(5-1)]{8/2} = 1.414$$

确定了 r 值，即可求出各组剂量为：

热板法：

第一组（1 号药液） $D_n × r^4$ 即 D_m=16mg/kg （最大剂量）

第二组（2 号药液） $D_n × r^3$=16 × 1.189^3=13.5mg/kg

第三组（3 号药液） $D_n × r^2$=16 × 1.189^2=11.3mg/kg

第四组（4 号药液） $D_n × r$=16 × 1.189=9.5mg/kg

第五组（5 号药液） D_n=8mg/kg （最小剂量）

扭体法：

第一组（1 号药液） $D_n × r^4$ 即 D_m=8mg/kg （最大剂量）

第二组（2 号药液） $D_n × r^3$=8 × 1.414^3=5.7mg/kg

第三组（3 号药液） $D_n × r^2$=8 × 1.414^2=4mg/kg

第四组（4 号药液） $D_n × r$=8 × 1.414=2.8mg/kg

第五组（5 号药液） D_n=2mg/kg （最小剂量）

3. **药液配制** 为了使不同剂量组在实验过程中所给的药物体积相同，一般采用低比稀释法配药。

以热板法为例，预试中 D_m=16mg/kg，D_n=8mg/kg，r=1.189，n=5，动物体重为 18~22g，每组

10 只,总重为 200g 左右,用药量为 0.2ml/10g(20ml/kg)。

(1)1 号药液浓度 $= \dfrac{\text{最大剂量 } D_m}{\text{用药量}} = \dfrac{16\text{mg/kg}}{20\text{ml/kg}} = 0.08\%$

(2)每组药液量 $=$ 每组动物总重 $\times$ 用药量 $= 200\text{g} \times 0.2\text{ml/10g} = 4\text{ml}$(实际取 5ml)

(3)1 号液需用量 $= \dfrac{\text{每组药液量}}{1 - 1/r} = \dfrac{5\text{ml}}{1 - 1/1.189} = 31.46\text{ml}$

(4)精确配制 0.08% 吗啡 31.46ml,从中取出 5ml 作为 1 号液。

(5)在余下的 26.46ml 药液中加入生理盐水 5ml,混匀后取出 5ml 作为 2 号液。

(6)依次类推,配出 3、4、5 号液。

4. 正式实验

热板法:

(1)取小鼠 50 只,随机分为 5 组,每组 10 只,间隔 5min 两次测药前痛阈,取均值。

(2)按 0.2ml/10g 分组腹腔注射吗啡,给药后 10min 测痛阈,记录结果。

扭体法:

(1)取小鼠 60 只,随机分为 6 组,即吗啡 5 个剂量组和生理盐水组,每组 10 只。

(2)按 0.2ml/10g 分组腹腔注射吗啡及生理盐水,10min 后腹腔注射 1% 醋酸,给药量为 0.1ml/10g。

(3)10 分钟后观察记录 10min 内扭体反应数。

5. 列表记录实验结果如表 3-1-1 和表 3-1-2 所示。

表 3-1-1 吗啡对小鼠的镇痛作用(热板法)

组别	动物数 n'	剂量 D/(mg/kg)	$\lg D$	有效只数	有效率 P	P^2
1	10	16	1.204 1			
2	10	13.5	1.130 3			
3	10	11.3	1.053 1			
4	10	9.5	0.977 7			
5	10	8	0.903 1			
$i=$		$\sum P=$		$\sum P^2=$		

表 3-1-2 吗啡对小鼠的镇痛作用(扭体法)

组别	动物数 n'	剂量 D/(mg/kg)	$\lg D$	有效只数	有效率 P	P^2
1	10	8	0.903 1			
2	10	5.7	0.755 9			
3	10	4	0.602 1			
4	10	2.8	0.447 2			
5	10	2	0.301 0			
$i=$		$\sum P=$		$\sum P^2=$		

6.（1）按照孙氏改良寇氏法进行计算,公式为:

$$ED_{50} = \lg^{-1}\left[x_m - i\left(\sum P - \frac{3 - P_m - P_n}{4} \right) \right]$$

$$\lg ED_{50} \text{的标准误 } s_{x50} = i\sqrt{(\sum P - \sum P^2)/(n' - 1)}$$

$$ED_{50} \text{的95\% 可信限} = \lg^{-1}(\lg ED_{50} \pm 1.96 s_{x50})$$

式中 x_m 是最大剂量对数,P 为小数表示的有效百分率,P_m 是最高有效率,P_n 是最低有效率;i 是相邻两组剂量比值的对数,n' 为每组动物数。

（2）Bliss 法:该法是将反应率转化为概率单位并进行数学纠正,再加权重处理,然后直线回归求出校正线的方法。此法立论严谨,结果可靠,被公认是求 LD50 的最佳方法。但计算步骤繁复,不容易手算,需要计算机或计算器进行运算。

实验方法同改良寇氏法,但剂量组距可以随意,不必限定为几何级数。各组动物数可以不等。

计算方法:略。

【注意事项】

1. 本实验为定量药物效价测定,精确性要求高,在实验过程中各个环节均需准确无误,如小鼠称重及药液抽取均应准确,以防人为误差过大。

2. 腹腔注射位置应适当,尽快注射完毕。

3. 动物的种类、品系、体重范围、给药途径及观察时间等因素均可影响 ED_{50} 的结果,故在实验报告中应注明,一般还应注明给药后反应及有关实验条件。

4. 必须采用随机分组的方法,且热板法需雌性小鼠,扭体法小鼠雌雄各半。

5. 配制药物时应先配最高浓度,然后按比值依次稀释得到系列药物(低比稀释法配药)。

【思考题】

1. ED_{50} 的概念是什么? 测定 ED_{50} 有何意义?

2. 分析产生实验误差的原因有哪些?

3. 为减少实验误差,求得准确数据,在实验中应注意哪些因素?

（李宝群　左彦珍）

实验四　氯丙嗪对攻击性行为及定型活动的影响

一、氯丙嗪对电刺激小鼠攻击行为的影响

【目的与原理】

多巴胺是中枢的一种重要递质,在脑内构成多条通路,其中中脑边缘系统多巴胺通路和中脑边缘多巴胺通路与精神情绪及行为活动等高级活动有关。电刺激小鼠可引脑内多巴胺系统活动强,使小鼠产生攻击行为,氯丙嗪为多巴胺受体阻断剂可对抗小鼠电激怒。

本实验观察氯丙嗪对抗小鼠电激怒作用,理解其作用机制。

【实验对象】

小白鼠。

【器材与药品】

电刺激器（YSD-4 型药理生理多用仪），电刺激激怒盒，注射器。

0.15% 氯丙嗪，生理盐水。

【步骤与观察】

1. 取小白鼠 4 只，称重，称重后分组，体重相近的 2 只分为 1 组。

2. 分别测定两对小鼠的激怒阈电压 将电刺激器与电刺激激怒盒连接，将一对小鼠放于激怒盒中，电刺激器选择适当的参数：刺激方式为连续 B，A 频率为 4Hz，B 时间为 1s。刺激信号从后面板交流输出插孔输出，后面板输出方式选择开关拨到"激怒"，调解后面板上的电压输出旋钮，可改变输出的电压值。打开电源开关即有刺激信号输出，输出刺激电压从最小开始，逐渐增大，每次刺激 10s，间隔 30s，直至两只小鼠出现对峙甚至相互撕咬等攻击行为为止，记录此时的刺激电压作为这对小鼠的激怒阈电压。同法测出另一对小鼠的激怒阈电压。

3. 给药并观察 给一对小鼠腹腔注射 0.15% 氯丙嗪 0.1ml/10g，另一对小鼠同法给予生理盐水作对照。给药后 20min，分别以给药前同样的刺激强度给予刺激，观察两对小鼠给药前后对电刺激反应有何不同。

【注意事项】

1. 实验前应认真筛选小白鼠，将不易引起刺激反应的小白鼠剔除。

2. 输出刺激电压应从低到高逐渐调节，刺激电压过高易导致小白鼠出现逃避反应，但过低不易引起激怒。

3. 电刺激激怒盒内动物大小便要及时清除，并擦拭干净，以免发生短路影响实验效果。

二、氯丙嗪对破坏脑隔区大鼠攻击行为的影响

【目的与原理】

大鼠隔区与海马及丘脑下部密切联系，与行为及情绪反应有关。破坏大鼠隔区可制造激怒状态的模型。

本实验通过破坏大鼠隔区制造激怒模型，并观察氯丙嗪对其对抗作用。

【实验对象】

大白鼠，200g~300g。

【器材与药品】

立体定位器，刺激电极，电板，鼠笼。

3% 戊巴比妥钠，0.5% 氯丙嗪。

【步骤与观察】

1. 破坏隔区，造动物模型 取大白鼠 4 只，用 3% 戊巴比妥钠 1ml/kg 腹腔注射麻醉后固定于立体定位器上，使两耳杆的读数相同，门齿固定于槽内，电板装置于定位器上。剪除大鼠头顶部的毛，常规消毒皮肤，沿头正中线切开皮肤及皮下组织，显露颅骨，认清前囟中心与人字缝尖端，测量两点高度，使前囟中心比人字缝尖高 1mm。确定后在前囟中心前面 1mm、偏右 1mm 处颅骨上钻孔，若有出血，用骨蜡涂上止血。插入电极于孔中，深度为 6mm，阴极插入肛门内。通过 10V 直流电 30s 即可达到破坏大鼠隔区的目的。

2. 退出电极,将顶部皮肤切口缝合,由定位器上取下动物,苏醒后分笼饲养。破坏隔区的大白鼠苏醒后 4h 即可出现激怒反应,若将其放在一个容器中,就会出现撕咬及相互对峙等攻击行为。

3. 给药并观察 破坏隔区 24~48h 后,选取体重相近的大白鼠 4 只配成两对。观察给药前的攻击行为后,其中一对腹腔注射 0.5% 氯丙嗪 2ml/kg,另一对给予相应容量的生理盐水作对照。给药后 15min 再将其配对放入一个笼中,比较攻击行为与给药前有何不同。

三、氯丙嗪对阿扑吗啡所致定型活动的对抗作用

【目的与原理】

阿扑吗啡能使大白鼠出现舔、嗅、咬等定型活动。这是由于阿扑吗啡是多巴胺受体激动药,激活了黑质纹状体的多巴胺受体所引起,氯丙嗪抑制大白鼠的定型活动的作用强度与其阻断脑内多巴胺受体功能有相关性。

本实验观察氯丙嗪对阿扑吗啡所致大鼠定型活动的抑制活动,理解其作用机制。

【实验对象】

大白鼠。

【器材与药品】

玻璃缸,注射器。

阿扑吗啡,氯丙嗪。

【步骤与观察】

1. 选取 150~200g 的大白鼠 6 只分为 2 组,编号后分别放入 6 个玻璃缸内,缸底铺满粗木屑,每组的 3 只分别由腹腔给予 0.5mg/kg、1mg/kg、2mg/kg 3 个不同剂量的阿扑吗啡,一般 5min 后 6 只鼠陆续出现嗅、舔、咬等定型行为活动。

2. 向其中一组 3 只鼠腹腔注射氯丙嗪 10mg/kg,另一组腹腔注射同等容量的生理盐水作对照。5min 后,观察两组鼠的定型活动有何不同。定型活动的强弱可以评级记分法进行比较见表 3-1-3。

表 3-1-3 定型活动强度评级记分方法

评分等级	症状描述
0	无定型活动反应,与正常鼠活动无区别
1	动物不连续地嗅,常伴有兴奋活动
2	动物出现连续地嗅闻,头稍有活动,伴有周期性兴奋活动
3	动物出现连续地嗅闻和头部活动,伴有不连续地咬、啃和舔的动作,并有短暂的活动期
4	动物连续地咬、啃和舔,无兴奋活动期,有时全身迅速移位

【思考题】

1. 抗动物的激怒反应可用以说明氯丙嗪的哪些作用及机制?

2. 中枢多巴胺能神经通路都有哪些临床意义?

(关丽华 毕红东)

第二章

呼吸系统实验

实验一　生理及药物因素对豚鼠离体气管平滑肌张力的影响

【目的与原理】

气管平滑肌大部分集中于软骨后壁,成环形排列,部分成斜形或纵形排列。环形肌收缩引起气管内径缩小,斜形肌和纵形肌收缩使气管略缩短。而气管平滑肌的活动水平与细胞膜电位的高低有关,受离子浓度的影响;气管平滑肌细胞膜上有胆碱能和肾上腺素能受体,因此不同的药物可直接或间接作用于不同的受体,使气管平滑肌产生收缩或松弛作用,使其张力发生改变。

本实验学习哺乳类动物离体标本实验方法;观察诸因素对离体气管平滑肌的影响。

【实验对象】

豚鼠,体重 300g 左右。

【器材与药品】

BL-420 生物机能实验系统,张力换能器,哺乳类动物手术器械 1 套,恒温浴槽装置,恒温水浴箱,培养皿,注射器(1ml),烧杯,木椎等。

克氏液,0.01% 异丙肾上腺素,0.01% 普萘洛尔,0.01% 乙酰胆碱,0.05% 硫酸阿托品,2.5% 氨茶碱,0.1mol/L KCl,氧气(95%O_2 与 5%CO_2 的混合气体)。

【实验步骤与观察项目】

1. 制备离体气管标本。

2. BL-420 生物机能实验系统(参数设置):信号输入:张力;增益(G):100;时间常数(T):DC;滤波(F):30Hz;显速:1.6/div。

3. 标本连接　恒温水浴槽的浴管内加入 37℃的克氏液 30ml,将离体气管标本的一端用结扎线与通气钩相连,再将标本的另一端与张力换能器连接,将离体气管标本放在浴管中,并不断通入氧气。负荷 2g,平衡 1h,每隔 15min 换液一次,稳定 30min 后,进行实验观察。

4. 观察项目

(1)观察正常情况下离体气管标本的变化:气管平滑肌无自动收缩特性。

(2)观察不同情况下离体气管标本的张力变化

1)异丙肾上腺素:加入 0.01% 异丙肾上腺素 0.2ml,观察气管张力的反应。出现反应后,用克氏液冲洗 3 次。

2) 普萘洛尔:稳定后加入 0.01% 普萘洛尔 0.2ml,3min 后加与 1)等量的异丙肾上腺素,观察气管张力的反应。待作用明显用克 - 亨氏液冲洗 3 次。

3) 乙酰胆碱:稳定后向浴管内加入 0.01% 乙酰胆碱 0.3ml。

4) 硫酸阿托品:稳定后加入 0.05% 硫酸阿托品 0.2ml,观察气管张力的反应,3min 后加入与 3)等量的乙酰胆碱。比较 4)和 3)加入乙酰胆碱后的气管张力变化。用克氏液冲洗 3 次。

5) 氨茶碱:2.5% 氨茶碱 0.1ml,待作用明显用克氏液冲洗 3 次。

6) KCl:加入 0.1mol/L KCl 0.1ml,观察气管张力的反应。

【实验结果】

将结果填入表 3-2-1。

表 3-2-1 药物对离体豚鼠气管的作用

药物	作用
异丙肾上腺素	
普萘洛尔 + 异丙肾上腺素	
乙酰胆碱	
阿托品 + 乙酰胆碱	
氨茶碱	
KCl	

【注意事项】

1. 离体气管标本不可在空气中暴露过久。

2. 因气管平滑肌较脆弱,制备时避免用力牵拉。

3. 克氏液必须用新鲜蒸馏水配制,实验前用氧饱和,pH 需在 7.4~7.6。

4. 实验时通气应连续,不能中断。

【思考题】

1. 上述药物哪些引起支气管平滑肌收缩?哪些引起松弛?机制是什么?

2. 维持哺乳动物离体气管平滑肌生物活性所需条件有哪些?

(于海荣 赵静怡)

实验二 不同因素对兔呼吸运动、膈神经放电及胸膜腔内压的影响

【目的与原理】

学习家兔呼吸运动、膈神经放电及胸膜腔内压的记录方法,了解呼吸运动与膈神经群集性放电的关系,观察记录生理及药物因素对呼吸运动及膈神经放电的影响并分析呼吸运动变化过程中胸膜腔内压的变化规律。

呼吸运动是指由呼吸肌舒缩引起的胸廓节律性扩大和缩小,节律性呼吸运动是呼吸中枢节律性活动的反映。呼吸中枢分布于大脑皮层、间脑、脑桥、延髓和脊髓等部位,各级呼吸中枢在呼吸调节中所起的作用不同,其中延髓是产生和维持呼吸节律的基本中枢。呼吸中枢的节律性活动通过脊髓发出的膈神经及肋间神经传出,引起膈肌和肋间肌的节律性舒缩活动,从而引起节律性呼吸运动。因此记录膈神经群集性放电的变化可以反映呼吸中枢活动的变化。体内、外各种刺激可以直接作用于呼吸中枢,或通过不同的感受器反射性地影响呼吸运动,从而使肺通气量发生改变,以维持血中 O_2、CO_2 含量在正常水平。在家兔的呼吸调节中,肺牵张反射的作用较为重要。当化学因素例如动脉血中 PO_2、PCO_2 和 H^+ 发生变化时,可以通过延髓腹外侧浅表部位的中枢化学感受器、颈动脉体和主动脉体的外周化学感受器调节呼吸运动。胸膜腔是由覆盖于肺表面的脏层胸膜和紧贴于胸廓的壁层胸膜相延续形成的密闭的潜在的腔隙,左右各一。胸膜腔内没有气体,仅有少量浆液,依靠浆液分子的内聚力使脏、壁两层胸膜紧贴在一起不易分开,从而将肺与胸廓两个弹性体耦联在一起,使不具主动张缩能力的肺可随胸廓容积的变化而扩大和缩小。胸膜腔内压即胸膜腔内的压力,平静呼吸过程中,胸膜腔内压始终低于大气压(即为负压)。在呼吸过程中,胸膜腔内压随着肺扩张程度的变化而变化,本实验中采用直接测压法,借助于压力换能器和 BL-420 生物机能实验系统,描记胸膜腔内压曲线,观察呼吸运动变化过程中胸膜腔内压的变化规律。

【实验对象】

家兔,2~2.5kg。

【器材与药品】

BL-420 生物机能实验系统,张力换能器,压力换能器,引导电极,刺激电极,缺氧瓶,CO_2 气囊,50cm 胶皮管,兔手术台,铁支架,哺乳类动物手术器械 1 套,注射器(20ml、5ml、1ml),玻璃分针。

20% 氨基甲酸乙酯溶液,3% 乳酸溶液,25% 尼可刹米溶液,1% 盐酸吗啡溶液,0.9% 氯化钠溶液,38℃液体石蜡。

【步骤与观察】

1. **麻醉固定** 家兔称重后,用 20% 氨基甲酸乙酯溶液 5ml/kg 体重由耳缘静脉缓慢注入,待麻醉后仰卧位固定于兔手术台上。

2. **颈部手术**

(1)剪去颈部兔毛,正中切开皮肤 5~7cm,分离气管,行气管插管术;分离两侧迷走神经,穿线备用。

(2)分离膈神经。膈神经在臂丛内侧横跨臂丛向后内侧行走,用玻璃分针小心分离出左侧膈神经约 1~2cm,穿线备用。

3. **信号描记**

(1)膈神经放电曲线描记:用皮钩将膈神经周围的皮肤及肌肉组织向外上方牵拉并固定,使之形成一皮兜,在皮兜内侧靠近膈神经处滴入 38℃液体石蜡浸泡神经,防止神经干燥并起到保温和绝缘作用。用引导电极的黑色鳄鱼夹夹住颈部切口的皮肤,使动物接地。用玻璃分针将膈神经轻轻挑起放至引导电极上,并与 BL-420 生物机能实验系统相连,描记膈神经放电波形。注意神经不可牵拉过紧,避免电极接触周围组织。

膈神经放电为梭形的群集性节律性放电,电位幅度为 100~200μV,神经放电的同时可监听到类似打鼾样的声音。观察记录膈神经放电的波形特点(放电幅度、放电持续时间、簇内放电频率、节律性放电周期等),如图 3-2-1。

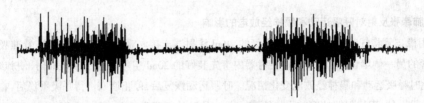

图 3-2-1 膈神经放电波形

(2)呼吸运动曲线描记:在家兔剑突部位剪毛,剪开皮肤,用弯缝针钩住剑突附近胸壁肌肉,将弯缝针用线与张力换能器相连,借助于 BL-420 生物机能实验系统描记呼吸运动曲线。

(3)胸膜腔内压曲线描记:剪掉兔右侧腋前被毛,手持压力换能器头端所接粗针头与兔右腋前线第四或五肋间缓慢刺入胸膜腔,描记胸膜腔内压曲线。注意应提前做好压力环能器的冲洗与调零,以保证所测的胸膜腔内压为负压,针头刺入时应沿肋间隙走行略倾斜缓慢刺入,以防刺破脏层胸膜造成气胸。

4. 观察项目

(1)观察正常呼吸运动、膈神经放电与胸膜腔内压三者之间的关系。

(2)观察记录不同因素对呼吸运动、膈神经放电及胸膜腔内压的影响:记录时需注意对照每次实验因素前后的变化,注意观察膈神经放电的波形、监听器膈神经放电声音、呼吸运动及胸膜腔内压的变化。

1)吸入气中 CO_2 浓度增加:将装有 CO_2 的气囊通过橡皮管与气管插管一侧相接,打开气袋上的螺旋夹,使 CO_2 缓慢吸入气管内。

2)缺氧:将缺氧瓶(内装有钠石灰)上的橡皮导管与气管插管一侧相接。

3)增大无效腔:将气管插管的一侧管连接一段长约 50cm 的橡皮导管,另一端堵塞,持续约 1min。

4)静脉注射乳酸:由耳缘静脉注射 3% 乳酸溶液 2ml/kg。

5)静脉注射吗啡:由耳缘静脉注射 1% 盐酸吗啡溶液 0.5ml/kg。

6)静脉注射尼可刹米:由耳缘静脉注射 25% 尼可刹米溶液 0.2ml/kg 体重。

7)剪断迷走神经:剪断一侧迷走神经,观察记录上述三项指标的变化;再剪断双侧迷走神经,观察记录上述三项指标的变化。

8)以中等强度电刺激刺激一侧迷走神经中枢端,观察记录上述三项指标的变化。

【注意事项】

1. 分离神经时动作要轻柔,分离要干净,不能有血和组织粘着在神经上。

2. 电极避免接触周围组织,且应避免神经绷得过紧。

3. 观察记录每项实验因素前后的变化并及时添加实验标记。

【思考题】

1. 吸入气中 CO_2 浓度增高及缺氧情况下,呼吸运动和膈神经放电有何变化? 其发生机制有何不同?

2. 剪断双侧迷走神经,呼吸运动和膈神经放电有何变化? 其发生机制是什么?

3. 胸膜腔内压在呼吸运动变化过程中会有什么样的变化,为什么?

【附】肺牵张反射对呼吸运动和膈神经放电的影响

(1) 用橡皮管将气管插管的一侧与充气的 20ml 注射器连接。观察一段呼吸运动,看准吸气相末,先将气管插管的另一侧堵住,然后立即将注射器内事先装好的 20ml 空气迅速推注入肺内,使肺维持扩张状态。观察此时呼吸运动和膈神经放电变化情况。呼吸运动恢复后,停止堵塞。待呼吸平稳后,在呼气相末,堵塞气管的另一侧,用注射器抽取肺内气体 15~20ml,使肺处于萎陷状态,观察呼吸运动和膈神经放电的变化。呼吸运动恢复后,停止堵塞。以上观察可反复进行几次。

(2) 剪断两侧迷走神经后,重复向肺内注气或从肺内抽气试验,观察呼吸运动和膈神经放电的变化。

(陈建双　李莎莎)

实验三　急性肺水肿模型的复制与救治

【目的与原理】

肺水肿是指过多的液体在肺间质和肺泡内积聚,根据水肿液的积聚部位分为间质性肺水肿和肺泡水肿。肺水肿是呼吸系统常见病症,其典型临床表现为:呼吸困难、端坐呼吸、咳嗽、咳粉红色或白色泡沫样痰;听诊双肺有湿啰音,严重者可危及生命。临床上,多种疾病可引发肺水肿,左心衰是引发肺水肿常见的原因。其发生与体内外液体交换失衡和肺部毛细血管内外液体交换失衡有关。输液是临床常用治疗手段,补液量和速度有相应的规范,但因输血、输液速度和量不当引发肺水肿的案例仍有发生,尤其是心、肺或肾功能不全者。严重肺水肿可造成肺通气和换气功能障碍,导致呼吸功能衰竭。减少肺血流量、强心治疗可改善肺水肿。

本实验通过静脉大量快速输液并加入肾上腺素的方法复制急性肺水肿模型,实验组在复制模型过程中给以扩血管、强心等治疗,探讨肺水肿的发生机制及治疗原则。

【实验对象】

家兔,2~2.5kg。

【器材与药品】

兔手术台,哺乳类动物手术器械 1 套,输液装置,注射器,张力换能器,压力换能器,BL-420 生物机能实验系统,心电图记录电极,尿道插管。

20% 氨基甲酸乙酯溶液,1% 肝素溶液,0.1% 肾上腺素溶液,生理盐水,硝普钠,洋地黄、呋塞米。

【步骤与观察】

1. 麻醉固定　家兔称重后耳缘静脉注射 20% 氨基甲酸乙酯溶液 5ml/kg。麻醉后将兔仰卧位固定于兔台上。

2. 颈部手术　剪去颈部被毛,切开皮肤,分离皮下组织,行气管插管术;分离颈外静脉,作静脉插管,并与输液装置相连;颈总动脉插管,测动脉血压;连接心电导联线,测标Ⅱ导联心电;连张力换能器,描记家兔呼吸曲线。

3. 腹部手术　行输尿管插管,计尿量。

4. 观察记录家兔正常呼吸、血压、心电、尿量。

5. 复制肺水肿并救治

(1) 模型组:由颈外静脉快速(180~200 滴 /min)输入生理盐水(100ml/kg),滴注接近完毕时(剩余 40~50ml),向输液瓶内加入 0.1% 肾上腺素溶液 0.9mg/kg,缓慢滴注,密切观察记录呼吸、血压、心电及气管插管处变化。

(2) 实验组:由颈外静脉快速(180~200 滴 /min)输入生理盐水(100ml/kg),滴注接近完毕时(剩余 40~50ml),向输液瓶内加入 0.1% 肾上腺素溶液 0.9mg/kg,缓慢滴注。密切观察记录呼吸、血压、心电变化,待呼吸、血压、心电出现相应变化时给以扩血管、强心、利尿治疗:硝普钠用 5% 葡萄糖稀释后以 $0.3\mu g/(kg \cdot min)$ 的起始速度静脉滴注,根据血压情况逐渐增加给药速度;洋地黄用 5% 葡萄糖注射液稀释后按 0.05mg/kg 缓慢推注;静脉推注 5mg/kg 呋塞米。给药过程中密切观察呼吸、血压、心电变化。

6. 取肺观察　模型复制完成、给药观察结束后,开胸取肺,观察肺的颜色、体积变化,并称取肺质量,计算肺系数。

【注意事项】

1. 加入肾上腺素后,输液速度要慢,密切关注家兔呼吸变化,如呼吸抑制提示给药速度过快。

2. 取肺前要在气管分叉处结扎,避免水肿液流失。

3. 取肺脏时应避免挤压和损伤肺组织,防止水肿液流出,影响肺系数。

【思考题】

1. 实验中的家兔发生肺水肿的机制是什么?

2. 实验中各药物治疗肺水肿的机制是什么?

(于海荣　赵　娟)

第三章

循环系统实验

实验一　观察离体蛙心起搏点及不同因素对蛙心收缩的影响

【目的与原理】

通过本实验学习离心蛙心灌流的方法和观察内、外环境变化对离体蛙心功能的影响。

心脏的正常节律性活动必须在适宜的理化环境里才能维持,一旦适宜的理化环境被干扰或破坏,心脏活动就会受到影响。心脏受植物性神经的双重支配,交感神经兴奋时,其末梢释放去甲肾上腺素,使心肌收缩力加强,传导增快,心率加快;而迷走神经兴奋时,其末梢释放乙酰胆碱,使心肌收缩力减弱,心率减慢,传导减慢。

两栖类动物心脏的起搏点是静脉窦。正常情况下,心房和心室在静脉窦起搏细胞发出的冲动作用下顺序搏动,只有当正常起搏点传来的冲动受阻时,"超速抑制"解除,心脏的自律性仅次于窦房结的部位才能显出其自律性。

离体心脏灌流,是在有控制的条件下研究体液因素以及药物或电刺激对心肌作用机制的重要实验方法。两栖类动物心脏无冠状循环,心肌的血液供应直接来自心室腔,故灌流时套管插入心室腔内,但灌流哺乳动物心脏时则须通过冠状血管。

【实验对象】

蛙。

【器材与药品】

BL-420 生物机能实验系统,张力换能器,刺激电极,蛙类手术器械 1 套,铁支架,双凹夹(或微调夹),试管夹,蛙心夹,蛙板、蛙钉,滴管,烧杯,恒温水浴箱(实验室共用),丝线等。

任氏液,0.65%NaCl 溶液,2%CaCl$_2$ 溶液,1%KCl 溶液,3% 乳酸溶液,2.5%NaHCO$_3$ 溶液,0.01% 去甲肾上腺素溶液,0.001% 乙酰胆碱溶液,0.01% 普萘洛尔溶液,0.05% 阿托品溶液。

【步骤与观察】

1. 蛙离体心脏制备

(1)取一蛙,破坏脑脊髓、暴露心脏。

(2)用小镊子夹起心包膜,仔细识别心房、心室、动脉圆锥、主动脉、静脉窦、前后腔静脉等。

(3)在右主动脉下穿一根线并结扎,再在左右主动脉下穿一根线。将心脏用玻璃分针向上翻至背面,将前后腔静脉和左右肺静脉一起结扎(注意勿扎住静脉窦)。将心脏回复至原位,在左主动脉下穿两根线,用一根线结扎左主动脉远心端,另一根线置主动脉备用。提起左主动脉远心端线,用眼科剪刀在左主动脉上靠近动脉圆锥处剪一斜口,将盛有少量任氏液的蛙心插管由此口插入主动脉,插至动脉圆锥时略向后退,在心室收缩时,向心室后壁方向下插,经主动脉瓣插入心室腔(不可插入过深,以免心室壁堵住插管下口)。插管若成功进入心室、管内液面会随着心室跳动而上下波动。用左主动脉上近心端的备用线结扎插管,并将结扎线固定于插管侧面的小突起上。

(4) 提起插管,在结扎线远端分别剪断左主动脉和右主动脉。轻轻提起插管,剪断左右肺静脉和前后腔静脉,将心脏离体,用滴管吸净插管内余血,加入新鲜任氏液。反复换洗数次,直至液体完全澄清。保持灌流液面高度恒定(1~2cm),即可进行实验。

2. 实验装置 用试管夹将蛙心插管固定在铁支架上,当蛙心舒张时蛙心夹夹住心尖,蛙心夹与张力换能器相连(注意不要让心脏受过度的牵拉)。将张力换能器连至 BL-420 生物机能实验系统。

实验参数设置:增益为 100;时间常数为 DC;滤波为 30Hz;显速为 1.00~2.00s/div。

3. 观察项目

(1) 描记正常心脏活动曲线并分析:曲线幅度代表心脏收缩的强度;曲线疏密代表心跳频率;曲线的规律性代表心室的收缩节律;曲线的顶点水平代表心室收缩的程度;曲线的基线代表心室舒张的程度。

(2) 温度的影响:①将插管内的任氏液吸出,换入 4℃的任氏液,观察曲线变化,待效应明显后,再换入室温任氏液。②待曲线恢复正常后,吸出管内的全部任氏液,换入 40℃任氏液,观察曲线的变化,待效应明显后,换入室温任氏液。

(3) 离子的影响:①钠离子的影响:向套管中加入 0.65% 氯化钠数滴,并与管中溶液混均,同时做一标记。观察心脏活动有何变化。待心脏活动发生明显改变时,应迅速吸出套管内的溶液,并添加新鲜的任氏液进行冲洗,反复数次,直至曲线恢复正常后,再加入其他溶液(以下实验皆同此)。②钙离子的影响:向套管中加入 2% 氯化钙 1~2 滴。观察曲线有何改变?③钾离子的影响:向套管中加入 1% 氯化钾 1~2 滴。观察曲线有何变化?

(4) 递质与受体阻断剂的作用:①加 1~2 滴 0.01% 去甲肾上腺素溶液于新换入的任氏液中,观察曲线变化,待效应明显后,用新鲜任氏液换洗,直至曲线恢复正常。加入 0.01% 普萘洛尔溶液 1~2 滴,此时曲线有无变化? 然后,再加 0.01% 去甲肾上腺素溶液 1~2 滴,观察与前面去甲肾上腺素的曲线有何不同。等效应出现后,用新鲜任氏液换洗,直至曲线恢复正常。②加 1~2 滴 0.001% 乙酰胆碱溶液于新换入的任氏液中,观察曲线变化,等效应出现后,用新鲜任氏液换洗,直至曲线恢复正常。加 1~2 滴 0.05% 阿托品溶液,观察曲线有无变化? 然后再滴入 0.001% 乙酰胆碱溶液 1~2 滴,观察曲线变化;等效应明显后,用新鲜任氏液换洗,直至曲线恢复正常。

(5) 酸碱的影响:①加 1~2 滴 2.5%NaHCO₃ 溶液于新换入的任氏液中,观察曲线变化,等效应明显后,换洗,直至曲线恢复正常。②加 1~2 滴 3% 乳酸溶液于新换入的任氏液中,观察曲线变化,效应明显后,换洗,直至曲线恢复正常。

(6) 温度的影响:将插管内的任氏液吸出,换入 4℃的任氏液,观察曲线变化,待效应明显后,吸出灌流液,换入室温的任氏液,直至曲线恢复正常。

(7) 电刺激的影响:分别在心脏收缩和舒张的早、中、晚期给心室单次阈上刺激,观察心搏曲线的变化。刺激参数为单刺激,波宽为 20ms,强度为 3~4V。

(8)心脏起搏点的观察与分析:①将蛙心夹从蛙心上去除(如果心脏功能状态不佳,可更换一只蛙心脏),观察蛙心脏各部位活动的先后顺序,并记录心率。②在窦房沟处作一结扎(斯氏第一结扎),阻断静脉窦和心房之间的兴奋传导。然后观察心脏各部分跳动情况。待心房和心室恢复跳动后,分别记录静脉窦、心房和心室的跳动频率,并观察它们跳动是否一致。③在心房心室交界处(房室沟)作一结扎(斯氏第二结扎),阻断心房、心室之间的兴奋传导,再观察心房、心室的跳动有何变化。

【注意事项】

1. 蛙心插管的尖端在实验前要检查,不可过于尖锐锋利,否则易损伤血管及心脏组织。

2. 两次心脏结扎的部位要准确,而且结扎要紧。做第一次结扎时,必须确保心房无静脉窦组织残留。

3. 如果斯氏第一结扎后,房室迟迟不能恢复跳动,可做第二结扎加速其恢复。

4. 斯氏结扎后,心房特别是心室不再恢复跳动可能原因有:心脏功能状态不佳;环境温度过低。

5. 蛙心插管内的液面应保持稳定的高度。

6. 每次换入灌流液或加试剂出现明显效应后,应立即吸出全部灌流液,并以新鲜任氏液换洗 3~4 次,待心跳恢复正常后,再进行下一步骤。

7. 滴加药品或换取新鲜任氏液时,需及时在曲线下做标记,以便观察分析。

8. 随时用任氏液润湿蛙心表面。

9. 固定换能器时,应稍向下倾斜,以免自心脏滴下的液体流入换能器内。

10. 每个试剂滴管要专用,以免相互污染。

【思考题】

1. 离体心脏的活动受哪些因素影响,其作用机制如何,在体心脏的活动主要受哪些因素调节?

2. 要使本实验成功,实验过程中要注意哪些问题?

3. 说明各种处理因素引发的心搏曲线的变化并分析其机制。

4. 心肌能否像骨骼肌那样受连续刺激而发生强直收缩,为什么?

(陈建双 刘云霞)

实验二 失血性休克模型复制及抢救

【目的与原理】

休克是由各种强烈的致病因素作用下,有效循环血量急剧减少,组织血液灌流量严重不足,引起的组织细胞缺血缺氧、各重要器官功能代谢障碍及结构损伤的病理过程。失血性休克是临床常见的休克类型,失血后是否引起休克,取决于失血量和失血速度,如果在 15min 内快速大量失血超过总血量的 20%,即可引起失血性休克。失血性休克分期明显,临床症状典型,是休克研究的基础模型。其发展过程基本上遵循缺血缺氧期、淤血缺氧期、微循环衰竭期逐渐发展的特点。急性大出血可导致回心血量减少,心输出量下降、动脉血压降低,使交感-肾上腺髓质系统兴奋,引起儿茶酚胺大量释放和血管紧张素、血管加压素等缩血管物质生成增多从而引发休克,外周血管的广泛收缩,有利于维持回心血量,保证重要器官心、脑供血供氧。如得不到有效控制,血管收缩明显的组织持续缺血缺氧,造成无氧酵解增强,酸性代谢产物增多、扩血管物质生成增多以及血流动力学变化,导致血液瘀滞在外周微循环,病情进一步发展,则可发生多系统器官功能障碍。

本实验通过复制失血性休克模型,观察休克时机体的主要变化并探讨其发病机制,同时给予实验性治疗,以增强对休克的认识。

【实验对象】

家兔,2.5~3kg。

【器材与药品】

BL-420生物机能实验系统,压力换能器,微循环观察装置(恒温水浴灌流盒,解剖显微镜),兔手术台,哺乳类动物手术器械1套,静脉输液装置,各种插管(气管、动脉、静脉、尿道),三通管,烧杯,注射器(20、5、1ml)。

20%氨基甲酸乙酯溶液,生理盐水,1%肝素溶液,液体石蜡,5%葡萄糖生理盐水,去甲肾上腺素。

【实验步骤】

1. 麻醉固定　家兔称重后,用20%氨基甲酸乙酯溶液5ml/kg由耳缘静脉缓慢注入,麻醉后仰卧固定于手术台上。

2. 颈部手术

(1) 气管插管术:颈部剪毛,在紧靠喉头下缘作正中切口,分离皮下组织,暴露气管,作气管插管。

(2) 血管插管术:分离右颈外静脉、左颈总动脉,分别穿线备用。先将右颈外静脉进行插管,通过三通管,一端连接装有生理盐水的输液装置,另一端通过压力换能器接入BL-420生物机能实验系统测定中心静脉压。然后做左颈总动脉插管,描记动脉血压(动脉插管前按1ml/kg静脉推入肝素溶液)。

3. 尿道插管术　用液体石蜡湿润导尿管后进行尿道插管,将膀胱内残留尿液导出后记录尿量(滴/min)。

4. 股动脉插管　在后肢根部触及动脉搏动处,沿血管神经走行方向作一长4~5cm切口,分离皮下组织,辨认并分离股动脉,行股动脉插管术。

5. 腹部手术　做侧腹部切口,切口长度约6cm,选一段游离度较大的小肠袢,轻轻拉出,置于装有37℃生理盐水的恒温水浴灌流盒内,于显微镜下选择视野,辨别肠系膜微动脉、微静脉和毛细血管网,以观察肠系膜微循环血流情况。

6. 观察记录手术后基础状态的各项指标　一般指标:一般状态、皮肤黏膜颜色、呼吸频率及幅度、尿量;血流动力学指标:动脉血压(BP)、脉压(PP)、中心静脉压(CVP)、心率。

7. 制备失血性休克模型

(1) 少量放血:打开股动脉上的动脉夹放血,放血量约为全血量的1/10(全血量按70~80ml/kg计算),停止放血。观察记录各项指标的变化。

(2) 大量放血:少量放血后稳定10min,继续放血至血压降至40mmHg(5.33kPa),并维持20~30min,即失血性休克状态。观察记录各项指标的变化。

8. 实验性抢救　按照休克发病学的防治原则,可通过回输血液和输液,补充血容量,应用血管活性药物等抢救休克,实验中可以分成小组,自行设计抢救方案,比较其疗效,分析其在失血性休克治疗中的作用。

(1) 输全血:将放出的血经过抗凝后的血液全部倒入输液瓶中,快速输入体内。

(2) 输液:将放出的血加入等量生理盐水输入,至动脉血压恢复正常。

(3) 药物治疗

1) 去甲肾上腺素:在输液(生理盐水 25ml)的同时加入去甲肾上腺素(参考剂量为0.66mg/g),30min 内输完,观察及记录各项指标。

2) 山莨菪碱:在输液(生理盐水 25ml)的同时加入山莨菪碱(参考剂量为 3.3mg/g),30min 内输完,观察及记录各项指标。

【注意事项】

(1) 本实验手术操作较多,应尽量减少出血,以免影响实验效果。

(2) 静脉插管插入后,要立即缓慢滴注生理盐水,以防凝血。

(3) 注意动物肝素化。放出的血液必须加入适量肝素,防止血液凝固不能回输。

【思考题】

1. 根据本实验试分析失血性休克发生、发展的过程和机制。

2. 应用去甲肾上腺素和山莨菪碱治疗的原理各是什么?

3. 讨论休克发生后,为什么回输液体的量往往要比失血量要大,才能使血压恢复。

(于海荣　李瑞香)

实验三　不同因素对家兔血压、尿量和呼吸的影响

【目的与原理】

人体是一个有机的整体,机体各器官、系统功能不同,在神经和体液因素的作用下,互相影响,维持内环境的相对稳定。当体、内外因素变化过大,超过机体的调节能力时,导致自稳态调节紊乱,发生病理生理改变,各系统功能会发生相应的变化。循环、泌尿、呼吸系统,是人体几大重要系统,功能活动密切相连、相互影响。

本实验观察不同因素对家兔血压、尿量、呼吸的影响,加深对各系统功能相互影响机制的理解。

【实验对象】

家兔,2~2.5kg。

【器材与药品】

BL-420 生物机能实验系统,压力换能器,张力换能器,兔手术台,哺乳类动物手术器械1 套,静脉输液装置,各种插管(气管、动脉、静脉、尿道),三通管,烧杯,注射器(20ml,5ml,1ml)。

20% 氨基甲酸乙酯溶液,生理盐水,1% 肝素溶液,0.01% 肾上腺素,油酸。

【实验步骤】

1. 麻醉固定　家兔称重后,用 20% 氨基甲酸乙酯溶液由耳缘静脉缓慢注入进行静脉

麻醉,麻醉后仰卧固定于手术台上。

2. 颈部手术

（1）气管插管术：颈部剪毛,在紧靠喉头下缘作正中切口,分离皮下组织,暴露气管,作气管插管。

（2）血管插管术：分离一侧颈总动脉和对侧颈外静脉,分别穿线备用。行颈外静脉插管（连输液装置）,实验中用于输液、给药；颈总动脉插管（连压力换能器接入生物机能实验系统）,描记动脉血压。

3. 描记呼吸曲线 将张力换能器的小钩钩在家兔胸骨剑突下的皮肤上,调整张力换能器的高度,描记家兔呼吸曲线。

4. 尿道插管 用液体石蜡湿润导尿管后进行尿道插管,将膀胱内残留尿液导出后记录尿量（滴 /min）。

5. 观察项目

（1）记录家兔动脉血压、尿量、呼吸。

（2）静脉快速推注 50ml 生理盐水,观察家兔脉血压、尿量、呼吸变化。

（3）待各项指标恢复正常后,静脉推注 0.01% 肾上腺素 0.5ml,观察家兔脉血压、尿量、呼吸变化。

（4）待各项指标恢复正常后,静脉缓慢推注油酸,观察血压、尿量、呼吸,当动脉血压出现明显变化时,停止推注观察 5min,如明显回升,继续缓慢推注油酸,直至血压较推注前下降 10~20mmHg,观察记录各指标变化。

（5）大量快速输液：注射油酸后观察 5min,以 5ml/（min·kg）的速度输入生理盐水,输液过程中观察各指标变化,直至动物死亡。

【注意事项】

（1）静脉插管插入后,要立即缓慢滴注生理盐水,以防凝血；本实验手术操作较多,应尽量减少出血,以免影响实验效果。

（2）动脉插管前按 1ml/kg 静脉推入肝素溶液。

（3）注意油酸推注速度和量,推注过慢、过少,不容易造成肺栓塞；推注过多、过快,造成肺栓塞过重,会直接引起家兔死亡。

【思考题】

实验中各因素对血压、尿量、呼吸有何影响？为什么？

（于海荣）

第四章

其他系统实验

实验一　不同因素对正常肾脏泌尿功能的影响及
急性肾功能衰竭

【目的与原理】

尿的生成过程包括肾小球滤过、肾小管与集合管的重吸收和分泌,任何影响这些过程的因素都会影响尿的生成。尿生成过程的变化常常是几种因素共同作用的结果。肾脏的基本功能是排泄机体代谢产物,维持机体内环境的稳定。肌内注射甘油溶液,致大片肌肉坏死,形成大量肌红蛋白,同时大量红细胞被破坏,阻塞肾小管,引起急性肾小管坏死,导致急性肾功能衰竭。通过检测内生肌酐清除率和血尿素氮含量可判断是否发生肾功能衰竭。

本实验观察不同因素对肾脏泌尿功能的影响,加深对肾脏生理及利尿药物作用机制的认识,并学习复制家兔缺血性肾功能衰竭的方法。

【实验对象】

家兔(雄性)。

【器材与药品】

BL-420 生物机能实验系统,压力换能器,双极保护电极,兔手术台,哺乳类动物手术器械 1 套,导尿管,输液装置,离心机,分光光度计,水浴锅,注射器,滴管,吸管,离心管,试管,漏斗,试管夹,试管架,酒精灯。

20% 氨基甲酸乙酯溶液,30% 葡萄糖,0.01% 去甲肾上腺素,1% 呋塞米,肝素,1% 肝素生理盐水,班氏试剂,BUN 试剂,二乙酰 - 肟试剂,BUN 标准液,肌酐标准液,苦味酸,生理盐水,蒸馏水,50% 甘油。

【步骤与观察】

1. **麻醉固定**　由耳缘静脉缓慢注入 20% 氨基甲酸乙酯溶液 5ml/kg,麻醉后将兔仰卧固定于手术台上。

2. **颈部手术**　气管插管术,右侧颈外静脉插管,左侧颈总动脉插管,分离右侧迷走神经穿线备用。

3. **尿道插管术**　将插管下端对准接尿烧杯。

4. **仪器设置**　使用 BL-420 生物机能实验系统。

(1)血压测量。输入信号:血压;增益:50;时间常数:DC;滤波:30Hz;显速:1.00s/div。

(2)刺激迷走神经刺激器参数。刺激方式为连续;强度为 10~15V;频率为 20~100Hz。

5. 观察项目

（1）记录正常的血压和尿量。

（2）静脉注射生理盐水：血压、尿量稳定后，由静脉输液装置快速注射 38℃生理盐水 30ml，观察记录血压与尿量的变化。

（3）电刺激迷走神经：待血压、尿量基本稳定后，电刺激右侧迷走神经外周端，当血压明显变化时，观察记录血压和尿量的变化。

（4）静脉注射高渗葡萄糖：待血压、尿量基本稳定后，取尿液 2 滴作尿糖定性试验。由耳缘静脉快速注射 30% 葡萄糖 5ml，观察记录血压与尿量的变化。每隔 1~2min，取尿液 2 滴作尿糖定性试验，比较出现尿糖的时间与尿量高峰期的关系。

（5）静脉注射去甲肾上腺素：待血压、尿量基本稳定后，通过静脉输液装置注射 0.01% 去甲肾上腺素 0.5ml，观察记录血压与尿量的变化。

（6）静脉注射呋塞米：待血压、尿量基本稳定后，通过静脉输液装置注射呋塞米注射液 0.5ml/kg，观察记录血压与尿量的变化。

6. 收集尿液，测定尿肌酐含量　自颈总动脉插管取 3ml 血液供血肌酐含量测定用；另取 3ml 血液，滴入肝素数滴后离心（2 000r/min，5min），取血清供 BUN 测定用。检测正常内生肌酐清除率和血尿素氮含量。

7. 急性肾功能衰竭模型制备　将 50% 甘油溶液，按 10ml/kg 分别在家兔两后肢肌肉内加压注射。注射后 2h 取血尿样本，进行同 6 的检测。

8. 形态学观察　将家兔处死，取出肾脏，称重，计算肾重与体重之比（体重最好为去肠管体重）。

观察家兔肾脏的大体形态、颜色、光泽、条纹等，之后沿肾之凸面中部作一水平切面，深达肾盂，注意肾包膜情况，切面的色泽、皮质与髓质分界是否清楚等。

【注意事项】

1. 各项手术操作要轻柔，避免不必要的损伤，影响实验结果。

2. 进行每项实验项目前，应记录血压和尿量作为对照。每项实验后要等药物（或刺激）的效应基本消失，再进行下一项实验。

【思考题】

1. 实验中各种处理因素引起血压和尿量分别发生什么样的变化？机制是什么？

2. 急性缺血性肾功能衰竭时血尿等各项指标有什么特点？为什么？

（于海荣　孟凡星）

实验二　观察不同因素对离体肠平滑肌活动的影响并探索阿托品的作用机制

【目的与原理】

消化管、血管、子宫、输尿管、输卵管及输精管等均由平滑肌组成，平滑肌的特性与骨骼肌不同，具有自动节律性、较大的伸展性，对化学物质、温度变化及牵张刺激比较敏感。药物对胃肠道平滑肌的作用主要通过与平滑肌上的 M 胆碱能受体和 α、β 肾上腺素能受体结合，引起平滑肌的收缩或松弛。肠肌细胞膜上富含 M 胆碱能受体,M 受体激动剂和拮抗剂均可明显影响平滑肌的收缩反应。在一定范围内,药物的作用强度随剂量的增大而增强,有不同剂量的药物所引起的肠管收缩的程度不同,效应与对数剂量曲线呈 S 型曲线。

本实验目的是学习哺乳动物离体器官灌流的实验方法;观察哺乳动物胃肠平滑肌的一般特性,观察药物对离体肠管平滑肌的作用。

【实验对象】

家兔,2~2.5kg。

【实验器材与药品】

BL-420 生物机能实验系统、恒温水浴箱、麦氏浴槽、恒温控制仪、张力换能器(量程为 25g 以上)、万能支架、二联球(连接 L 型通气管)、烧杯、滴管、培养皿、手术剪刀、眼科镊子、1ml 注射器、台氏液(4℃、38℃和 42℃)、0.01% 肾上腺素、1mol/L 盐酸溶液、1mol/L 氢氧化钠溶液、0.1% 硫酸阿托品、0.001% 异丙肾上腺素、0.01% 普萘洛尔、10% 氯化钡、0.000 01%、0.000 1%、0.001%、0.01%、0.1% 乙酰胆碱。

【实验步骤与观察项目】

1. 制备肠段标本。

2. 准备实验装置　实验前先将恒温水浴箱内放满水(由恒温装置控制其温度在 38℃左右)。箱中央的麦氏浴槽是一直径为 2~3cm 的玻璃管,下有出口,可放出液体。浴槽内加台氏液 30~40ml,并置一"L"形玻璃通气管,一端接橡皮管与二联球相连,另一端较细且呈"W"状,使逸出的气泡细小而均匀。

将张力换能器与 BL-420 生物机能实验系统通道连接,并通过双凹夹固定在万能支架上。将恒温水浴箱与恒温控制仪连接,恒温工作点在 38℃左右。

BL-420 生物机能实验系统(参数设置):信号输入为张力;增益(G)为 2;时间常数(T)为 DC;滤波(F)为 100Hz;显速为可视曲线情况调节。

3. 标本连接　轻取一段标本,一端钩在 L 型通气管的小钩上,另一端钩在与张力换能器相连的小钩上(两端成对角线),此连线必须垂直,将肠段和通气管置于浴槽中。调整张力换能器和通气管在铁架台上的位置,使肠管保持适当的紧张性,打开二联球橡胶管上的开关,调整气流量,使气泡一个一个逸出至浴槽内为宜,以供给标本足够的氧气。用烧杯装满台氏液,放在恒温水浴箱内保温,以便实验中更换浴槽内的台氏液。

4. 观察项目

(1) 自动节律收缩:观察、记录离体小肠平滑肌在 38℃时的收缩曲线,此时不施加任何刺激,注意其收缩曲线的节律、波形、频率、幅度及紧张性。收缩曲线的基线升高,表示小肠平滑肌的紧张性升高;相反,基线下降,表示紧张性降低。以下各项均在 38℃的条件下进行实验。

(2) 观察小肠平滑肌一般特性

1) 乙酰胆碱:用滴管向浴管内加入 0.01% 乙酰胆碱 2~3 滴,观察小肠平滑肌活动的变化。待作用明显后,进行下一项观察。

2) 肾上腺素:按上述方法将 0.01% 肾上腺素 2~3 滴加入浴管内,观察小肠平滑肌收缩曲线的变化。效果明显后,立即进行冲洗和更换新的台氏液。

3) 盐酸:将 1mol/L 盐酸溶液 2~3 滴加入浴管内,观察小肠平滑肌的反应。

4) 氢氧化钠:在加酸致小肠平滑肌收缩减弱的基础上,再将 1mol/L 氢氧化钠溶液 2~3

滴加入浴管内,观察小肠平滑肌的反应。

5）温度:将室温台氏液、38℃台氏液、42℃台氏液先后换入浴管内,观察不同温度对小肠平滑肌的影响,然后再换回38℃台氏液,观察平滑肌活动是否恢复。

（3）药物作用(可换一段肠管)

第一组药物:①加入0.01%乙酰胆碱0.1ml,观察肠管的活动曲线,待作用明显后,立即从浴管的下口放出含有乙酰胆碱的台氏液,并由浴槽侧管加入新鲜的台氏液,如此反复3次,以洗涤或稀释残留的乙酰胆碱,使达到无效浓度。再换入等量的台氏液,待平滑肌节律收缩恢复稳定后,进行下一项观察。②加入0.1%硫酸阿托品0.2ml,待作用明显后立即加入0.01%乙酰胆碱0.1ml,观察肠管活动的变化,与第一次加入乙酰胆碱有何不同。用台氏液冲洗、换液,待基线平稳后进行下一项观察。

第二组药物:①加入0.001%异丙肾上腺素0.1ml,观察肠管活动情况。②待作用明显后立即加入0.01%普萘洛尔0.2ml,待作用明显后再加入与上同量的异丙肾上腺素,观察肠管的活动有何不同。冲洗、换液,待基线平稳后进行下一项观察。

第三组药物:①10%氯化钡0.1ml观察肠管活动情况。②待作用明显后再加入0.1%阿托品0.1ml。

（4）描绘乙酰胆碱的量效曲线:换一段新肠管,待活动平稳后,依次加入0.000 01%、0.000 1%、0.001%、0.01%、0.1%乙酰胆碱0.1ml,每次加入乙酰胆碱,待肠管收缩反应达到最大后停机,用台氏液冲洗3次,换液,待肠管活动恢复后,开机,描记一段曲线后再给下一个药物,依此类推,给完五个剂量的药物。

以最大剂量乙酰胆碱引起的收缩量为100%,计算加入不同剂量乙酰胆碱后的张力变化百分率,并以此为纵坐标,以乙酰胆碱剂量的对数为横坐标作图,画出量效关系曲线。

【注意事项】

1. 注意控制浴槽水温和前负荷的大小。

2. 悬挂肠段时,相连的线必须垂直,且松紧度适宜,不能太松也不能太紧。浴管内通气量要适宜,通气过多过急会振动悬线而影响记录,太少则使标本得不到足够的氧气而影响其活动。

3. 肠管不得与浴槽的管壁、通气管的管壁接触,以免摩擦。滴加药物时不要直接加在肠肌上,应直接滴在液面上。

4. 在进行冲洗的前后,浴管内溶液应保持在同一高度。

5. 加药以前应先准备好更换用的38℃的台氏液。每次实验效果明显后应立即冲洗、换液,以免平滑肌出现不可逆反应。换液前后浴管内台氏液的液面要保持恒定。

6. "观察项目(4)"属定量实验,故加药量一定要准确。

【思考题】

1. 哺乳动物离体平滑肌保持其收缩功能需要哪些基本条件? 它与离体蛙心活动所需条件有何不同? 为什么?

2. 试从受体学说分析阿托品对小肠平滑肌的作用。

3. 在实验中,悬挂肠管后,将测量仪器打开,未出现收缩曲线,应考虑哪些因素?

（梅爱敏）

实验三　磺胺嘧啶钠药代动力学参数的测定及分析

【目的与原理】

通过本实验的学习,复习药代动力学的基本理论,掌握一室模型血药法药代动力学参数的测定。

药代动力学是一门应用化学动力学原理,以时间函数来定量地描述药物在体内的吸收、分布、代谢和排泄过程的学科,认识和掌握这一内容,可以在新药设计、剂型改进、给药个体化等方面发挥重要作用。

1. 基本概念

(1) 一级消除动力学:又称恒比消除,即血浆中的药物浓度每隔一定时间降到原药物浓度的一定比例,药物消除速率与血药浓度成正比。其关系式如下:

$$\frac{dC}{dt} = -keC$$

式中 C 为药物浓度,ke 为消除速率常数,t 为时间,负号表示药物浓度随时间而降低。现已知绝大部分药物在体内的吸收、分布及消除过程均服从一级动力学。

特点:①机体消除药物的能力未达饱和;②血浆 $t_{1/2}$ 为一恒定值,单次给药时,经过 5 个 $t_{1/2}$,药物自血浆消除达 96% 以上;③多次给药,间隔时间为一个 $t_{1/2}$,每次给药量恒定,则 5 个 $t_{1/2}$ 后可达稳态血药浓度;④血药浓度为常量单位时,消除曲线为曲线,对数浓度时消除曲线为直线(图 3-4-1)。

(2) 零级消除动力学:恒量消除,药物浓度每隔一定时间降低恒定量。

特点:①药物剂量过大,超过机体代谢消除能力即消除能力达到饱和;②血浆 $t_{1/2}$ 不恒定,与血药浓度有关;③一定时间内药物恒量消除,消除速率与血药浓度无关;④时量曲线在常量浓度单位时为直线,对数浓度时为曲线;⑤血药浓度降低到最大消除能力以下时,可转变为一级动力学消除(图 3-4-1)。

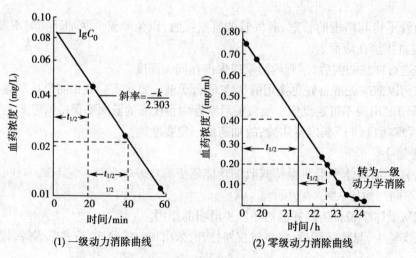

(1) 一级动力消除曲线　　(2) 零级动力消除曲线

图 3-4-1　药 - 时消除曲线

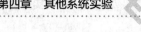

（3）房室模型：药代动力学用"房室"的概念来模拟人体，常用的模型有"一室模型"和"二室模型"。其划分主要依药物分布于不同组织的速率而定（图3-4-2）。

1）一室模型：药物入血后如立即分布于全身各器官组织，（但各组织中浓度不同），则为一室模型。给药后lgC-t图为一条直线，只有消除相。此种模型计算简便，多次给药或血管外给药时用此法计算对临床用药通常误差不大。

2）二室模型：药物入血后如以两种速率分布，则药物从血液分布到血流丰富的组织器官很快，而分布到血流贫乏的组织器官则很慢，为二室模型。可把血液和血流丰富的组织归入中央室，而把血流贫乏的组织归入外周室。给药后lgC-t图表现为两个时相，前部较陡为分布相，后部较平为消除相。静脉给药时，多数药呈二室模型。

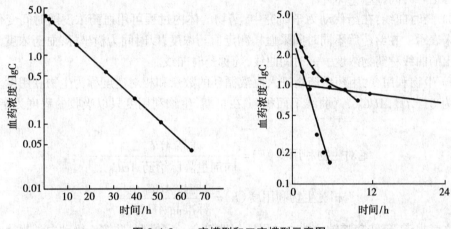

图3-4-2 一室模型和二室模型示意图

（4）表观分布容积（V_d）：药物进入机体后实际上以不同的浓度分布于各组织中。在药代动力学计算中通常假定药物均匀分布于各组织与体液中，且浓度与血药浓度相同。在这一假设条件下，按血药浓度均匀分布吸收的全部药量所需要的容积，称为表观分布容积，以V_d表示，单位为L或ml。V_d的计算公式如下：

$$V_d = \frac{FD}{C_0}$$

式中D为给药剂量，C_0为药物已被均匀分布且无任何消除时的血药浓度，F为药物吸收的剂量系数，即血管外给药的绝对生物利用度，如为血管内给药则F为1。

（5）生物半衰期（$t_{1/2}$）：生物半衰期是药代动力学的一个重要参数，其定义为血药浓度减少一半时所需的时间，又称血浆半衰期，以$t_{1/2}$表示。不同药物的生物半衰期相差很大，临床上经常参考半衰期来决定用药间隔。正常人对同一药物的半衰期相差不大，测定药物的生物半衰期可以了解人体代谢及排泄器官功能是否正常。

（6）消除速度常数（ke）：药物一般按一级动为学进行消除，其消除速度与体内药量之比例为一常数，称为消除速度常数，以ke表示，单位为时间的倒数。消除速度常数ke表示药物从体内消除的快慢，其与生物半衰期成反比关系，关系式如下：

$$t_{1/2} = \frac{0.693}{ke}$$

（7）清除率（CL）：清除率 CL 是单位时间内从体内清除的药物的表观分布容积数，单位为 ml/min，并不表示被清除的药量。

$$CL=ke \cdot V_d$$

（8）吸收速度常数（k_a）：血管外给药如口服、肌注等，药物有一个由给药部位进入血液循环的吸收的过程，此过程通常服从一级动力学，其速度常数称吸收速度常数，以 k_a 表示，单位为时间的倒数。吸收过程可表示为：

$$\frac{dC}{dt}=k_a(C_0-C)$$

（9）峰浓度（C_{max}）：药物吸收后，血药浓度的最大值称峰浓度，以 C_{max} 表示，到达峰浓度的时间称达峰时间，以 t_{max} 表示。

（10）药时曲线：在药代动力学研究中，药物的体内过程可用血药浓度随时间变化的动态过程来表示。在给药后不同时间采血样测定血药浓度，以时间为横坐标，血药浓度为纵坐标绘制出的曲线称药物浓度——时间曲线，简称药时曲线。

（11）生物利用度：用药后药物进入血液循环的数量和相对速度称为生物利用度。其特性参数为 C_{max}，t_{max}，$AUC_{0\to\infty}$（曲线下面积）。在早期，生物利用度只以吸收的程度为指标，用 F 表示。

$$绝对生物利用度（F）=\frac{样品\ AUC_{0\to\infty}}{同剂量静脉给药\ AUC_{0\to\infty}}$$

$$相对生物利用度（F）=\frac{样品\ AUC_{0\to\infty}}{标准品\ AUC_{0\to\infty}}$$

据文献报道，磺胺嘧啶钠的体内过程近似地符合一室模型，并按一级动力学规律吸收和消除。我们通过测定给药后不同时间的血药浓度，描绘出药时曲线，并以直线回归的方法求出消除速度常数 ke 及 C_0。因为按一级动力学消除，则有关系式：

$$\frac{dC}{dt}=-keC$$

将此方程作不定积分，则有

$$C=C_0e^{-ket}$$

其对数方程形式为：

$$\lg C=-\frac{ke}{2.303}t+\lg C_0$$

此为一直线方程。在实验中，我们把所有时间点的血药浓度 C 求对数 $\lg C$，以 $\lg C=y$，$t=x$ 回归，求回归直线斜率 b 及截距 a，则

$$ke=-2.303b \qquad C_0=\lg^{-1}a$$

然后可按公式：

$$t_{1/2}=\frac{0.693}{ke}, V_d=\frac{FD}{C_0}$$

$$CL=ke \cdot V_d$$

分别计算出 $t_{1/2}$、V_d、CL 值。

在药时曲线的顶点附近，我们可近似地将其看作一条抛物线，符合抛物线一般方程。

$$C=at^2+bt+c$$

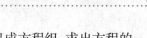

将顶点附近所测的三点血药浓度值及对应时间值代入此方程,组成方程组,求出方程的三个系数 a、b、c 值。由上述抛物线方程求导数方程为:

$$C'=2at+b$$

在极点时 $C'=0$,即 $2at_{max}+b=0$,则

$$t_{max}=-b/2a$$

$$C_{max}=at_{max}^2+bt_{max}+c$$

药时曲线下面积 AUC 可将药时曲线按取血时间划分成若干梯形面积,逐个计算后相加求得,即:

$$AUC_{0\to\infty}=\sum_{i=0}^{n-1}\frac{C_i+C_{i+1}}{2}(t_{i+1}+t_i)+\frac{C_n}{k}$$

【实验对象】

家兔,2.5~3.0kg,雌雄均可。

【器材与药品】

721 型分光光度计,离心机,恒温水浴箱,离心管,容量瓶,刻度试管,吸量管,玻璃漏斗,分析天平,兔手术台,BL-420 生物机能实验系统,记号笔,玻璃试管,试管架,注射器等。

磺胺嘧啶钠(SD-Na),肝素,20% 三氯醋酸,0.5% 麝香草酚,20% 氢氧化钠,0.5% 亚硝酸钠,蒸馏水。

【实验步骤】

1. 标准曲线的制备 SD-Na 与试剂发生偶氮显色反应可用 721 分光光度计测定光密度值,用准确称量的 SD-Na 以兔血配成系列已知浓度的样品液体,应使用与正式实验测量未知浓度样品完全相同的血样处理方法,从已知准确含量样品测定值为计算尺度求出标准直线方程,如经测定得出:$A=0.002\,14+0.000\,721C$

其中 A 为吸光度值,C 为 SD-Na 含量($\mu g/ml$),实验时测出待测血样浓度样本的 A 值,即可求出其 SD-Na 的浓度(表 3-4-1)。

表 3-4-1 标准曲线的制备

编号	1	2	3	4	5	6
浓度 $C/(\mu g/ml)$						
吸收度 A						

2. 血样本的制备,SD-Na 浓度测定 取家兔一只,耳缘静脉注射肝素 750IU/kg 抗凝,拔出针头让血滴在小试管内(约 0.5ml),然后静注 SD-Na 400mg/kg,立即记录给药时间,于给药后第 5min、10min、15min、30min、45min、60min、80min,从对侧耳取血(每次约 0.5ml)。

SD-Na 浓度测定:用吸管准确吸取每次血样 0.2ml,分别加至盛有 3.8ml 蒸馏水的离心管内。加入 20% 三氯醋酸 2.0ml,混匀。置离心机内,经 1 500r/min 离心 10min,准确吸取上清液 1.5ml,加入 0.5% 亚硝酸钠 0.5ml。充分混匀,再加 0.5% 麝香草酚(用 20% 氢氧化钠新鲜配制)1.0ml 混匀。以给药前的空白管作参比,算出各次血样的 SD-Na 浓度。

【实验数据处理】

将静脉注射 SD-Na 后测定的浓度填入表 3-4-2 内。

表 3-4-2 不同时间测定的 SD-Na 浓度

时间 x/min	5	10	15	30	45	60	80
吸光度 A							
浓度 C_t/(mg/L)							

用 BL-420 生物机能实验系统菜单中的"数据处理"→"计算直线回归方程"功能求算 Y（$\log C_t$）对 X 的直线回归方程 Y=bX+a

消除速率常数 ke（$\min^{-1}$） $ke=-2.303b$

血浆半衰期 $t_{1/2}$（min） $t_{1/2}=\dfrac{0.693}{ke}$

初始浓度 C_0（mg/l） $C_0=\lg^{-1}a$

表观分布容积 V_d（L/kg） $V_d=\dfrac{FD}{C_0}$ 静脉给药 F 为 1，D 为 400mg/kg

清除率 CL（L/(min·kg)） $CL=ke·V_d$

药时曲线下面积 AUC（mg/(min·L)） $AUC=C_0/ke$

【注意事项】

1. 要按时取血，并且每次取血时间要尽可能短，若差距太大，要记录实际取血时间，并按实际时间计算。静脉不充盈时可用灯泡加温或二甲苯棉球擦拭的方法促进血管充盈。

2. 向离心管内加入三氯醋酸后要立即摇匀，否则会形成凝固块，影响实验结果的准确性。

3. 本实验属定量实验，吸血量及所加试剂的量要准确，移液管应专管专用，严格按规定的顺序操作，每次加液后均应摇匀，以保证显色反应的完全进行。

4. 取上清液时如有混浊则需重新离心处理。

5. 本实验也可用麻醉后颈总动脉插管取血的方法，但每次取血均应注意必须把插管内的残血排出后再取血样。

【思考题】

1. 如何判断药物的体内过程属于"一室模型"还是"二室模型"？

2. 药物消除动力学分为哪两类，各自的特点是什么？

3. 简述药物代谢动力学参数的测定方法。

4. 定时定量多次给药时，稳态浓度的高低及到达时间与哪些因素有关？

（陈建双 梅爱敏）

实验四 血钾异常对心电图及酸碱平衡的影响

【目的与原理】

钾是体内最重要的无机盐阳离子之一，血清钾浓度对膜电位产生重要影响并影响酸碱平衡。天然食物中含钾比较丰富，摄入的钾 90% 经肾随尿排出，排钾量与摄入量有关，多吃多排、少吃少排、不吃也排。机体可通过多途径维持血钾的平衡。而许多临床疾病或用药不当可导致血钾离子浓度异常,引起低钾或高钾血症。血钾异常对机体的影响主要表现为膜电位异常引发的一系列障碍、酸碱平衡异常以及细胞代谢障碍引发的损害,血钾异常可引发各种心律失常,严重时可危及生命。

本实验分别复制高钾血症和低钾血症模型,观察心电图变化、检测血钾浓度、尿液 pH,加深血钾异常对机体影响的认识。

【实验对象】

家兔,2~2.5kg。

【器材与药品】

哺乳类动物手术器械 1 套,BL-420 生物机能实验系统,心电针形电极,婴儿秤,兔手术台,静脉输液装置一套,气管插管,注射器(5ml、10ml、20ml),采血抗凝管,电解质分析仪,尿液 pH 试纸。

20% 氨基甲酸乙酯溶液,生理盐水,呋塞米注射液,2% 氯化钾溶液,30% 葡萄糖溶液,胰岛素,5% 碳酸氢钠溶液,10% 氯化钙溶液。

【步骤与观察】

(一)低钾血症

1. 麻醉固定 取家兔(禁食不禁饮 12h,)1 只称重后,用 20% 氨基甲酸乙酯溶液 5ml/kg 经耳缘静脉缓慢推注,全身麻醉后仰卧位固定于兔手术台上。

2. 颈部手术

(1)气管插管术:剪去颈部被毛,在紧靠喉头下缘做颈正中切口,钝性分离肌肉至气管,做气管插管。

(2)颈外静脉插管术:分离一侧颈外静脉,做静脉插管,并与输液装置相连。

3. 心电描记 将心电导联线的针型电极分别插入动物四肢远端显露部位皮下(勿插入肌肉,以防止肌颤的干扰),进针约 2cm。导联线按右前肢(白),右后肢(黑),左后肢(红)的顺序连接,电极另一端连接计算机的任一通道。应用 BL-420 生物机能实验系统,观察并记录正常麻醉状态下的 Ⅱ 导联心电图。

4. 膀胱插管术 收集家兔尿液。

5. 测量记录正常心电、血钾浓度、尿液 pH 描记家兔麻醉状态下的 Ⅱ 导联心电图;耳缘静脉取血,用电解质分析仪测定血钾浓度;膀胱插管收集尿液,用尿液试纸检测其 pH。

6. 低钾血症模型复制 静脉推注呋塞米 1ml/kg,待心电图出现特征性变化时,检测血钾浓度及尿液 pH。

7. 抢救 待心电变化明显时,缓慢滴注 2% 氯化钾溶液,观察心电变化并检测血钾浓度及尿液 pH。

(二)高钾血症

1. 取正常喂养的健康家兔 1 只,麻醉固定、颈部手术、心电描记、膀胱插管同低钾血症。

2. 观察记录正常心电,耳缘静脉取血,用电解质分析仪测定血钾浓度;膀胱插管收集尿液,用尿液试纸检测其 pH。

3. 高钾血症模型复制 经耳缘静脉以 20 滴 /min 速度缓慢推注 2% 氯化钾溶液,滴注氯化钾的过程中,注意观察心电图波形的变化,并在心电图出现明显的特征性异常改变

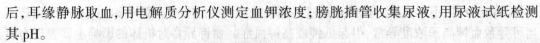

后,耳缘静脉取血,用电解质分析仪测定血钾浓度;膀胱插管收集尿液,用尿液试纸检测其 pH。

4. 实验性抢救　心电图出现明显特征性改变后,停止滴注氯化钾溶液,并开始实施抢救措施。可运用理论知识自行设计抢救方案,比较其疗效,分析其在高钾血症治疗中的作用。复制高钾血症模型前,必须选择和准备好抢救药物,在观察到出现典型高钾血症心电图的改变后,可通过事先选择好的输注通道立即实施抢救,同时观察心电图恢复状态。如抢救成功则恢复窦性心律。

(1)单独用 30% 葡萄糖溶液缓慢静脉滴注;

(2)30% 葡萄糖溶液,混合普通胰岛素静脉缓慢滴注;

(3)5% 碳酸氢钠溶液 5ml/kg 快速静脉滴注,严重者可缓慢静脉注射;

(4)10% 氯化钙 2ml/kg 缓慢静脉推注。

【注意事项】

1. 动物麻醉深浅要适度,麻醉过深会抑制呼吸,过浅时动物疼痛则易引起肌肉颤动,对心电图记录造成干扰。

2. 滴注氯化钾溶液时速度应缓慢,速度若太快,极易造成动物死亡。

3. 动物对注入氯化钾溶液耐受性有个体差异,有的动物需注入较多的氯化钾才出现异常心电图改变,遇到这种情况时,应适当调整注入氯化钾的浓度和间隔时间。

4. 描记心电图时应注意避免周围电磁干扰。

【思考题】

1. 高钾血症模型复制时,滴注氯化钾溶液后,可观察到哪些异常心电图改变? 发生机制是什么? 用相关理论加以说明。

2. 低钾血症时,心电图有哪些改变? 为什么?

3. 分析你所选择的药物抢救高钾血症的机制是什么? 效果如何?

4. 临床上引起血钾异常的常见原因是什么?

(于海荣)

第四篇

机能实验学探索性实验的设计与实施

第一章

概述

　　探索性实验指采用科学的逻辑思维配合实验学方法与技术,对拟定研究目标进行的一种有明确目的的探索性研究。机能实验学探索性实验的完成需要学生在对机能实验中常用实验仪器的使用方法、实验动物基本操作技能、实验结果观察和记录方法基本掌握的基础上,由学生自行查阅文献,确定研究问题,独立设计实验方案、完成实验研究、记录实验结果并分析处理实验数据进而推导实验结论并完成科研论文的撰写。通过探索性实验的开展有利于培养学生自主学习及初步科研的能力,并在此过程中建立创新意识。

第一节　探索性实验的目的和组织实施步骤

一、探索性实验的目的

　　探索性实验与基础性、综合性实验有本质区别,具体表现为:①基础性、综合性实验是在前人工作与经验总结的基础上,通过实验过程培养学生的实验能力,学到知识;②探索性实验是在借助前人工作与经验的基础上,通过对研究对象进行积极的思考与归纳,对未知因素进行大胆设计、探索研究的一种科学实验。设计性实验的目的在于有所发现和创新。

　　因此,通过基础医学机能学探索性实验教学,使学生初步掌握医学科学实验的基本程序和方法,培养学生独立进行科学研究是设计性实验的重要目的。

二、探索性实验组织实施步骤

　　机能实验学探索性实验组织实施分三阶段进行。

　　第一阶段:查阅资料、立题和实验设计,完成开题以及实验材料准备。

　　首先指导教师在理论教学中,需向学生阐明探索性实验的目的、意义、实施计划及相关注意事项;系统讲授探索性实验的设计原则及设计方法;介绍学校图书馆里的医学电子资源和图书、杂志等,使学生掌握查阅文献的技能和方法;介绍机能实验中心的实验仪器配备等情况。之后,学生自由组成课题组,每组 5~7 名同学,在教师指导下根据自己感兴趣的研究方向,通过查阅文献、收集资料,确定研究题目、进行实验设计、填写探索性实验课题申请书,在班内举行开题报告会,并把实验所需仪器设备、实验动物、实验试剂及药品计划上报机能实验中心准备。此阶段一般需要 8 周左右时间。

　　第二阶段:实验阶段。

学生通过预实验,进一步修改完善实验设计,并进行正式实验。阶段一般需要 4~5 周。

第三阶段:研究论文写作与论文答辩阶段。

学生对实验数据进行分析整理,得出结论,撰写科研论文并在班上进行论文答辩,根据答辩所提的意见和建议对论文做进一步的修改和完善,最后把论文上交教师评定成绩、存档。此阶段约需 1 周。

第二节 文献综述的撰写

一、文献综述的概念

文献综述(review)是对文献资料的综合评述,是作者以某一方面的专题为中心,收集近 3~5 年的大量相关原始文献资料后,经综合分析揭示所写专题历史概况和最新进展以及发展动向的概述性、评论性论文。它是科学文献的一种,在论文中为科技情报研究类论文,属"三次"文献。

文献综述的内容可以是一个领域、一个学科分支,也可以是一个专题、一个学说,还可以是一种研究方法和仪器,篇幅可长可短,从数千到数万字均可。它是反映当前某一领域中某分支学科或重要专题的最新进展、学术见解和建议的,它往往能反映出有关问题的新动态、新趋势、新原理和新技术等,使读者在较短的时间内掌握一个专题或一个领域的进展情况。

通过撰写文献综述可以将近期的某一方面的研究进展情况进行恰当总结,把大量分散的材料,转化为有条理且较为集中的材料。文献综述是科研工作的第一步。

二、文献综述的特点

文献综述的写作与科研论文不同,无论其内容、资料以及写作方法均有其自己的特点。主要表现在以下几个方面。

(一)内容丰富、资料全面

文献综述是以文献资料为研究对象,是作者对近年来几十篇甚至几百篇"一次"文献的整理、归纳、分析、总结的成果,因此要求文献资料来源广泛、全面、新颖。国外医学期刊发表的综述文章引用的文献通常在 150~250 篇,国内的相对较少一些。

(二)客观评述又不失自己的观点

文献综述是指经过作者综合分析、消化整理,而使原始资料更精练、更明确、更有层次和更有逻辑,因此,文献综述虽然应该是客观的评述,但要有自己的观点。

(三)写作精炼、专题性强

虽然综述的文章篇幅可长可短,但对综述的写作应做到选题明确、重点突出、文字精练。另外,文献综述是针对某一方面问题的历史背景、前人工作、争论焦点、研究现状和发展前景等写出的评论性科学论文,文章范围是十分限定的,专题性极强,不能庞杂。我国医学期刊的文献综述一般要求在 3 000~5 000 字左右。

三、文献综述的种类

综述的分类主要是以综述内容的写作重点为主而定,常见的类型主要有以下三种。

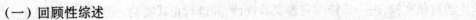

（一）回顾性综述

回顾性综述较少用，是就某一专题，按年代和学科本身发展历史阶段，由远及近的综合分析，反映这方面研究工作的进展。它的内容安排上时间顺序较严格，着重介绍历史阶段性的成就。因为内容主要是关于该专题的整个发展概况，因此要注意选择每一阶段有代表性的文献，其他涉及的文献可多可少。

（二）成就性综述

成就性综述是国内外医学刊物中最常用的一种类型，是对某一专题某一项目的新成就、新技术、新进展的相关文献进行综合分析评述。这种综述文章，可不考虑和叙述有关的历史和现状，而是直接跨到所需要阐述的时间上来。此类综述较有实际价值，对当前工作有指导意义。

（三）综合简介性综述

综合简介性综述是由作者概括多方面的事实、现象，对某一问题、某一种疾病的文献资料进行综合性的评述，可完全不考虑时间顺序，只按内容的特点分段安排，多见于首次介绍的病种和问题。

四、文献综述的写作方式

（一）撰写前的准备

文献综述的撰写需要提前精心准备，认真按照设想做好每一步，才能保证综述的质量。撰写前的准备主要包括选题、收集与阅读文献、拟定提纲。

1. **选题**　撰写文献综述是科学研究的重要步骤，其选题也应符合科研选题的基本要求。题目不宜过大，也不宜过宽，选题一定要反映出当前本专题研究的主要矛盾焦点或新技术、新动向。可从以下几点入手：①选择自己从事的专业或与之密切相关的内容。选择自己比较专长或熟悉的课题，有利于收集资料，节省时间，对接触的文献资料较易融会贯通，写起来才会驾轻就熟，得心应手，完成后也有利于作者对自身所从事专业的进一步认识。②选择有实用价值的专题。应根据目前国际医疗发展的水平结合我国的现状选择近年来发展较快、进展较多而切合实际需要的课题，最好是别人没有做过的，当然如果有自己独特的论点和见解，题目可以重复。③选择大小适宜的题目，循序渐进。初次写作，可由小入手，选择涉及面较窄、较为简单的题目，这样需要掌握的文献不是太多，才能熟练驾驭手中的笔，写出小而精的综述。随着专业知识和写作水平的提高，再逐渐增加难度，撰写一些题目较大、涉及面较宽的综述。

2. **收集和阅读文献**　题目选定后，要围绕题目收集和阅读文献。收集文献资料是写好综述的基础，要求收集得越齐全越好，一般应以近 3~5 年学术期刊上发表的论著为主。阅读文献资料是写好综述的关键，阅读时要做好两方面的问题，一是随时记录阅读的笔记及心得，二是要做好文献摘录，最后将其整理、归类以备正式写作时用。

3. **拟定提纲**　在精读大量文献结合自己归纳总结的基础上，列出较详细的撰写提纲，写出大小标题，做到有纲有目，前后呼应，条理清晰，逻辑严谨。通常拟定的提纲包括：历史背景、前人工作、研究现状、争论焦点及今后展望等。

（二）撰写及格式要求

综述的撰写与一般研究论文侧重点不同，研究论文注重研究的方法和结果，而综述要写

出主题的详细资料,不但要指出主题的发展背景、工作意义,还要有评论性的意见。写作格式一般要求为:

1. **题目**　综述的题目要简练,一目了然,能够确切表达综述的内容。

2. **作者及单位**　在署名的同时,还应写出所在单位的名称,以便读者与作者通讯联系。

3. **摘要**　要求概括说明综述所写的目的、范围和本综述的突出观点。

4. **关键词**　根据你所论述主要内容,提出关键词。一般为 3~10 个,各词汇之间空两格。

5. **前言**　是整篇文章的开场白。主要目的是让读者对文章的内容有一个大概了解,应交代清楚本综述的目的、意义、历史背景、涉及的范围、所要阐明主要问题的现状和矛盾焦点,说明撰写本篇综述的必要性,以引起读者的兴趣。措辞要简练,篇幅不宜过长,一般以 100~200 字为宜。

6. **主体部分**　是综述的关键部分。写法没有固定格式,要根据论述形式、内容的多少及涉及面而定。可以提出主要问题分别论述说明,也可以按照问题的时间背景加小标题分别提出,分段落论述。

总之每一段落所涉及的内容,都是以文献资料为依据,客观介绍各家的研究成果和观点,如实描述各家研究成果之间相互矛盾和相互支持的地方,比较各家学说及论据,提出共同的结论并讨论矛盾发生的主要原因。所引用的材料应该是近年较新而具有权威性的,最好是对某一专题做过深入研究而又有较高声望的专家所写的论文和资料。

当然除了引用各家观点外,作者还应说明自己的看法或倾向性。

7. **总结全文**　总结可长可短,应与前言相呼应,概括总结本综述的主要观点、结论,提出文章中尚未解决的问题及对前景的展望。写作上要力求简明扼要,重点突出,使读者对本篇文章论述的内容有一个更系统、全面的了解。

8. **参考文献**　与其他专业论文比较,参考文献是综述文章更为重要的组成部分。参考文献可为综述的内容提供确切的依据,提高综述的可信度,还可为读者提供原始文献的线索。

综述的参考文献相对比较多,应以近 3~5 年为主,国内期刊一般要求列出主要的参考文献 10~30 篇左右,但还要视文章的具体情况而定,国际上许多医学类期刊发表的综述文章几乎每条论点都有出处,所列文献常达数百条之多。

参考文献应是自己亲自阅读过的文献资料。参考文献的写法应注意各期刊本身的具体要求,应与你所要投稿的期刊规定格式相符。

第三节　科研论文的撰写

撰写科研论文是科学研究非常重要的一个环节。科研论文是对科研工作的概括与总结。它描述整个科研工作进程,反映科研成果,体现科研的水平和动向。科研论文是科学的论证性的文章,不能像某些文学作品,带有任何的虚拟与夸张,必须严格依据实验中所获得的实验结果,论证你所提出的假说。一篇好的科研论文应具备两个方面:一是论文内容的科学性与先进性;二是文字流畅,观点鲜明,目的明确,图表恰当。

科研论文包括:论著、简报、经验与短篇、通讯、文摘等,我们以论著为例来进行介绍。

一、题目

论文的题目是对研究目的、研究内容的简要总结，应以简明、确切的词语概括文章的要旨，题目中应体现出检索所需的关键词，中文题目一般不超过 20 个汉字，一般不用缩写词、代号以及结构式或公式。英文题目中不用冠词，并应与中文题目含义一致。

二、作者及单位

论文署名应限于参加研究工作并能解答该文有关问题及对文稿内容负责者，其他人员如协助工作或提供资料、材料者可放在致谢项，在署名的同时，还应写出所在单位的名称，以便读者与作者联系。

三、摘要

摘要是对整篇论文主要内容的概括，一般字数应在 400 字以内。其固定格式为四项：目的、方法、结果、结论。目的是该研究所要解决的问题，要表述明确；方法是研究中所用到的重要方法、动物类别或细胞株类型等，如动物模型的制作方法名称、检测指标的实验方法等；结论是研究结果经统计学处理后的直接描述，如数值的升高或降低、形态的改变等；结论是对实验结果分析后得出的结论，如某药能阻止某疾病的发生、发展，其机制是通过影响某种物质或某种通路。摘要的作用主要是供读者在最短时间内了解论文的内容，以便确定是否阅读全文。

四、关键词

关键词是反映论文主要内容的最重要的词或短语，应根据研究内容，提出关键词，应是该类研究特有的，主要目的是为检索用，关键词一般可以从论文题目和摘要中找到，如研究某药，检测某种指标，所用的细胞株，疾病模型如糖尿病，这些都应成为关键词，一般为 3~5 个，所用的词或短语尽可能是《医学索引》中的医学主题词，以达到规范化。

五、英文部分

按照前四项内容的格式写出英文的题目、作者及单位、摘要、关键词。内容与中文基本相同，英文关键词第一个字母要大写。

六、引言

在正文之前，概述本研究的理论依据、思路、实验基础及国内外现状，并应明确提出论文研究的目的，一般应为几百字。

七、材料和方法

材料和方法是执行科研工作的关键部分，应把实验所用所有材料、仪器和实验条件、方法等逐一进行详细叙述。包括以下内容。

（一）实验对象

人、动物、细胞的选择标准与特征：数量、性别、年（月、日）龄、身长或体重，动物的种属、

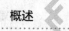

健康情况,病例、动物或细胞来源,生产批号、等级、实验室等级、审批证号等。

(二)实验仪器

名称、规格、型号、生产厂家等。

(三)药品和试剂

药品的来源、性状、采制方法等,药品和试剂的生产厂家、批号、浓度、处理方法等。

(四)实验方法

模型的建立方法、实验的关键过程处理、指标的检测方法等,凡文献已有记述的方法,一般可引用文献,对新的或有实质性改进的方法要写明改进处。如是自己创新的方法,则宜详述,以便他人重复。

(五)分组方法

各种对照组、实验组的设立,例数及处理。

(六)统计学处理方法

为说明实验结果的科学性和结论的确切性,使同行能根据你所叙述的条件重复实验或核对本论文所报告的结果,应用相应统计学方法分析实验结果。

八、实验结果

实验结果是全篇论文的主体部分,研究获得的数值等资料经统计学处理后用图、表、照片结合文字表达,要避免文字描述与图表重复。这一部分的书写应按照所研究课题的具体内容,有层次、有逻辑地来说明。

九、讨论

讨论是论文中的重要部分,结合该研究领域成熟的理论,对研究结果进行分析,总结实验结果所反映的本质,也可根据目前的研究进展进行科学的、严谨的推理,得出合理的、较为准确的结论。讨论的主要内容包括:

1. 讨论每项实验结果的意义。

2. 将自己的实验结果与国内外同类或相似研究的结果进行比较,分析其不一致的可能的原因,提出新的观点并给出一定的材料支持。

3. 对所有实验结果进行综合分析讨论,通过分析多个结果的内在联系得出全篇论文的结论。

4. 提出本文的创新、先进点,并对本文观点的理论和实践意义作出评价。

5. 提出研究中未能解决的问题,展望下一步的研究方向。

总之,讨论是论文中的重要部分,可以反映出作者的逻辑思维能力、研究思路以及对研究进展的掌握情况。

十、参考文献

参考文献必须是亲自阅读过的、公开发表的、与论文内容有关的原始文献资料。选出有代表性、近期的研究文献。论文中所引的参考文献可以是实验技术,列出参考文献的目的在于引证所用资料的来源。应是自己亲自阅读过的文献资料,但自己读过的文献也不必全部列出,对每种资料只要引述一两篇有代表性的即可。同时注意所引文献在时间上最好以近期高水平的为主,以此体现本研究的先进性。当然在回顾历史或追溯原始文献时,也可引用远期文献。引用文献时,论著类一般在 15 条左右。参考文献的格式一般为:

1. **中外文期刊**　作者、题目、期刊名称、年份、卷(期)、起止页码。
2. **中外文图书著作**　作者、书名、版次、出版地、出版者、年份、起止页码。

(李宝群)

第二章

探索性实验的基本程序

任何科研过程均包括选题、设计、实践、统计学分析与总结成文五个主要环节,与其他自然科学研究一样,医学科研也需经历这相应基本步骤。探索性实验实质上是医学科研过程,要经过选题立题、实验设计、实验与观察、资料整理与数据处理、科研结论几个基本程序。

第一节 立 题

探索性实验由学生根据已学医学理论知识选择自己感兴趣的问题,查阅文献,确定研究题目,书写开题报告。

一、立题的基本原则

1. **科学性原则** 所选的研究课题必须具有理论依据和客观实践依据,能经得起理论和实践的考验,要在大量查阅资料的基础上进行,避免盲目的空想。即使是探索性实验也不是凭空臆测,而应有一定的科学依据。

2. **目的性原则** 为什么要做所选择的研究课题,要解决说明问题,完成后要达到什么样的目标,对未来科学发展的贡献大小,有什么潜在的社会及经济效益等要明确、具体。

3. **创新性原则** 创新往往指科学而言。科研选题必须有所创新,最忌无意义地重复前人的工作。科研题目选定时,必须考虑所研究的内容和提出的问题是前人没有研究和涉及的,即填补某一科学领域中的一些空白;或者前人对此问题虽有研究,但本人在选题中提出的新的实验结果和事实资料,对以往的理论认识有所发展和补充;或是国外对此问题早已有过一些资料,但尚需结合我国医学实际进行研究;对于同学们所做的机能实验设计,要根据目前现有的主客观条件进行正确的判断,不宜贪大求全,指望有重大发现,可以考虑对现有实验方法、实验手段、实验内容等的改进,以达到创新的目的。

4. **区域内先进性原则** 先进多指技术而言。先进性往往是相对的,并非要求必须是国际水平,因为针对本国、本地区现实情况还有一个适用的问题,应结合本地区、本单位的客观条件选择适用的先进技术。

5. **可行性原则** 可行性是指研究课题的主要技术指标实现的可能性。科研选题首先应保证所涉及的基础理论和基本技术有足够的前期研究基础,其次要保证现有的人才、技术、设备等条件能完成全部研究过程。

二、选题范围

受各种条件的限制,机能实验学的探索性实验的选题范围不宜太宽,条件要求不宜太高。应依据所学的生理学、病理生理学及药理学专业的理论知识和相关文献,按照选题应具有科学性、创新性及可行性的原则进行选题,并在教师的指导下进行,选题的参考方向主要有以下几个方面。

(一)对原有实验方法的改进

通过实践,对以往的实验方法感到有待改进、完善的必要,即可以设计改进的思路和方法,并在实际实验工作中加以证实其可行性、实用性、科学性等问题是否得到改进。例如,在复制高钾血症动物模型时,前人的经验是用 3 种不同浓度(1.0%、2.0%、3.0%)的氯化钾进行动物高钾血症模型的复制,那么是否还有另外一种不同于以往浓度的氯化钾溶液可以复制出效果更好、更可靠的高钾血症动物模型呢? 如果在实际工作中确认还有这么一种浓度,就可以列为研究题目,进行设计性实验。

(二)建立一种新的动物模型及评价该模型的指标

建立一种新的动物模型及评价该模型的指标要注意以下原则:①实验结果表达率高,而且稳定可靠;②可重复性好;③实验方法更趋于简单、实用;④能被多数学者承认、借用;⑤学术上解决了一些临床实际问题,而且有推广使用价值。

(三)研究某种药物的体内过程或作用机制

基础医学研究的根本目的是预防和治疗疾病,提高人类生存质量和健康水平。其中,发现新药、研究药物作用机制是预防、治疗疾病的重要手段之一。因为,随着生物科学技术的发展,改良型药物、新型药物不断问世,但是对药物可靠性的研究,给予的重视并不多。例如,人们往往注重药物杀菌、灭菌的正面效应,却忽视了药物对人体脏器、组织细胞的伤害。因此,研究开发一种既安全、又有效的新型药物是医学研究永不衰退的课题。

(四)治疗某种疾病的新方法

当今科学时代,医治人类疾病的方法和手段不断更新、发展,尤其是在生物制品药物、生物物理学技术、核素制品等方面进展更为迅速。因此,积极探索预防疾病和治疗疾病的综合性方法是基础、临床医学工作者的主要任务。

三、选题的方法

(一)从碰到的问题中选题

在生命科学领域内,有许多问题并未阐明,因此在实际工作中,往往有些现象不能用已知的知识来解释,不少问题不能用已有的技术去解决,这些都可能构成科研课题。只要留心观察与认真分析就可能悟出解决这一问题的原始意念。有了原始意念,就可能发展成为科研课题。

(二)从文献的空白点选题

根据自己的特长与已掌握的专业的发展情况,进一步查阅近 20 年有关国内外文献,从中找出空白点。填补这一空白即可以作为科研选题。

(三)从改变研究内容组合中选题

每个具体研究课题由被试因素、受试对象与效应指标三个要素组成。有意识地改变原

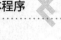

有课题三个要素中的一个,如果具有理论意义与应用价值,就可以构成一个新的课题。这种选题方法又称为旧题发挥法。

(四)从其他学科移植中选题

医学的发展在很大程度上依赖于其他学科新原理和新技术的发展。例如,计算机与X线结合产生了计算机体层摄影技术(ECT);将分子生物学技术应用于基因诊断与基因治疗等。因此,将其他学科新技术与新方法移植用来研究医学中的问题,这已成为现代医学科研的重要选题方法之一。

四、立题的过程

(一)初始意念或提出问题

在医学实践中,不论是从事基础理论工作的,还是从事临床工作的,总会遇到一些问题,想要解释又不能解释,想要解决又不能解决,此时,头脑中总会有一些念头、一些想法,这就是初始意念。初始意念虽然是粗浅的、局限的,但它是极为可贵的,是科研工作者的思想上的火花,引导人们追求和探索。

(二)查阅文献,形成假说

有了初始意念,提出了问题,还不是科研题目,还需要把这种初始意念系统化、深刻化、完善化,变成完整的理论认识,形成假说。这种将初始意念变成假说的过程,取决于文献的查阅。

文献的查阅对假说的形成至关重要。要通过多种渠道、有针对性地收集前人和他人的研究成果以及本课题范围内和相关学科范围内的各种文献资料,进行文献的筛选、分析、评价和综合,要达到:①了解熟悉该研究领域及相关研究领域内现有研究状况,研究深度、广度,有无人已经完成了此方面的研究? 结论如何? 总之,做到对该领域的情况了如指掌。②在了解掌握了丰富的材料后对初期所提出的原始意念进行再加工、完善,使之升华真正成为假说。

对某一个问题的认识,虽然尚未进行实验,但根据既有的理论进行推论,得出科学的理论的解释,称为假说,又称为设想。科学假说有两个显著的特点:一是它的科学性,假说是以一定科学资料为依据的,有确凿的事实作基础。二是它的假定性,假说有一定推测的性质,它的基本思想是根据已知的科学事实推测出来的。假说的提出是推理的结果,假说的验证则是在推理指导下安排实验和调查。

假说在科学研究中的作用在于它提出了新理论或新实验的目的。绝大多数的实验是以假说为目的的。假说是科学研究中的重要步骤和基本程序之一。科学上的许多重要发现和重大理论的发展,是和科学家在丰富的实践和想象力的基础上而建立的假说分不开的。

(三)确定手段,立出课题

建立假说以后,就要经过实践来验证它是否正确。假说能否最终成为真理取决于所采取的研究方法,只有选择了最佳的研究路线和研究方法,才有可能确立研究课题并使之顺利完成。

五、探索性实验的实验要素

探索性实验含有三大实验要素,实验设计的三要素通常会体现在研究题目中。

（一）处理因素

处理因素（treatment factor）即研究者根据研究目的欲施加或欲观察的，能作用于实验单位并引起直接或间接效应的因素，又称实验因素。实验研究的处理因素可以是人为设置的，如某种手术方法、不同温度、各种射线、电刺激等物理因素；药物、营养液、毒素等化学因素；寄生虫、细菌、真菌、病毒等生物因素；也可以是客观存在的，如观察野罂粟蒴果中野罂粟总生物碱含量与不同采摘月份的关系，"不同月份"就是该实验的"处理因素"，而这个处理因素是客观存在的而不是人为实施的。实验在确定处理因素时应注意以下几点：

1. 根据实验目的设计处理因素　处理因素不宜过多或过少。处理因素过多，会使分组过多，方法繁杂，受试对象增多而难以控制；处理因素过少则，难以提高实验的广度、深度及效率。

2. 确定处理因素的强度　处理因素强度是指因素量的多少，例如电刺激的时间、电压或电流的强度、药物的浓度或计量等。处理因素量一般分 2~3 个等级水平即可，如药物剂量可分为高、中、低三个水平。

3. 处理因素的标准化　在整个实验过程中，处理因素要适宜、稳定。例如药物，必须是来自同一生产单位同一批号，这样才能保证药物的质量保持不变。

4. 控制非处理因素　非处理因素是实验过程中可能影响到实验结果的处理因素之外的因素，如实验环境温度、湿度、动物饲养环境等尽量保持均衡一致，减少实验误差。

（二）实验对象

实验对象（experiment subject）即处理因素作用的客体，机能实验学探索性实验的实验对象通常选用活体标本和实验动物。不同标本或动物对实验处理因素的敏感性不同，因此合力选择实验对象非常重要，需根据实验动物的解剖学、生物学特点，实验动物的选择及分组。

（三）实验效应

实验效应（experimental effect）即处理因素作用于受试对象产生的反应，是研究结果的最终体现，也是实验研究的核心内容。实验效应是通过实验观察指标的变化来反映的，因此正确选择实验观察指标，准确反映处理因素作用至关重要。实验观察指标的选择应遵循以下原则。

1. 客观性　观察指标分为主观性和客观性两种。主观性指标是以研究者的判断或受试者的回答为依据，其结果容易受主观因素的影响，难以进行定性或定量研究。客观性指标是借助仪器来反映研究对象的客观状态或观察结果，有准确的实验数据，如血压、心率、血糖、血脂数值等。例如，要观察动物服药后自主活动增多了还是减少了，用肉眼估计就带有很大的主观性，而用光电计数仪计算动物活动时遮光的次数，或用 Animex 记录仪把小鼠在一定时间内的行走轨迹记录下来，把行走的路程、时间、停止不走的时间都分别测出来，那就是客观性的指标了。因此最好选用客观指标，因为主观指标易受主观性因素的影响而造成误差。

2. 特异性　指标应特异地反映所观察事物（现象）的本质，即指标能特异地反映某一特定现象，不致与其他现象相混淆。如研究抗高血压药物时，其特异性药理指标是动脉血压，尤其是舒张压。研究治疗急性肾炎的药物时，动脉血压增高虽然也属于肾炎的常见症状，但只有 70%~80% 的急性肾炎病人血压升高，因此血压在这里并非是特异的关键指标，应选择肾功能、尿常规或肾形态学检查作为观察指标。

3. **灵敏性**　指标测量的技术方法或仪器的灵敏性是极其重要的。方法不灵敏,出现的变化测不出来,就会得出"假阴性结果",仪器不精密,所得的数据就不真实。

4. **重现性**　一般来说,客观性指标相同条件下可以重现。重现性好的指标一般意味着误差较小,从而能正确地反映实验情况。重现性差可能与仪器稳定性、操作误差、受试动物的功能状态和环境因素等影响有关,若非这些因素影响,此指标不宜采用。

5. **可行性**　应尽量选用既灵敏客观、又切合研究者技术和设备实际的指标。

6. **认可性**　现成的指标必须有文献依据,自己创立的指标必须经过专门的实验鉴定。

第二节　实　验　设　计

一、实验设计原则

一个完善的实验设计要使用比较经济的人力、物力和财力,获得最佳、最可靠的结果,使误差减少至最低限度。实验设计的奠基者 Fisher 最早提出了对照、随机、重复三大统计学原则,直到今天仍是我们在实验设计过程中应遵循的。

(一)对照原则

对照是比较的基础,只有比较才能有鉴别。对照的意义在于可以使处理因素和非处理因素引起的效应有一个科学的对比。对照组与实验组具有同等重要意义,这是因为在实验中很难避免非处理因素的干扰而造成的误差,采用对照组就可有效地排除这些误差。

对照组的设置必须具备以下三个条件:①专设:任何一个对照组都是为相应的实验组专门设立的,不得借用文献上的记载或以往研究的、其他研究的资料作为本研究的对照组。②同步:对照组与实验组设立之后,在整个研究进程中始终处于同一空间和同一时间。③对等:除研究因素外,对照组应具备与实验组对等的一切因素。因此在实验设计中必须严格设计对照组,尽可能将实验组与对照组的非处理因素方面保持一致,特别是可能影响实验结果的因素,如动物的种属、性别、体重,仪器调较,药物的生产日期、批号等。实验组和对照组的例数应相等或近似,切忌随意减少对照组的例数。

常用的对照方法:可根据实验研究的具体情况选用不同的对照方法,常用的有以下几种。

1. **空白对照**　即对照组不加任何处理因素。空白对照的目的在于排除可能出现的假阳性反应。

2. **平行对照**　又称"阴性对照",即实验组和对照组方法、步骤等完全一致,唯一的区别是对照组不做关键处理。如研究某药物肌内注射途径作用的实验,对照组要经受注射等同样的处理,但不用被研究的药物,而给予生理盐水或不含药物的溶媒。

3. **自身对照**　指实验和对照在同一受试对象中进行实验前后的对照。在实验室最多用的自身对照是给药前后比较,但这仅限于条件严格控制的体外实验。在整体实验时,由于条件复杂,一般不宜用这种方法。

4. **标准对照**　即设立标准组进行对照。如已知经典药物作为标准组与实验药物进行对照,又称"阳性对照",必要时可设作用机制不同的阳性药对照组。阳性药对照的目的在于排除可能出现的假阴性反应。

5. **相互对照** 又称组间对照,即几个实验组之间的对照,而不专门设立对照组。

6. **历史对照** 即用历史文献或以往的研究结果作为对照。

(二)随机化原则

随机是指实验对象总体中的每一个样本应当有均等的机会被分配到各个实验组和对照组当中去。随机有三个含义:①抽样随机:每一个符合条件的研究对象被收入研究范畴的机会相等。②分组随机:每个研究对象被分配到不同处理组的机会相等。③实验顺序随机:每个研究对象先后接受处理的机会相等。遵循随机原则是提高组间均衡性的一个重要手段,也是在资料统计分析时进行统计推断的前提。通过随机化,一是尽量使抽取的样本能够代表总体,减少抽样误差;二是使各组样本的条件尽量一致,消除或减少组间人为的误差,从而使处理因素产生的效应更加客观,便于得出准确的实验结果。

随机化的方法很多,摸球、抽签、抓阄等均可。统计学上常用的随机方法有:

1. **完全随机化法** 把实验动物完全随机地分配到各个实验组。此法最简单,也最常用,一般适用于单因素大样本实验。

2. **配对随机化法** 先将动物按性别、体重、窝别或其他因素加以配对,再将每对动物随机分配到两组中,使两组的动物数、体重、性别等取得均衡,以减少组间的生物差异,此法效率较高,优于完全随机化法。

3. **区组随机化法** 是配对随机化法的扩大,将全部动物按性别、体重、年龄等条件分成若干个组,再进行随机安排进入各个实验组和对照组当中。

随机数字的取得可以应用随机数字表(附录一)或计算器的随机数字键。

(三)重复原则

重复原则即实验结果应当能够在同样条件下稳定地重复出来,不但实验者自己,更重要的是其他人也能够重现实验结果。重复有两个重要的作用,一是可以估计抽样误差的大小,因为抽样误差(即标准误)大小与重复次数成反比;二是可以保证实验的可重复性。

根据预实验结果和经验数据确定适宜的实验例数,是实验设计的重要问题。实验例数太多,无谓的浪费人力财力,例数太少又难以获得正确的研究结果。应该说在一定范围内,重复例数愈多则实验数据愈可靠。但要达到同一个统计学显著水平,并非例数多者一定比少者更有价值。所以,在实验设计时,应在保证正确可信的情况下确定量少的例数,以提高实验效率。

实验基本例数一般可以按常规实验例数确定,一般情况下,小动物(小白鼠、大白鼠、蛙等)每组 10~30 例,计量资料每组不少于 10 例,计数资料每组不少于 30 例;中等动物(兔、豚鼠等)每组 6~20 例,计量资料每组不少于 6 例,计数资料每组不少于 20 例;大动物(犬、猫、猴等)每组 5~10 例,计量资料每组不少于 5 例,计数资料每组不少于 10 例。

为了便于实验设计,统计学家制定了各种公式或表格,以便通过简单的计算或查表来确定正式实验需用的动物数,下面介绍两种计算公式。

1. **计数资料实验例数计算公式**

$$n=\frac{p_1\times(100-p_1)+p_2\times(100-p_2)}{(p_2-p_1)^2}\times f(\alpha,\beta)$$

这里,p_1:A 组(如对照组)的阳性反应百分率;

　　　p_2:B 组(如试验组)的阳性反应百分率;

α：χ^2 试验要求达到的显著性水平，一般取 0.05；

$1-\beta$：试验者要求成功的把握度；

$f(\alpha,\beta)$：α 和 β 的函数，其值可查表 4-2-1 得到。

表 4-2-1 用于确定样本数用的 $f(\alpha,\beta)$ 值

		β			
		0.05	0.1	0.2	0.5
	0.1	10.8	8.6	6.2	2.7
	0.05	13.0	10.5	7.9	3.8
α	0.02	15.8	13.0	10.0	5.4
	0.01	17.8	14.9	11.7	6.6

例：小鼠阈下催眠实验经预初试验估计，给药后可使 50% 小鼠翻正反射消失，而不给药最多不超过 20%，问正式实验每组需要用多少只小鼠？（要求 80% 把握度）

解：p_1=20%，p_2=50%，α=0.05，$1-\beta$=0.8 则 β=0.2。查表 4-2-1，在 $\alpha(0.05)$ 和 $\beta(0.2)$ 相交处，读数为 7.9，故 $f(\alpha,\beta)$=7.9。

代入公式：

$$n=\frac{p_1\times(100-p_1)+p_2\times(100-p_2)}{(p_2-p_1)^2}\times f(\alpha,\beta)$$

$$=\frac{20\times(100-20)+50\times(100-50)}{(50-20)^2}\times 7.9$$

$$=36$$

即每组用 36 只小鼠，有 80% 的把握可得 $p<0.05$ 的结果。实验设计时可用每组 40 只小鼠。

2. 计量资料实验例数计算公式

$$n=\frac{2s^2}{(\mu_2-\mu_1)^2}\times f(\alpha,\beta)$$

这里 s 为标准差，μ_1 是 A 组的反应数，μ_2 是 B 组的反应数，$f(\alpha,\beta)$ 的意义同前。

例：经预初试验，给药后可使 3 只小鼠的平均心率从 200 次/min 降至 150 次/min，变异系数估计不超过 20%，问正式实验每组需要多少只小鼠？（要求 90% 把握度）

解：μ_1=200，μ_2=150，标准差(s)从变异系数(20%)估计为 40，$f(\alpha,\beta)$ 查表 4-2-1，在 $\alpha(0.05)$ 和 $\beta(0.1)$ 相交处，读数为 10.5，代入公式：

$$n=\frac{2s^2}{(\mu_2-\mu_1)^2}\times f(\alpha,\beta)$$

$$=\frac{2\times 40^2}{(150-200)^2}\times 10.5$$

$$=13.4$$

即每组用 14 只小鼠，有 90% 的把握，可得 $p<0.05$ 的结果。实验设计时可用每组 15 只

小鼠。

（四）伦理学原则

探索性实验选择实验动物时应尽可能遵从"3R 原则"，即替代(replacement)、减少(reduction)和优化(refinement)。替代是指使用没有知觉的实验材料代替活体动物，或使用低等动物替代高等动物进行试验，并获得相同实验效果的科学方法。减少是指在动物实验时，使用较少的动物获取同样多的试验数据的科学方法。优化是指在符合科学原则的基础上，通过改进条件，善待动物，提高动物福利，或完善实验程序和改进实验技术，避免或减轻给动物造成与实验目的无关的疼痛和紧张不安的科学方法，这样能提高动物实验结果的可靠性和均衡性。

二、实验设计方法

实验设计的方法很多，现代医学研究常用的有以下几种。

（一）完全随机设计

完全随机设计(completely random design)是将受试对象完全随机地分配到各个实验组中去进行处理观察，仅涉及一个处理因素，又称单因素设计。该法简便易行，各组例数可以相等，也可以不等，但例数相等时统计效率较高。例如，将 12 只小鼠分成对照组和处理组，可将小鼠按体重编号，实验者通过忙法抓阄编号，前 5 个抓出的编号分为一组，后 5 个编号分为一组，或是奇数编号为一组，偶数编号为一组。这种设计简单、易行，但效率较低。

（二）配对设计和配伍设计

配对设计(paired design)是将个体之间差异较小的实验对象配成对子，然后将每对中的两个实验对象随机分配个处理组和对照组。通常将窝别、性别、年龄、体重相同或相近的动物配对，以保证处理组和对照组的干扰因素尽可能相同或相近。

配伍设计亦称随机区组设计(randomized block design)是配对设计的扩大，通常将实验对象按相同和相近的条件(实验动物的性别、年龄、体重等)组成配伍组，每个配伍组中实验对象的个数等于处理的组数。再将每个配伍组内的实验对象随机分配到各处理组中，各个处理组的处理对象相同、生物学特性也基本均衡，这是对完全随机设计的改进。

例 1. 配对设计。

将 20 只小鼠按配对法分成甲乙两组。首先按性别、体重相同或相近小鼠两两配成对子，共配成 10 对，按每对小鼠的平均体重由大到小（或由小到大）依次编号，再将从随机数字表中查得的随机数字依次对应在 10 对小鼠编号下面，规定随机数字单数对应的一对小鼠第一只进甲组，第二只进乙组。如取第 10 行第 10~19 列数字，列表结果如表 4-2-2。

表 4-2-2　配对设计

小鼠对子号	1	2	3	4	5	6	7	8	9	10
随机数字	54	49	17	46	09	62	90	52	84	77
第一只入组	乙	甲	甲	乙	甲	乙	乙	乙	乙	甲
第二只入组	甲	乙	乙	甲	乙	甲	甲	甲	甲	乙

例 2. 配伍设计。

将 12 只兔按配伍设计法分成甲、乙、丙、丁四个组。首先将体重相同或相近的每 4 只兔作为一伍(区组),因为要分为四组,故每四只为一区组,共分为三个区组。按体重顺序将所有兔依次编号,再将从随机数字表中查得的随机数字依次对应在编号下面,每取 3 个随机数字留一空位,第一配伍组中 3 个数字依次用 4、3、2 除之,如取第 12 行第 6~20 列数字,余数分别为 0(丁,即甲、乙、丙、丁之第 4 位)、1(甲,即剩下的甲、乙、丙之第 1 位)、1(乙,即剩下的乙、丙之第 1 位)、第 4 个只能为丙,其他配伍组类推。从而整理出各配伍组的兔所进组别,列表结果如表 4-2-3。

表 4-2-3　配伍设计

动物编号	1	2	3	4	5	6	7	8	9	10	11	12
随机数字	84	16	07	–	44	99	83	–	11	46	32	–
除数	4	3	2	–	4	3	2	–	4	3	2	–
余数	0	1	1		0	0	1		3	1	0	–
组别	丁	甲	乙	丙	丁	丙	甲	乙	丙	甲	丁	乙

配对设计和配伍设计可以使各组间的非处理因素尽量达到较高的均衡性,减少组间动物的生物差异,从而将实验误差控制在较低范围内,统计效率较高,在机能实验设计当中常常选用。

(三) 自身比较设计

自身比较设计也称同体比较,即观察同一实验对象对某种处理前后的反应。通常有三种形式:①每个实验对象观察两次,第一次不处理,第二次给予处理,记录差值;②每个实验对象观察两次,第一次 A 处理,第二次 B 处理,记录差值;③在第②种方法的基础上,待处理效应消除后将 AB 处理颠倒顺序处理,比较差异。此法优点是测试对象为同一个,所以非处理因素影响小,均衡性好。但是同体前后处理时间间隔不宜过长,否则,自身变化会影响均衡性。

(四) 拉丁方设计

拉丁方设计(Latin square design)又称三因素设计。在机能实验设计中,常用同一动物或同一样本观察几种药物的效应,在安排实验时,应注意到用药次序及用药后的药物残余影响,而拉丁方设计就能较好地解决上述问题,特别适用于离体标本。

1. 普通拉丁方设计　选用四个标本对 A、B、C、D 四种药物的效果进行观察,实验安排如表 4-2-4。

表 4-2-4　普通拉丁方设计

标本号		1	2	3	4
用药顺序	1	A	B	C	D
	2	B	C	D	A
	3	C	D	A	B
	4	D	A	B	C

这个拉丁方表实验安排的特点是：每行每列均有四种药物，无遗漏也无重复，抵消了动物的敏感性和实验顺序的影响，比配伍设计更均衡。但 B 药总是在 A 药之后，D 药总是在 C 药之后，未能解决用药先后药物残余效应的影响。

2. 优化拉丁方设计　选用四个标本对 A、B、C、D 四种药物的效果进行观察，实验安排如表 4-2-5。

表 4-2-5　优化拉丁方设计

标本号		1	2	3	4
用药顺序	1	A	B	C	D
	2	B	D	A	C
	3	C	A	D	B
	4	D	C	B	A

优化拉丁方设计除具有普通拉丁方设计的优点外，在表 4-2-5 中我们还可以看到，每种药物之前受其他药物影响各一次，每种药物之后又影响其他药物各一次，抵消了各药物间的交叉影响。

3. 不完全拉丁方设计　当动物或标本只能用 2~3 次药物，而欲研究的药物较多时，可采用以下不完全拉丁方设计，实验安排如表 4-2-6，表 4-2-7，表 4-2-8。

表 4-2-6　不完全拉丁方设计

标本号		1	2	3
用药顺序	1	A	B	C
	2	B	C	A

表 4-2-7　不完全拉丁方设计

标本号		1	2	3	4
用药顺序	1	A	B	C	D
	2	B	C	D	A
	3	C	D	A	B

表 4-2-8　不完全拉丁方设计

标本号		1	2	3	4	5	6	7
用药顺序	1	A	G	D	C	B	F	E
	2	G	F	A	B	E	D	C
	3	E	A	B	G	F	C	D

（五）正交设计

正交设计（orthogonal design）适用于处理因素较多的实验设计。采用正交设计可提高实验效率,节省实验次数。例如,做一个4因素、每个因素有3个水平的全面试验需3^4=81次,但用正交设计仅需做9次试验。正交设计时,采用相应的正交设计表将所要研究的处理因素与各水平之间组合均匀搭配,合理安排。正交设计一般记为$L_9(3^4)$、$L_8(2^7)$等,L表示正交表,L的右下标表示试验次数,括号内的数字表示水平数,右上角表示因素数。如$L_8(2^7)$表示要做8次实验,每个因素有2个水平,可安排7个因素。正交设计特别适用于工艺优选、多药处方配比等。

表4-2-9 药物配比的正交设计

试验号	药物			
	A	B	C	D
1	1	1	1	1
2	1	2	2	2
3	1	3	3	3
4	2	1	2	3
5	2	2	3	1
6	2	3	1	2
7	3	1	3	2
8	3	2	1	3
9	3	3	2	1

表4-2-9即为选择药物最佳配比方案的正交设计。各药剂量以1(低)、2(中)、3(高)表示,经过不同药物配比的试验后,用最好的效果(按确定的分析指标判断)来决定哪次试验的药物配比为最佳处方。

此外,还有交叉设计、析因设计、重复测量设计等实验设计方法。

三、实验设计内容

做实验之前必须进行实验设计,并力求周密,这样才能保证实验过程的可行性、结果的准确性和结论的可靠性。实验设计应从总体设计和统计学设计两方面进行。总体设计是完成科研课题的总体实施方案。应运用专业理论及其有关技术知识来进行设计,要在确立科研题目的基础上进一步明确研究目的;进行研究工作的总体规划;确定实验设计的三要素;总体控制实验误差;确定资料的搜集、整理和分析方法等;统计学设计,也称实验设计,就是制订实验研究的计划和方案,是实施实验的前提和依据。

一般实验设计应包括以下几个要点:①实验目的和意义;②实验方法及观察指标;③选择合适的动物和实验模型;④对动物进行抽样与分组;⑤开展必要的预实验;⑥确定给药剂量及安全剂量的探索;⑦给药途径、药物剂型和观察时间的安排等。

通过实验设计,要达到:①合理安排处理因素,控制非处理因素,减少或排除误差。②安排多因素、多指标,获得更多信息。③用较少的人力、物力、较短时间来完成任务。④使实验数据精确、稳定、可靠、可比。

四、撰写开题报告

（一）开题报告的含义和作用

开题报告是指开题者对科研课题的一种文字说明材料。是课题研究方向确定后，应现代科研选题程序化管理的需要，开题者需按固定的表格形式填写开题报告，开题者在大量查阅文献资料、调查研究的基础上撰写的，报请上级批准的选题计划报告。开题报告主要说明本课题研究的立题依据；研究的科学性、可行性、创新性及研究的意义；主要的研究方法技术路线等。可以说开题报告是对课题的论证和设计，开题报告书写不仅是提高选题质量和水平的重要环节，也是训练学生科研能力与学术作品撰写能力的有效的实践活动。所以机能实验学探索性实验，实验设计完成后除可从学生的实验设计中选择部分进行正式实验，收集、整理实验资料并进行统计分析，最后撰写科研论文外，也可通过开题报告的形式让学生初步接触探索性实验。

（二）开题报告的内容格式与撰写要求

开题报告的内容一般包括：题目、立题依据（选题的目的与意义、国内外研究现状）、研究方案（研究目标、研究内容、研究方法、研究过程、拟解决的关键问题及创新点）、条件分析（仪器设备、协作单位及分工、人员配置）、课题负责人、起止时间、报告提纲等。

1. **研究题目**　研究题目即课题名称，是整个课题中心思想的高度概括。开题报告的题目应能准确概括研究问题，反映研究的深度和广度，反映研究的性质，反映出实验要素——处理因素、实验对象及实验效应等。用词力求简洁，一般不得超过 20 字。

2. **立题依据**

（1）选题目的与意义：选题的目的与意义就是要说明为什么要研究，也就是该课题研究的价值及需要背景。一般先从现实需要入手，指出现实存在的问题，从而导出研究的实际意义，然后再写课题研究的理论及学术价值。填写选题的目的与意义时一定要具体、客观，且具有针对性，注重资料分析基础，注重时代、地区或单位发展的需要，切忌空洞无物的口号。

（2）国内外研究现状：以查阅文献为前提，撰写文献综述。综述的对象，除观点外，还可以是实验材料与方法等。所查阅的文献应与研究问题相关，但又不能过于局限。所谓综述的"综"即综合，综合某一学科领域在一定时期内的研究概况；"述"更多的并不是叙述，而是评述与述评，即要有作者自己的独特见解。要注重分析研究，善于发现问题，突出选题在当前研究中的位置、优势及突破点；要摒弃偏见，不引用与导师及本人观点相悖的观点是一个明显的错误。文献综述所引用的主要参考文献应予著录，一方面可以反映作者立论的真实依据，另一方面也是对原著者创造性劳动的尊重。

3. **研究内容、要解决的关键问题**　研究内容即要解决的问题，要力求具体、详细，可逐条列出。研究内容书写切忌笼统、模糊，甚至把研究目的、意义当作内容。要解决的关键问题可以是本课题的关键点和难点，要简明扼要的列出。预期成果一般是论文或调查（实验）报告等形式。

4. **本课题创新点及主要技术关键**

5. **研究方案**　研究方案主要包括拟采取的研究方法和技术路线。研究方法要写明是文献研究、调查研究还是实验研究。如果是调查研究,是普查还是抽查;如果是实验研究,需写明有无对照实验和重复实验。技术路线是指开题者要达到研究目标准备采取的技术手段、具体步骤及解决关键性问题的方法等在内的研究途径,应尽可能详尽,每一步骤的关键点要阐述清楚并具有可操作性。技术路线可以采用流程图或示意图说明,再结合必要的解释。合理的技术路线可保证顺利地实现既定目标。技术路线的合理性并不是技术路线的复杂性。研究方案中还应对实验中可能遇到的问题进行预测,并说明相应的解决措施。

6. **研究进度安排和预期成果**　研究进度安排包括研究在时间和顺序上的安排,包括整个研究拟分为哪几个阶段,各阶段的起止时间,各阶段要完成的研究目标、任务,各阶段的主要研究步骤等。预期成果一般是论文或调查(实验)报告等形式。

7. **所需主要仪器、设备**

8. **参加人员及分工**

9. **指导教师意见**　指导教师应根据开题报告所陈述的内容进行科学性、创新性、可行性分析,并提出相应的建议、意见。

10. **开题审查小组意见**　开题审查小组一般由多名相关专家、老师构成,应根据开题报告的内容从各自专业的角度进行审视,提出自己的看法,充分论证课题的意义、可行性、预期结果以及可能出现不同结果的解决方法,以保证课题顺利进行。

第三节　实验与观察

一、实验方法

有了设计好的实验方案后,就要按照设计方案来组织实施,以获取科研资料。方法主要有两种:观察法和实验法。

(一) 观察法

观察法是研究者对实验对象在自然条件下进行考察、认识的方法,是科研工作的最基本方法。观察法的目的是观察机体在自然条件下的生理、病理变化过程。它有两个显著的特点:一是有明确的科学目的性,二是有严密的组织性和计划性。

(二) 实验法

实验法是研究者对实验对象在人工控制的实验条件下进行实验的方法,是科研工作的一种重要手段。它的目的是要揭示事物内部现象与各事物现象间的联系。它也有两个显著的特点:一是它的能动性,它能主动地引起、复制、变革疾病的自然进程,以利研究;二是它对事物自然进程的干涉性,可使复杂的病理、生理过程简单化,进行考查。

二、实验步骤

探索性实验的实验过程应按预备实验、决定性实验和正式实验三步分阶段完成。

(一) 预备实验

预备实验是在正式实验之前对所选课题进行的初步实验。有了预备实验所得的实验结果或经验,可以对原始实验设计进行必要的补充、修正,是完善实验设计和保证研究成功的必不可少的重要环节。通过预备实验可以确定实验动物的种类和例数;修正分组方案,考察

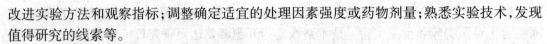

改进实验方法和观察指标;调整确定适宜的处理因素强度或药物剂量;熟悉实验技术,发现值得研究的线索等。

（二）决定性实验

决定性实验也是在正式实验前进行的,但与预备实验不同,它是一个总的关键性实验,用以检验假说的准确性如何。如果认为是正确的,就可以准备开始进行正式实验,如果认为是不正确的,就应马上停止实验,重新进行分析、论证。

（三）正式实验

经过上述两个步骤已经积累了足够的经验,具备了充足的实验条件,就可以按照预先的设计进行正式实验,正式实验必须有明确的目的和严谨的实验设计做保证。

三、实验结果的观察记录

按照预定的实验步骤、实验方法、给药剂量等进行严肃认真地操作,仔细、耐心地观察实验过程中出现的现象(结果),按预先拟定的记录方式和内容如实记录;认真思考:发生了什么现象;该现象发生在什么情况或时间;该现象后来如何转归;为什么会发生这些现象;该现象有何生理意义及临床意义;有无出现非预期结果或"反常"现象? 在排除了错误的不合理结果后,应对其进行分析,进一步的实验可有新发现,甚至得出新理论。

通常实验记录的项目和内容为:

（1）实验名称、日期、实验者。

（2）实验对象:动物种类、品系、年龄、性别、体重、健康状况、饲料等。如为离体器官则应注明标本的名称、恒温温度,营养液等。

（3）实验药品或试剂:名称、来源、批号、剂型、规格、含量、浓度等。

（4）实验仪器:主要仪器名称、规格、型号、生产厂家等。

（5）实验条件:时间、室温、湿度等。

（6）实验方法:实验步骤、动物处理、分组、手术部位及过程、仪器参数、给药方法、给药体积、给药剂量、给药时间、给药间隔和疗程、测量方法等。

（7）观察指标:名称、单位、数值及不同时间的变化等,如有实验曲线,应注明标本名称、实验方法或主要仪器参数、实验项目、刺激物名称及剂量等。

第四节 资料整理和数据处理

通过观察和实验,得到了大量的实验资料和数据,需要对其进行科学的处理和加工,为最终的分析、总结并得出实验结论做好准备。

首先整理原始数据或资料,按照资料的不同类型计算出各组数据的均值、标准差或率等,并制成一定的统计表或统计图。其次,作相应的统计学显著性检验或计算某些特征参数等。

对实验结果要进行准确的分析和判断,绝不能掺杂研究者的主观臆断,必须实事求是,不能人为地强求实验结果服从自己的假设,而应该根据实验结果去修正假设,使假设上升为理论。

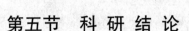

第五节 科 研 结 论

科研结论是科研工作的最后一步,也是决定性的一步,是用理性的方法整理实验资料并对其进行分析、综合、抽象、概括和总结,再进行判断和推理,从而得出科学结论或建立科学假说和科学理论,科研结论内容要严谨、精练、准确。探索性实验得出科研结论后还需撰写科研论文。

(李宝群)

第三章

统计学在机能实验数据处理中的应用

在进行机能实验的研究过程中,由于生物体本身病理、生理状况不同,机体与药物相互作用的不同,导致生物试验的结果常常是参差不齐的。要想通过有限的实验数据,概括出一个药物对生物体作用的普遍规律,除了在实验前进行周密的实验设计,以统计学原理为指导控制生物差异的偶然性因素,减少生物差异性外,在实验结束后必须借助生物统计方法将试验资料进行统计处理,归纳出几个简单明了的数值,以反映出药物对机体作用的共同性及必然性结论。因此,统计分析是认识各种现象的数量特征的重要工具,正确地应用统计分析,能帮助我们正确地认识事物客观存在的规律性。

第一节　统计学中的几个基本概念

一、总体与样本

根据研究目的确定的所有研究对象的全体称为总体(population)。而从特定的研究总体中,随机选择一部分个体称为样本(sample)。例如,要研究某药物对大鼠血管功能损伤的保护作用,不可能对所有的大鼠进行实验,只能随机选取部分大鼠,这就是样本,而全体大鼠则是总体。通过对实验结果的分析处理得到的结论是针对全体大鼠的,也就是说实验观察的对象即为样本,而实验结论的对象即为总体。统计分析的目的是基于样本资料的信息,推论一个总体的规律。

二、误差

任何测量都是应用测量仪器或试剂,利用被测对象的某种理化性质,对观测对象进行测量,获得数据的过程。观测对象的某项观察指标客观存在的量称为真值。在测量时由于使用的仪器、度量单位、测量方法等各种主客观因素的影响,观测值与真值之间客观上存在着难以避免的误差(error),也就是说,观测值只能接近真值,而不可能达到真值,任何测量都不可能绝对准确,误差是必然存在的。研究设计的主要目的就是为了控制系统误差,尽量减少随机误差。而在统计学的数据处理中有必要对实验结果的误差作出合理的判断并进行正确的表述。

(一)观测误差的分类

观测误差根据性质不同,可分为系统误差和随机误差两大类。

1. **系统误差**（systematic error） 系统误差是由于某种确定的原因引起的,一般有固定的方向（正或负）和大小,重复测定时重复出现。如在实际观察过程中由于仪器或标准试剂未校正、测量者感官的某种障碍、医生掌握疗效标准偏高或偏低等原因,使观察值不是分散在真值两侧,而是有方向性、系统性或周期性地偏离真值。系统误差对实验结果影响较大,而且是人为造成的,可以通过实验设计和技术措施来消除或使之减少。

2. **随机误差**（random error） 或称偶然误差,是由偶然的原因引起的,一般没有固定的方向（正或负）和大小。根据来源和性质可分为抽样误差和随机测量误差。例如,生物是具有变异性的,从具有变异性的总体中抽取样本来推断总体,必然存在抽样误差。在抽样研究中,统计学把伴随抽样定量或定性检测所产生的样本统计量与总体参数之间的差别称为抽样误差,而实验室的温度、湿度、仪器性能等的变化所造成的误差即随机测量误差。随机误差都是不可避免的,但通过增加平行测定的次数可尽量将随机误差控制在允许的最小范围内。

（二）准确度与精密度

1. **准确度** 是指观测值与真值接近的程度。准确度愈高,表明观测结果的真实性愈高,愈接近于真值。系统误差的大小影响着准确度的高低。系统误差小,准确度高,所获得的观测值就准确。

2. **精密度** 是指同一受试对象多次测试所得的观测值之间的差异程度。对同一受试对象进行多次重复测试所得的观测值不会一样,各个观测值之间的接近（或离散）程度是由随机测量误差决定的。随机测量误差愈小,重视性愈好,各观测值之间愈接近,则精密度高,反之随机测量误差愈大,重视性愈差,各观测值之间愈离散,则精密度低,精密度的大小可用标准差（s）或相对标准差（变异系数）来表示。

精密度是估计测定结果重视性的指标,和准确度是两个不同的概念,二者不一定平行,精密度高不一定准确度就高,但准确度高时精密度一定高。

三、概率

（一）概率的定义

概率（probability）是描述随机事件发生的可能性大小的数值。统计学上常用符号"P"来表示概率,概率 P 的数值介于 0 与 1 之间,即 $0 \leqslant P \leqslant 1$,常用小数或百分数表示。某一事件必然不发生,则该事件发生的概率为 0。某一事件必然发生,则该事件发生的概率为 1。某事件发生的概率愈接近 0,表示该事件发生的可能性愈小。某事件发生的概率愈接近 1,表示该事件发生的可能性愈大。统计分析的许多结论,都是建立在概率大小的基础上的,习惯上将 $P \leqslant 0.05$ 或 $P \leqslant 0.01$ 的事件,称为小概率事件,表示某事件发生的可能性很小。

（二）概率与可信区间

一般情况下总体中某事件发生的概率是无法准确计算的,只能通过样本求得的该事件的发生率来推断概率。由于存在抽样误差,实际工作中,由样本算出的"均数"或"率"只能是接近于而不是等同于总体均数或率。那么如何说明总体的均数或率呢? 这就涉及统计学关于总体参数的估计——可信区间法。可信区间估计是利用的抽样分布规律确定一个有概率意义的区间,以该区间具有较大的可信度（如 95% 或 99%）包含总体均数或率来说明总体均数或率所在范围的一种估计方法,称这样的区间为总体均数的可信区间（confidence interval,CI),值一般取 0.05 或 0.01,简称 95%CI 或 99%CI。可信区间提供了一个围绕某统计量(如样本均数)的范围,这个范围可以以一定的可信度包含相应的参数(如总体均数)。例如:样本均数的 95% 可信区间可以解释为"有 95% 的把握认为总体均数在这个围绕样本均数的区间内"。

(三)概率与假设检验

由于存在抽样误差,从某一总体中随机抽得的样本,所得的样本均数与该总体均数往往不同;从同一总体中随机抽得两个样本,这两个样本均数也会因存在抽样误差而不相等,这就需要通过统计学检验来判断可能属于哪一种情况,又称假设检验(test of hypothesis)。常用的假设检验方法有 t 检验、u 检验、F 检验、秩和检验等。

如在研究比较两种药物的疗效时,统计学先假定两药无差别,即所谓无效假设(null hypothesis)。然后通过样本观察值的分析,看是否应该接受无效假设;或拒绝无效假设,接受备择假设(alternative hypothesis)。在什么条件下可以拒绝无效假设? 必须是在无效假设前提下,所得结果由机遇所致的概率小于一定水平。这个概率水平又称显著性水平(level of significance),一般用 α 表示。

α 通常取 0.05 或 5%,即 $P \leqslant 0.05$,统计结论为"两药差别有显著意义";要求更高的可取概率水平为 0.01 或 1%,即 $P \leqslant 0.01$,统计结论为"两药差别有极显著意义"。此处差别的显著与否,主要是指下"有差别"的结论的把握如何,而不是实际差异的大小,也就是说显著性水平的高低并不指实际判别的大小,只表示我们下"有差别"这一结论的可靠程度,即在 $P \leqslant 0.01$ 时所下的结论更可靠些。而如果 $P > 0.05$,则应接受无效假设,统计结论为"两药间差别无显著意义"。此时有两种可能性,其一为二者确有差别,只是差别被实验误差所掩盖,如能增大每组动物数或设法改进实验减小误差,差别就能暴露出来;其二为二者可能无实质性差别。因此,假设检验只能用来肯定两实验组之间确有差异,而不能肯定二者之间没有差异。

建立可信区间与进行假设检验的过程几乎是相同的,二者均需要标准误、统计量的抽样分布,也均要找到统计量的判断界值。如果一个可信区间的上限低于另一个可信区间的下限,那么两样本的假设检验也会同时提示两均数不相等。

四、单侧与双侧检验

单侧检验(one-sided test)或双侧检验(two-sided test)决定于备择假设。在比较甲乙两药的效果时,若实验者认为甲药有可能比乙药好,也有可能比乙药差,于是作出的无效假设是"甲、乙效果相同";备择假设是"甲、乙效果不同"。后者包含"甲比乙好"和"乙比甲好"两种结果,这就是双侧检验。如果认为甲不可能比乙差,于是备择假设可以是"甲比乙好",这就是单侧检验。以安慰剂作对照的临床药物试验常可利用单侧检验来提高检验效率。在同一显著性水平 α 时,双侧检验与单侧检验的临界值不同,而单侧检验比双侧检验容易拒绝无效假设而得到阳性结论,但这是在利用"试验药不可能比安慰剂差"的先验知识基础上。我们在进行统计学检验时一定要慎重对待先验知识,不能受主观愿望驱使根据自己需要随意选择单侧或双侧检验。一般检验两个实验结果是否存在显著性差异时,用双侧检验;若检验某组数据是否明显高于(或低于)另一组数据时,可用单侧检验。

五、有效数字

从一个观测值左侧第一个非零数字开始直到最右侧的全部数字称为这个观测值的有效数字。有效数字包括最后一位的可疑数字,可疑数字前称为确切数字。在记录有效数字时,规定只允许数字的末位欠准确,而且只能上下差1。

六、尾数取舍规则

对观测值做数据运算后所得数值常含有多位小数,在确定计算所得数值的有效数字时,按不多于实测数据的原则舍去多余的尾数,不但可以节省时间,而且可以避免数字尾数过长所引起的计算误差。

尾数取舍的基本原则如下:

(1)四舍六入,逢五奇进偶舍:以往的"四舍五入"见五就入,必然会引起明显的舍入误差,因为舍的概率比取的概率低。而该规则规定测量值中被舍去的那个数等于5时,若保留的末位数是奇数,则该值加1;是偶数时该值不变。如8.264、8.867、8.375、8.685这四个数据均取三位有效数字,依本规则取舍尾数后分别为8.26、8.87、8.38、8.68。

(2)只允许对原测量值一次取舍至所需位数,不能分次取舍:6.914 5不能到6.915再到6.92,只能为6.91。

(3)运算过程中,为了减少舍入误差,可多保留一位有效数字,在算出结果后,再按运算法则,将结果取舍至应有的有效数字位数。特别在运算步骤长、涉及数据多的情况下,尤其需要。

第二节 实验资料的类型及相应的假设检验方法

一、实验资料的类型

(一)量反应资料

量反应资料(graded response data)又称计量资料,指的是数值呈连续增减的变化,可用具体数量或最大反应的百分率来表示的资料类型。如身高、体重、血压、血脂等数据;血压增减、血脂减低数值等;血压升降的百分率、平滑肌舒缩的百分率等。

(二)质反应资料

质反应资料(all-or-none response data)又称计数资料,指的是数据不呈连续性量的变化,而是表现为反应性质变化的资料类型。实验结果只有质的区别,而无具体测定值。计数的是正反两种反应的数目,如死亡或存活个数、惊厥或不惊厥个数等。

二、两种类型实验资料相应的假设检验方法

(一)计量资料

计量资料一般用t检验或方差分析法检验。应写出各组均数($\bar{X}$),标准差(S)及例数(n)。不用标准误($S_{\bar{X}}$),必要时可用95%可信区间。

（二）计数资料

计数资料一般用 $\chi^2(2\times2)$ 法,但资料有配对关系者用配对 χ^2 法,样本很小或数据中有 0 或 1 者用确切概率法,有等级关系者用 Ridit 法或等级序值法。应写出各组例数 (n),阳性例数 (r),阳性率 (p)。

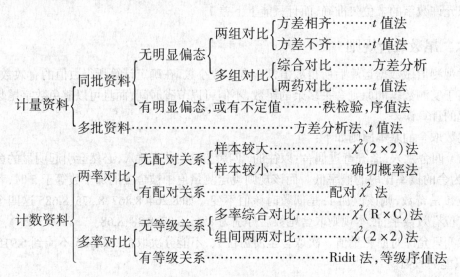

第三节　常态曲线和随机误差分析

在生物试验中取得的连续性实验资料,其中特大与特小的数值较少,愈适中的数值愈多,如身高,一般是中等身材最多,极高与极矮者为少。如以身高为横坐标,人数为纵坐标绘图,当测量人数很多时,即可得一条中间高、两端低、左右对称的钟形曲线,这条曲线称常态曲线。

常态曲线对称中心处的横坐标即为 x 的均值,该处纵坐标最大,即频率最大。常态曲线的位置和形状可由均值和标准差决定,因此,如果已知某组数据属常态分布(normal distribution),只要算出它们的均数和标准差,就可以确定此曲线的位置和形状。均数确定常态曲线的左右位置,标准差确定曲线的陡峭程度,标准差大,曲线平坦,数值分布散。均数加减一定倍数的标准差后所得大小两值之间可以包括该组数值中一定数量的数值在内:$\bar{X}\pm S$ 可包括 68.3% 个数值在内;$\bar{X}\pm1.96S$ 可包括 95% 个数值在内;$\bar{X}\pm2.58S$ 可包括 99% 个数值在内。

（一）随机误差分布的规律

随机误差的大小和正负都不固定,但如果多次测定就会发现它服从一定的统计规律。无限多次的测量值或其随机误差的分布,服从常态分布,其概率密度曲线呈对称钟形。曲线有最高点,以此点的横坐标为中心,对称地向两侧快速单调下降。该曲线清楚地反映出随机误差分布的规律性:①正误差和负误差出现的概率相等,呈对称形。②小误差出现的概率大,大误差出现的概率小,出现很大误差的概率极小。

由于常态曲线的特点是由平均数和标准差决定的,它可以用数学方程式表示出来,因此随机误差是可以用数学的方法来处理分析表述的。

（二）均数和标准差

1. 均数　如前所述,均数(average)和标准差(standard deviation,SD or s)决定了随机误差分布曲线的位置和形状。均数表示了一群数值的中间状态,是该群数值的重心所在,它对该群数值作出了概括说明,广义的均数包括众数、中位数、算术均数、几何均数等。众数为数据中出现次数最多的数据值。中位数是数据按大小次序排列后居中的一个数据值,在频数分布中,中位数两侧各有总频数一半的数值,呈偏态分布的资料宜计算中位数。算术均数简称均数,即平均数,呈常态分布的资料宜计算算术均数(总体均数常用 μ 表示,样本均数常用 $\overline{X}$ 表示)。几何均数是 N 个数据的乘积开 N 次方的根,用于处理成倍增加或递减的数据,呈对数常态分布的资料宜计算几何均数。

$$\overline{X} = \frac{1}{n}(x_1 + x_2 + x_3, \cdots\cdots + x_n) = \frac{\sum X}{n}$$

2. 标准差　离散度表示一组数据(变量)间参差的情况。离散度可用全距(极差)、均差、方差、标准差、相对标准差等表示。其中以标准差用得最多。

3. 全距(range)　又称极差,是指一组数据中最大值与最小值之差。用全距表示一组数据的离散程度仅考虑了最大值与最小值之差,没有考虑其他数值,表达上不够全面。

均差是每个数据与均数间的平均距离(不计正负号)。以下式表示:

$$d = \frac{\sum |X_i - \overline{X}|}{n}$$

4. 方差(variance)　是每个数据与均数间的平均距离的平方的平均值,可较全面地反映该组资料的变异情况,由于计量资料都有测量单位,所以方差的单位是原始数据单位的平方。

方差愈小说明该组数据的离散程度愈小。计算公式为:

$$S^2 = \frac{\left(\sum |X_i - \overline{X}|\right)^2}{n}$$

方差将变量值的单位进行了平方,为了用同样单位表示,就要把方差再开平方,这就是标准差,它与原始数据单位相同。标准差是衡量变量值间离散程度的最常用的指标。标准差愈小说明该组数据的离散程度愈小,均数代表集中趋势的正确性愈好。计算公式为:

总体标准差　$\sigma = \sqrt{\dfrac{\sum(X-\mu)^2}{N}} = \sqrt{\dfrac{\sum X^2 - (\sum X)^2 / N}{N}}$

样本标准差　$S = \sqrt{\dfrac{\sum(X-\overline{X})^2}{n-1}} = \sqrt{\dfrac{\sum X^2 - (\sum X)^2 / n}{n-1}}$

样本标准差用 $\sum(X-\overline{X})^2$ 代替了 $\sum(X-\mu)^2$,则所得结果比实际的 σ 低。英国统计学家"Student"氏于 1908 年提出用 $n-1$ 代替 n,纠正了上述低估现象,并得到了数学上的证明。

相对标准差(RSD)又称变异系数(CV),当两组数据单位不同或两均数相差较大时,不能直接用标准差比较其变异程度的大小,这时可用变异系数来比较。变异系数可用小数或百分数表示,是一种相对离散度。CV 愈小,表示数据的离散程度愈小,均数代表集中趋势的正确性愈好。计算公式为:

$$CV = \frac{S}{\overline{X}} \times 100\%$$

5. 标准误　标准误(standard error, SE, $S_{\overline{X}}$)表示抽样误差的大小,是反映均数可靠性的参数,即样本均数的抽样误差。标准误小,说明抽样误差较小,样本均数与总体均数较接近,用样本均数代表总体均数的可靠性较大,反之标准误越大则表示样本均数越不可靠。样本均数的可靠程度可用均数加减标准误($\overline{X} \pm S_{\overline{X}}$)的范围估计,但因易与均数加减标准差($\overline{X} \pm S$)混淆,所以一般在表示均数的差异时采用"可信限"的形式表达。

$$S_{\overline{X}} = \frac{S}{\sqrt{n}} = \sqrt{\frac{\sum X^2 - (\sum X)^2 / n}{n(n-1)}}$$

第四节　常用的假设检验方法举例

一、t 检验

(一)成对数据的比较

对同一批实验对象给药前后进行两次观察,比较两次观察结果的差异是否有显著意义。有时在配对设计中,将实验对象配对分配于两个实验组,再根据实验结果比较两组的差别,也可以用成对数据的 t 检验方法。

例:某药物用于治疗高血压病人 10 名,治疗前后舒张压的数值变化情况如表 4-3-1 所示,比较用药前后舒张压变化是否有显著意义。

表 4-3-1　用药前后病人舒张压的变化

病人编号	舒张压 /mmHg		舒张压变化 d	d^2
	用药前(a)	用药后(b)		
1	108	90	+18	324
2	110	92	+18	324
3	95	98	−3	9
4	105	95	+10	100
5	120	96	+24	576
6	105	86	+19	361
7	100	88	+12	144
8	106	90	+16	256
9	98	100	−2	4
10	102	86	+16	256
$n=10$			$\sum x = 128$	$\sum x^2 = 2\,354$

此处每个病人提供了两个数据 a 和 b,以及它们的差值 $x=a-b$。

1. **差值的均数** $\overline{X}=\dfrac{\sum X}{n}=\dfrac{128}{10}=12.8$

2. **差值的标准差** $S=\sqrt{\dfrac{\sum X^2-(\sum X)^2/n}{n-1}}=\sqrt{\dfrac{2\,354-128^2/10}{10-1}}=8.92$

3. **标准误** $S_{\overline{X}}=\dfrac{S}{\sqrt{n}}=\dfrac{8.92}{\sqrt{10}}=2.82$

4. **计算 t 值** $t=\dfrac{\overline{X}}{S_{\overline{X}}}=\dfrac{12.8}{2.82}=4.54$

5. **自由度** $v=n-1=10-1=9$

6. **判断显著性** 查 t 界值表。

$$t_{(9)0.01}=3.25 \qquad t=4.54>t_{(9)0.01}$$
$$P<0.01$$

7. **结论** 用药前后舒张压差异有非常显著的意义。

（二）成组数据的比较

有些实验设计不能取得成对数据,可将实验对象分为两组(对照组与实验组或两个实验组等),按成组数据的 t 检验法进行比较。

例:给两组各 10 只小鼠分别用 a 药和 b 药,观察推迟咳嗽的时间,结果如表 4-3-2 所示,比较两组差异是否有显著意义。

表 4-3-2 小鼠用药后推迟咳嗽的时间

组别	各鼠推迟咳嗽的时间 /s								
a 药组	70	25	40	35	20	30	28	34	12	18
b 药组	30	60	80	100	72	83	69	96	84	45

表 4-3-3 两组数据的 t 检验计算表

组别	鼠数(n)	自由度 v	$\sum X$	$\overline{X}$	$\sum X^2$	$(\sum X)^2/n$	$\sum X^2-(\sum X)^2/n$
A 药组	10	9	312	31.2	12 058	9 734.4	2 323.6
B 药组	10	9	719	71.9	56 031	51 696.1	4 334.9
合计	20	18					6 658.5

1. **合并样本方差**（表 4-3-3）

$$S_C^2=\dfrac{\sum X_1^2-(\sum X_1)^2/n_1+\sum X_2^2-(\sum X_2)^2/n_2}{n_1+n_2-2}$$

$$=\dfrac{12\,058-9\,734.4+56\,031+51\,696.1}{10+10-2}=369.92$$

2. 两样本均数差的标准误

$$S_{\overline{X_1} - \overline{X_2}} = \sqrt{S_C^2 \left(\frac{n_1 + n_2}{n_1 n_2} \right)} = \sqrt{369.92 \left(\frac{10 + 10}{10 \times 10} \right)} = 8.60$$

3. 计算 t 值　$t = \dfrac{|\overline{X_1} - \overline{X_2}|}{S_{\overline{X_1} - \overline{X_2}}} = \dfrac{|31.2 - 71.9|}{8.6} = 4.733$

4. 自由度　$v = 10 + 10 - 2 = 18$

5. 判断显著性　查 t 界值表

$$t_{(18)0.01} = 2.878 \qquad t = 4.733 > t_{(18)0.01}$$
$$P < 0.01$$

6. 结论　两种药物推迟小鼠咳嗽时间的差异有非常显著的意义。

（三）方差不齐时的 t 检验——t' 检验

应先对两组数据进行方差齐性检验：先求出两组数据的方差 S_1^2 和 S_2^2，按下式求 F 值：

$$F = \frac{S_1^2}{S_2^2} \text{（当 } S_1 > S_2 \text{ 时）}$$

$$v_1 = n_1 - 1 \qquad v_2 = n_2 - 2$$

当 $F > F_{\alpha, (v_1, v_2)}$（查 F 界值表——方差齐性检验用）时认为两组数据方差不齐，按下式计算 t' 值：

$$S_{\overline{X_1} - \overline{X_2}} = \sqrt{\frac{S_1^2}{n_1} + \frac{S_2^2}{n_2}}$$

$$t' = \frac{|\overline{X_1} - \overline{X_2}|}{S_{\overline{X_1} - \overline{X_2}}}$$

$$t'_{\alpha} = \frac{S_1^2 \times t_{\alpha, v_1} + S_2^2 \times t_{\alpha, v_2}}{S_1^2 + S_2^2}$$

例：30 名正常人白细胞总数均值为 7 500/mm³，标准差为 620/mm³，10 名放射科工作人员白细胞总数均值为 5 500/mm³，标准差为 360/mm³，比较两组差异是否有显著意义。

1. 方差齐性检验

$$F = \frac{620^2}{360^2} = 2.97 > F_{0.05} \quad \text{方差不齐}$$

2. 标准误

$$S_{\overline{X_1} - \overline{X_2}} = \sqrt{\frac{620^2}{30} + \frac{360}{10}} = 160.54$$

3. 计算 t' 值

$$t' = \frac{|7\,500 - 5\,500|}{160.54} = 12.46$$

4. 查 t 界值表

$$t'_{0.01, 30} = 2.750 \qquad t'_{0.01, 10} = 3.169$$

$$t'_{0.01} = \frac{620^2 \times 2.75 + 360^2 \times 3.169}{620^2 + 360^2} = 2.86$$

$$t' > t'_{0.01} \quad P < 0.01$$

5. 结论 两组人员白细胞总数差异有非常显著的意义。

二、方差分析

计量资料中两组或两组以上样本均数的综合分析,可用方差分析。

(一)单因素多样本均数的比较

例:将 30 只小鼠随机分为三组,每组 10 只,采用热板法致痛模型,分别给予某药物 A、B 和吗啡,观察记录给药前后各鼠痛阈延长的情况,结果见表 4-3-4,比较各组小鼠痛阈变化的均数差异是否有显著意义。

表 4-3-4 小鼠给药后痛阈延长的情况

	药物 A	药物 B	吗啡	
痛阈延长时间 /s	5	20	32	
	7	18	35	
	5	22	30	
	4	29	33	
	8	17	32	
	6	20	30	
	8	21	28	
	6	22	35	
	5	18	36	
	7	20	34	
列小计 $\sum X_i$	61	207	325	总和 $\sum X = 593$
列均数 $\overline{X_i}$	6.1	20.7	32.5	$\sum (\sum X_i)^2 = 152\,195$
列平方和 $\sum X_i^2$	389	4 387	10 623	总平方和 $\sum X^2 = 15\,399$
列数据数 n_i	10	10	10	数据总数 $\sum n = 30$
列(组)数	1	1	1	总组数 $k = 3$

1. 总差方和

$$SS_{总} = \sum X^2 - \frac{(\sum X)^2}{\sum n} = 15\,399 - \frac{593^2}{30} = 3\,677.37$$

自由度 $v = \sum n - 1 = 30 - 1 = 29$

2. 组间差方和

$$SS_{组间} = \frac{\sum (\sum X_i)^2}{n_i} - \frac{(\sum X)^2}{\sum n} = \frac{152\,195}{10} - \frac{593^2}{30} = 3\,497.87$$

$$自由度 \nu_{组间}=k-1=2$$

3. 组内差方和

$$SS_{组内}=SS_{总}-SS_{组间}=3\,677.37-3\,497.87=179.5$$
$$自由度 \nu_{组内}=\sum(n_i-1)=27$$

4. 均方 = 差方和 /ν

5. F = 组间方差 / 组内方差，方差分析结果见表 4-3-5。

6. 结论 三组小鼠给药后痛阈延长的均数差异有显著意义。

表 4-3-5 方差分析表

变异来源	ν	差方和	方差	F	P
总计	29	3 677.37			
组间	2	3 497.87	1 748.94	263.00	<0.01
组内	27	179.5	6.65		

查 F 界值表得，$F_{0.01(2,27)}=5.49$

（二）双因素多样本均数的比较

例：取 36 只大鼠，挑选同性别、同窝别、体重相同或相近的三只大鼠为一个区组，按配伍设计的方法将大鼠分为三组。用缺乏核黄素的饲料喂大鼠，一周后测尿中氨基氮的三天排出量，并以限食量组和不限食量组为对照，实验结果见表 4-3-6，比较三组均数差异是否有显著意义。

表 4-3-6 三组大鼠尿中氨基氮三天排出量　　　　　　单位：mg

	核黄素缺乏组	限食量组	不限食量组	行小计 ($\sum X_j$)
	4.52	3.88	6.96	15.36
	6.24	4.62	8.21	19.07
	5.33	4.21	7.05	16.59
	4.28	3.79	6.33	14.40
	4.87	3.63	6.44	14.94
	5.01	4.36	7.12	16.49
	4.65	4.17	6.38	15.20
	6.06	4.53	7.59	18.18
	4.98	3.89	6.42	15.29
	5.46	4.48	7.41	17.35
	4.88	4.04	6.77	15.69
	4.22	4.05	6.82	15.09
列小计 $\sum X_i$	60.48	49.68	83.52	总和 $\sum X=193.68$
列均数 $\overline{X_i}$	5.04	4.14	6.96	$\sum(\sum X_i)^2=13\,101.52$

	核黄素缺乏组	限食量组	不限食量组	行小计（$\sum X_j$)
列平方和 $\sum X_i^2$	309.49	206.51	584.57	总平方和 $\sum x^2$=1 100.57
列数据数 n_i	12	12	12	数据总数 $\sum n$=36
列（组）数	1	1	1	总组数 k=3
				$\sum (\sum X_j)^2$=3 147.55

1. 总差方和

$$SS_{总} = \sum X^2 - \frac{(\sum X)^2}{\sum n} = 1\ 100.57 - \frac{193.68^2}{36} = 58.57$$

自由度 $v_{总} = \sum n - 1 = 36 - 1 = 35$

2. 处理间差方和

$$SS_{处理间} = \frac{\sum (\sum X_i)^2}{n_i} - \frac{(\sum X)^2}{\sum n} = \frac{13\ 101.52}{12} - \frac{193.68^2}{36} = 49.79$$

自由度 $v_{处理} = k - 1 = 2$

3. 区组间差方和

$$SS_{区组间} = \frac{\sum (\sum X_j)^2}{k} - \frac{(\sum X)^2}{\sum n} = \frac{3\ 147.55}{3} - \frac{193.68^2}{36} = 7.18$$

自由度 $v_{区组} = n_i - 1 = 12 - 1 = 11$

4. 组内差方和

$$SS_{组内} = SS_{总} - SS_{处理间} - SS_{区组间} = 58.57 - 49.79 - 7.18 = 1.6$$

自由度 $v_{误差} = (n_i - 1) \times (k - 1) = 11 \times 2 = 22$

5. 均方 = 差方和 / f

6. F = 处理间（或区组间）方差 / 组内方差，方差分析结果见表 4-3-7。

7. 结论　三组小鼠给药后痛阈延长的均数差异有显著意义。

表 4-3-7　方差分析表

变异来源	f	差方和	方差	F	P
总计	35	58.57			
处理间	2	49.79	24.90	355.71	<0.01
区组间	11	7.18	0.65	9.29	<0.01
组内	22	1.6	0.07		

查 F 界值表得，$F_{0.01(2,22)}$=5.72　$F_{0.01(11,22)}$=3.18。

三、χ^2 检验

χ^2 检验是显著性检验的一种，适用于小样本计数资料的检验。

(一) 四格(2×2)表法

四格表是指两组分两类的资料。χ^2 值是观察值 A 与理论值 T 之间偏离程度的指数。

1. 基本公式如下

$$\chi^2 = \sum \frac{(A-T)^2}{T}$$

$$T = \frac{n_R \cdot n_c}{n}$$

2. χ^2 值计算方法

先将两组实验结果排成如下四格表形式 (表 4-3-8)，相应的计数值分别放在 a、b、c、d 位。

表 4-3-8　四格表

组别	反应 1	反应 2	合计
第一组	a	b	$a+b$
第二组	c	d	$c+d$
合计	$a+c$	$b+d$	$n=a+b+c+d$

再按四格表专用公式计算 χ^2:

$$\chi^2 = \frac{(ad-bc)^2 n}{(a+b)(c+d)(a+c)(b+d)}$$

3. 确定 P 值作出结论

在求得 χ^2 值以后，应当确定自由度 f，然后查 χ^2 界值表，确定 P 值。χ^2 检验的自由度 $v = ($ 行数 $-1) \times ($ 列数 $-1)$，用符号表示为 $v = (R-1) \times (C-1)$，用 5% 作为显著性界限，判断差异的显著性。

例：两组各 15 只豚鼠做平喘实验，给药后甲组 14 只有效，有效率 93.3%，乙组 8 只有效，有效率 53.3%，比较两组有效率是否有显著性差异。

(1) 列四格表如表 4-3-9

表 4-3-9　四格表

组别	有效	无效	合计
甲组	14 (a)	1 (b)	15 ($a+b$)
乙组	8 (c)	7 (d)	15 ($c+d$)
合计	22 ($a+c$)	8 ($b+d$)	30 (n)

(2) 代入四格表专用公式得

$$\chi^2 = \frac{(ad-bc)^2 n}{(a+b)(c+d)(a+c)(b+d)} = \frac{(14 \times 7 - 1 \times 8)^2 \times 30}{15 \times 15 \times 22 \times 8} = 6.14$$

或代入基本公式得

$$\chi^2 = \sum \frac{(A-T)^2}{T} = \frac{(14-11)^2}{11} + \frac{(1-4)^2}{4} + \frac{(8-11)^2}{11} + \frac{(7-4)^2}{4} = 6.14$$

（3）确定 P 值及判定结果

$$v=(R-1)\times(C-1)=(2-1)\times(2-1)=1$$

查 χ^2 界值表，$\chi^2_{0.05}=3.84$，$\chi^2=6.14>\chi^2_{0.05}$，$P<0.05$。

4. 结论　甲乙两组有效率有显著性差异。

（二）行 × 列（R×C）表法

R×C 表法主要用于比较两组以上的计数资料，R 代表横行数，C 代表纵列数。它的基本原理和检验步骤都与四格表 χ^2 检验相同，计算公式为：

$$\chi^2=n\left(\sum\frac{A^2}{n_R n_c}-1\right)$$

$$自由度\ v=(R-1)\times(C-1)$$

例：研究益气养阴冲剂在临床上的祛痰作用，并与氯化铵和安慰剂作对照，结果见表 4-3-10，比较三种药物祛痰效果是否有显著性差异。

表 4-3-10　三种药物祛痰作用的效果

组别	有效	无效	合计
益气养阴冲剂	38	5	43
氯化铵	22	11	33
安慰剂	8	27	35
合计	68	43	111(n)

1. 计算 χ^2 值

$$\chi^2=n\left(\sum\frac{A^2}{n_R n_c}-1\right)$$

$$=111\times\left(\frac{38^2}{68\times43}+\frac{22^2}{68\times33}+\frac{8^2}{68\times35}+\frac{5^2}{43\times43}+\frac{11^2}{43\times33}+\frac{27^2}{43\times35}-1\right)$$

$$=35.48$$

2. 确定 P 值及判定结果

$$自由度\ v=(R-1)\times(C-1)=(3-1)\times(2-1)=2$$

查 χ^2 界值表，$\chi^2_{0.005}=10.60$，$\chi^2=35.48>\chi^2_{0.005}$，$P<0.005$。

3. 结论　三种药物祛痰效果有非常显著差异。

第五节　相关与回归

在前几节内容中探讨了同一个变量的统计处理方法。在医学科研工作中，两个变量之间的关系也是常常需要进行研究的，如身高与体重、年龄与血压、体温与脉搏剂量与效应等，这就涉及相关与回归，相关与回归是研究变量之间关系的重要统计方法。

（一）相关

1. 相关的意义　当两个随机变量 x 和 y 的实验数据成对出现时，我们可以从中探讨两

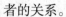

者的关系。

最常用的直观方法是将各对数据反映在直角坐标系中,每一对数据在图上都是一个点,这就得到了一幅散点图。如果各个散点的排布是一条直线或接近一条直线,就表明 x 和 y 之间存在线性关系,称 x 和 y 线性相关,简称相关。所以,相关是指两个随机变量之间存在特殊关系——线性关系。

2. 相关系数

（1）相关系数的定义:x 和 y 之间的相关性可用相关系数（r）来表示。相关系数是用来定量地描述两个变量间的相关性、相关程度及相关方向的。r 介于 ±1 之间,一般 r 较大时,称为强相关,r 较小时,称为弱相关。有以下几种情况:① $r=0$,在散点图上各散点的排布呈曲线状或漫无规则,表明 x 和 y 之间不是线性关系,也称为不相关。② $r=1$,各散点完全落在一条直线上,说明 x 和 y 之间具有很强的线性关系。③ $r>0$,x 增大时 y 也增大,称正相关。④ $r<0$,x 增大时 y 减小,称负相关。

（2）相关系数的计算及检验:通过一个具体例子来说明相关系数 r 的计算及检验过程。

例:今有年龄和血压的一组实验资料见表 4-3-11,试计算年龄和血压之间的相关系数,并说明年龄和血压之间的相关性。

表 4-3-11　年龄（岁）和血压（mmHg）的数据

年龄（x）	15	18	20	25	30	35
血压（y）	90	95	102	104	105	108

1）列出 x 和 y 的相关系数计算表（表 4-3-12）:

表 4-3-12　相关系数计算表

数据组	y	x	xy	y^2	x^2
1	90	15	1 350	8 100	225
2	95	18	1 710	9 025	324
3	102	20	2 040	10 404	400
4	104	25	2 600	10 816	625
5	105	30	3 150	11 025	900
6	108	35	3 780	11 664	1 225
合计	604	143	14 630	61 034	3 699

2）x 的离均差平方和

$$l_{xx}=\sum x^2-\frac{1}{n}\left(\sum x\right)^2=3\,699-\frac{1}{6}\times143^2=290.83$$

3）y 的离均差平方和

$$l_{yy}=\sum y^2-\frac{1}{n}\left(\sum y\right)^2=61\,034-\frac{1}{6}\times604^2=231.33$$

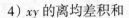

4）xy 的离均差积和

$$l_{xy}=\sum xy-\frac{1}{n}\left(\sum x\right)\left(\sum y\right)=14\,630-\frac{1}{6}\times 143\times 604=234.67$$

5）相关系数

$$r=\frac{l_{xy}}{\sqrt{l_{xx}}\sqrt{l_{yy}}}=\frac{234.67}{\sqrt{290.83}\sqrt{231.33}}=0.90$$

6）对相关系数进行显著性检验

$$自由度\ v=n-2=4$$

根据专业知识判断年龄和血压不会呈负相关，故用单侧检验。

查相关系数界值表，$r_{(4)0.01}=0.882$，$r=0.90>r_{(4)0.01}$，$P<0.01$。

7）结论：年龄和血压之间具有相关性。

（二）回归

1. 回归的意义 相关系数仅说明了两个随机变量 x 和 y 之间关系的密切程度，若想进一步了解 x 和 y 之间互相依存的数量关系，可用图示法进行粗略的估计，或用回归分析的方法求出相应的回归方程。回归分析方法不仅提供了寻求变量间数学表达式的一般方法，而且运用概率统计知识可确认建立的公式，进而利用该公式达到控制和预测的目的。

2. 线性回归方程的计算 线性回归是根据最小二乘原则，即通过一系列实验点的最佳直线是其上各点的偏差平方和最少的那条直线的原则进行处理的。

我们还是通过上一个例子来说明线性回归方程 $y=a+bx$ 的计算过程。

沿用上例的结果，$l_{xy}=234.67$，$l_{xx}=290.83$，$l_{yy}=231.33$

$$\bar{x}=\sum x/n=143/6=23.83,\quad \bar{y}=\sum y/n=604/6=100.67$$

据此

$$b=\frac{l_{xy}}{l_{xx}}=\frac{234.67}{290.83}=0.81$$

$$a=\bar{y}-b\bar{x}=100.67-0.81\times 23.83=81.37$$

于是，得回归方程：$y=a+bx=81.37+0.81x$

3. 关于线性回归的方差分析 从求出回归方程的过程中，可以发现对任何一组实验数据 (x_i,y_i)，不管是否有线性关系，都可根据最小二乘原则求得 y 与 x 的回归直线，这就产生了一个问题，y 与 x 之间是否真的存在线性关系？为了回答这个问题，我们可以采用回归方程方差分析的方法。

我们还是沿用上一个例子，对所得的回归方程作方程分析，以判定该方程是否确有意义。

沿用上例的结果，$l_{xy}=234.67$，$l_{yy}=231.33$，$b=0.81$

所以回归直线上各点纵坐标的离差平方和 $SS_回=bl_{xy}=0.81\times 234.67=190.08$

剩余的离差平方和 $SS_剩=l_{yy}-SS_回=231.33-190.08=41.25$

Q 的自由度 $v_剩=n-2=4$，由于 l_{yy} 的自由度 $=n-1$，$SS_回$ 的自由度只能是 $v_回=1$。

方差 $SS_回=bl_{xy}=190.08$，$MS_剩=Q/n-2=41.25/4=10.31$

$$F=\frac{SS_回/v_回}{SS_剩/v_剩}=\frac{MS_回}{MS_剩}=18.44$$

填入方差分析表,有

方差来源	离差平方和	自由度	方差	MS	F值	临界值
回归	190.08	1	190.08	190.08	18.44	$F_{(1,4)0.05}=7.71$
剩余	41.25	4	10.31	10.31		

$F>F_{(1,4)0.05}$,$P<0.05$。

说明本例所得的回归方程有显著意义。

（李宝群　于海荣）

附　录

附　录

附录一　随机数字表

编号	1 2 3 4 5	6 7 8 9 10	11 12 13 14 15	16 17 18 19 20	21 22 23 24 25
1	03 47 43 73 86	36 96 47 36 61	46 98 63 71 62	33 26 16 80 45	60 11 14 10 95
2	97 74 24 67 62	42 81 14 57 20	42 53 32 37 32	27 07 36 07 51	24 51 79 89 73
3	16 76 62 27 66	56 50 26 71 07	32 90 79 78 53	13 55 38 58 59	88 97 54 14 10
4	12 56 85 99 26	96 96 68 27 31	05 83 72 93 15	57 12 10 14 21	88 26 49 81 76
5	55 59 56 35 64	38 54 82 46 22	31 62 43 09 90	06 18 44 32 53	23 83 01 30 30
6	16 22 77 94 39	49 54 43 54 82	17 37 93 23 78	87 35 20 94 63	84 26 34 91 64
7	84 42 17 53 31	57 24 55 06 88	77 14 74 47 67	21 76 33 50 25	83 92 12 06 76
8	63 01 63 78 59	16 95 55 67 19	98 10 50 71 75	12 86 73 58 07	44 39 52 38 79
9	33 21 12 34 29	78 64 56 07 82	52 42 07 44 38	15 51 00 13 42	99 66 02 79 54
10	57 60 86 32 44	09 47 27 96 54	49 17 46 09 62	90 52 84 77 27	08 02 73 43 28
11	18 18 07 92 46	44 17 16 58 09	79 83 86 19 62	06 16 50 03 10	55 23 56 05 05
12	26 62 38 97 75	84 16 07 44 99	83 11 46 32 24	20 14 85 88 45	10 93 72 88 71
13	23 42 40 64 74	82 97 77 77 81	07 45 32 14 08	32 98 94 07 72	93 85 79 10 75
14	52 36 28 19 95	50 92 26 11 97	00 56 76 31 38	80 22 02 53 53	88 60 42 04 53
15	37 85 94 35 12	83 39 50 08 30	42 34 07 96 88	54 42 06 87 98	35 85 29 48 39
16	70 29 17 12 13	40 33 20 38 26	13 89 51 03 74	17 76 37 13 04	07 74 21 19 30
17	56 62 18 37 35	96 83 50 87 75	97 12 25 93 47	70 33 24 03 54	97 77 46 44 80
18	99 49 57 22 77	88 42 95 45 72	16 64 36 16 00	04 43 18 66 79	94 77 24 21 90
19	16 08 15 04 72	33 27 14 34 09	45 59 34 68 49	12 72 07 34 45	99 27 72 95 14
20	31 16 93 32 43	50 27 89 87 19	20 15 37 00 49	52 85 66 60 44	38 63 88 11 80
21	68 34 30 13 70	55 74 30 77 40	44 22 78 84 26	04 33 46 09 52	68 07 97 06 57
22	74 57 25 65 76	59 29 97 68 60	71 91 38 67 54	13 58 18 24 76	15 54 55 95 52
23	27 42 37 86 53	48 55 90 65 72	96 57 69 36 10	96 46 92 42 45	97 60 49 04 91
24	00 39 68 29 61	66 37 32 20 30	71 84 57 03 29	10 45 65 04 26	11 04 96 67 24
25	29 94 98 94 24	68 49 69 10 82	53 75 91 93 30	34 25 20 57 27	40 48 73 51 92
26	16 90 82 66 59	83 62 64 11 12	67 19 00 71 74	60 47 21 29 68	02 02 27 03 31
27	11 27 94 75 06	06 09 19 74 66	02 94 37 34 02	76 70 90 30 86	38 45 94 30 38

续表

编号	1	2	3	4	5	6	7	8	9	10	11	12	13	14	15	16	17	18	19	20	21	22	23	24	25
28	35	24	10	16	20	33	32	51	26	38	79	78	45	04	91	16	92	53	56	16	02	75	50	95	98
29	38	23	16	86	38	42	38	97	01	50	87	75	66	81	41	40	01	74	91	62	48	51	84	08	32
30	31	96	25	91	47	96	44	33	49	13	34	86	82	53	91	00	52	43	48	85	27	55	26	89	62
31	66	67	40	67	14	64	05	71	95	86	11	05	65	09	68	76	83	20	37	90	57	16	00	11	66
32	14	90	84	45	11	75	72	88	05	90	52	27	41	14	86	22	98	12	22	08	07	52	74	95	80
33	68	05	51	18	00	33	96	02	75	19	07	60	62	93	55	59	33	82	43	90	49	37	38	44	59
34	20	46	78	73	90	97	51	40	14	02	04	02	33	31	08	39	54	16	49	36	47	95	93	13	30
35	64	19	58	97	79	15	06	15	93	20	01	90	10	75	06	40	78	73	89	62	02	67	74	17	33
36	05	26	93	70	60	22	35	85	15	13	92	03	51	59	77	59	56	78	06	83	52	91	05	70	74
37	07	97	10	88	23	09	98	42	99	64	61	71	62	99	15	06	51	29	16	93	58	05	77	09	51
38	68	71	86	85	85	54	87	66	47	54	73	32	08	11	12	44	95	92	63	16	29	56	24	29	48
39	26	99	61	65	53	58	37	78	80	70	42	10	50	67	42	32	17	55	85	74	94	44	67	16	94
40	14	65	52	68	75	87	59	30	22	41	26	78	63	06	55	13	08	27	01	50	15	29	39	39	43

附录二　常用实验动物的生殖和生理常数

指标	小鼠	大鼠	豚鼠	兔	狗
适用体重 /kg	0.018~0.025	0.12~0.2	0.2~0.5	1.5~2.5	5.0~15.0
寿命 /a	1.5~2.0	2.0~3.5	6.0~8.0	4.0~9.0	10.0~15.0
性周期 /d	4.0~5.0	4.0~5.0	15.0~18.0	刺激排卵	春秋季节
性成熟年龄 / 月	1.2~1.7	2.0~8.0	4.0~6.0	5.0~6.0	8.0~10.0
妊娠期 /d	18.0~21.0	22.0~44.0	62.0~68.0	28.0~33.0	58.0~65.0
产仔数 / 只	4.0~15.0	8.0~15.0	1.0~6.0	4.0~10.0	4.0~10.0
哺乳期 / 周	3.0	3.0	3.0	4.0~6.0	4.0~6.0
平均体温 /℃	37.4	38.0	39.0	39.0	38.5
呼吸 /（次 /min）	136.0~216.0	100.0~150.0	100.0~150.0	50.0~90.0	20.0~30.0
心率 /（次 /min）	400.0~600.0	250.0~400.0	180.0~250.0	150.0~220.0	100.0~200.0
血压 /mmHg	95.3~125.3	97.5~120.0	75.0~90.0	75.0~105.0	69.8~125.3
血量 /（ml/100g）	7.8	6.0	5.8	7.2	7.8
红细胞 /（ $\times 10^{12}$/L）	95~12.5	7.2~9.6	4.5~7.0	4.5~7.0	4.5~7.0
血红细胞 /（g/L）	100.0~190.0	120.0~170.0	110.0~165.0	80.0~150.0	110.0~180.0
血小板 /（ $\times 10^9$/L）	60.0~110.0	50.0~100.0	68.0~87.0	38.0~52.0	10.0~60.0
白细胞 /（ $\times 10^9$/L）	6.0~10.0	60.0~10.0	8.0~12.0	7.0~11.3	9.0~13.0

附录三　动物与人每千克体重等效剂量折算系数

B 种动物或成人	A 种动物或成人						
	小鼠 （0.02kg）	大鼠 （0.2kg）	豚鼠 （0.4kg）	家兔 （1.5kg）	猫 （2kg）	犬 （12kg）	成人 （60kg）
小鼠（0.02kg）	1.0	1.4	1.6	2.7	3.2	4.8	9.01
大鼠（0.2kg）	0.7	1.0	1.14	1.88	2.3	3.6	6.25
豚鼠（1.5kg）	0.61	0.87	1.0	0.65	2.05	3.0	5.55
家兔（1.5kg）	0.37	0.52	0.6	1.0	1.23	1.76	3.30
猫（2.0kg）	0.30	0.42	0.48	0.81	1.0	1.44	2.70
犬（12kg）	0.21	0.28	0.34	0.56	0.68	1.0	1.88
成人（60kg）	0.11	0.16	0.18	0.304	0.371	0.531	1.0

附录四　常用动物与人体表面积比值

类别	0.02kg 小鼠	0.02kg 大鼠	0.02kg 豚鼠	1.5kg 家兔	2kg 猫	12kg 犬	50kg 人
0.02kg 小鼠	1.0	7.0	12.25	27.8	29.7	124.2	332.4
0.02kg 大鼠	0.14	1.0	1.74	3.9	4.2	17.3	48.0
0.02kg 豚鼠	0.08	0.57	1.0	2.25	2.4	10.2	27.0
1.5kg 家兔	0.04	0.25	0.44	1.0	1.08	4.5	12.2
2kg 猫	0.03	0.23	0.41	0.92	1.0	4.1	11.1
12kg 犬	0.008	0.06	0.10	0.22	0.24	1.0	2.7
50kg 人	0.003	0.021	0.036	0.08	0.09	0.37	1.0

参考文献

[1] 梅爱敏,于海荣,秦博文.机能实验学.西安:西安交通大学出版社,2015.

[2] 于海荣,陈建双,梅爱敏.医学机能实验学.北京:人民卫生出版社,2015.

[3] 王庭槐,杨惠玲,汪雪兰.实验生理科学.北京:高等教育出版社,2014.

[4] 梅爱敏,刘豫安,于海荣.医学机能实验学.北京:人民卫生出版社,2009.

[5] 刘豫安,厦叶玲.基础医学功能实验教程.北京:人民卫生出版社,2000.